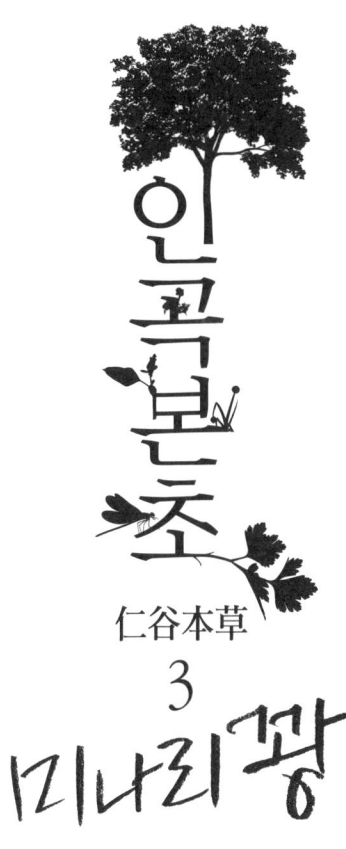

인곡본초

仁谷本草

3

미나리꽝

느티나무가 있는 풍경

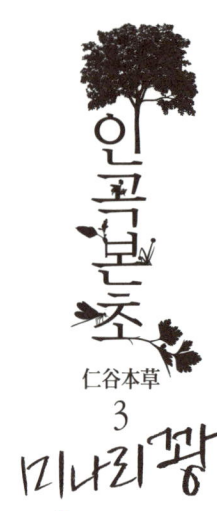
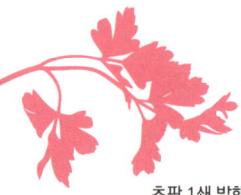

초판 1쇄 발행일 2025년 6월 5일

제 목	인곡본초3 미나리꽝
저 자	이상건
펴 낸 이	김희경
디 자 인	권민철
기획·편집	이규민, 김수정

펴 낸 곳	느티나무가 있는 풍경
주 소	경기도 남양주시 다산중앙로19번길 21
	(다산동, 다산진건 블루웨일 지식산업센터 1차) 3층 F 339 (12248)
대표전화	031-555-6405
팩 스	031-567-6405
출판등록	제 0023-000002호

ISBN 979-11-981489-6-4

*잘못 만들어진 책은 바꿔 드립니다.
*값은 뒤표지에 있습니다.
*이 출판물은 저작권법에 의해 보호를 받는 저작물이므로
 무단 전제와 무단 복제를 할 수 없습니다.

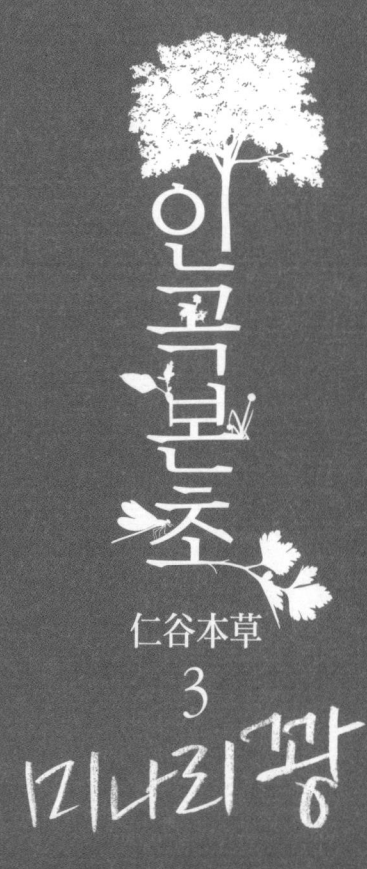

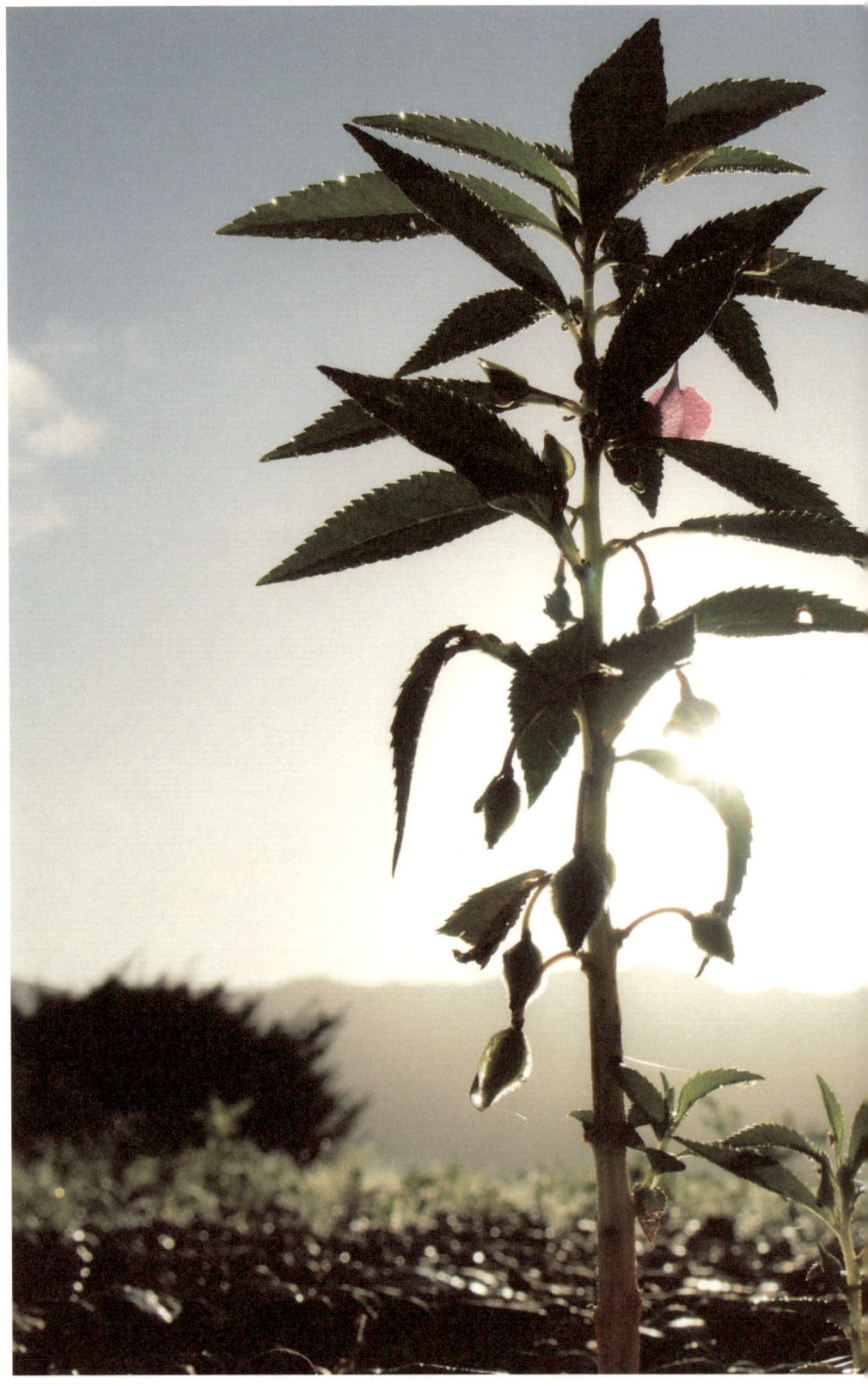

추천사

산과 들에 뒤늦게야 터트린 벚꽃과 진달래꽃이 와르르 쏟아지며 온 산을 메우고 있었던 두 해 전 어느 봄날에 이상건 박사님께서 수도원에 오셨다. 봉쇄 수녀들이라 바깥출입을 잘 하지 않으니 당신이 직접 우리를 찾아 주신 것이리라. 이상건 박사님은 우리를 치료하시는 동안 몸에 대해 이것저것 질문할 수 있도록 기회를 주시고, 본초(本草) 강의록을 써 오셔서 강의도 해 주셨다.

박사님에게 강의를 듣다 보니 본초(本草)가 멀리 있는 것이 아니라 우리 곁에 흐드러지게 깔려 있어 우리가 흔히 풀이라고 하는 것들이 많았다. 알면 본초(本草)고 모르면 잡초(雜草)인 것 같다. 그러던 어느 날부터 박사님은 [인곡본초-욕봤어]를 출간하여 우리에게 책으로 강의해주셨고, 얼마 안 지나 다시 [인곡본초-망개떡]을 출간하여 우리에게 이 책으로도 강의해주셨다. 그리고 이제 세 번째 책인 [인곡본초-미나리꽝]을 출간하신다. 이 책들은 읽을 때마다 우리 본초에 대한 새로움과 경이로움을 그리고 지식의 깊이가 더해지는 것을 느낀다.

첫 번째 책 [인곡본초-욕봤어]를 읽을 때는 재미있어서 하루 밤새에 다 읽어 내려갔다. 나는 그 밤 우리 본초의 성미(性味)나 효능(效能) 또는 본초를 통해 주로 치료할 수 있는 증상에는 관심이 없었다. 그저 내 어릴 적 기억을 더듬어 내가 살던 시골 마을의 들판에서 뛰놀았고 그 아름답던 풍경들을 더듬으며 그리워했다. 내 마음속에서는 아련하여 지금은 잊어가고 있던 그리운 고향 풍경이, 질박함 속에 숨겨둔 우리 선조들의 비상한 지혜와 멋이 이상건 박사님을 통하여 다시 한번 생생하게 되살아났다. 책 행간 곳곳에서 나는 우리 본초(本草)의 쓰임이 이 시대에는 전승(傳承)되지 않는 것을 매우 안타까이 여기시는 박사님의 마음을 엿볼 수 있었다. 그것을 다음 세대들에게 전해 주고자 하시는 간곡한 마음을 [인곡본초-욕봤어]라는 책을 통하여 느끼며 이런 현실에 대해 내 마음도 아쉬움으로 얼얼했다.

두 번째 책인 [인곡본초-망개떡]을 읽을 때는 어릴 적 어머니가 망개잎으로 싸서 쪄 주시던 쑥 송편이 생각났다. 각 장마다 설명하는 본초를 사진으로 보여주며, 비슷하게 생겼지만 비슷하지 않은 본초의 차이를 설명하고, 사이사이 농담을 하며 우리 본초에 대한 전문 지식을 전하는 박사님의 재치가 돋보이는 책이었다. 두 번째 책을 읽으면서 드디어 나는 우리 본초의 성미(性味)나 효능(效能) 또는 본초를 통해 주로 치료할 수 있는 증상에 대해 더 적극적으로 관심을 가지게 되었다.

세 번째 책 [인곡본초-미나리꽝]에서 이상건 박사님은 당신이 어릴 때 일상 속에서 할머니와 어머니 가족들을 통하여 주로 본초와 관련하여 체험하셨던 것을 곳곳에서 이야기하듯이 풀어내 주신다. 그래서 전문 지식을 전하는 서적임에도 전혀 지루하지 않아 재미있게 그리고 유익한 것을 취하면서 읽을 수 있다. 나는 어쩌면 이 세 번째 책에서 비로소 우리 본초의 위대함을 인정하고 마땅히 가져야 할 존중심과 고마움의 마음을 갖게 되었는지도 모르겠다.

  1권과 2권을 읽을 때는 우리 고유의 풍속과 조상님들의 빛나는 지혜가 잊어가는 것을 아쉬워하는 것으로 그쳤다면, 3권 [인곡본초-미나리꽝]을 읽으면서는 다가오는 봄을 기다리게 되었다. 요즈음 수도원 주위를 산책하다 보면 아직 이월이어서 눈이 녹지 않았는데, 하얀 눈 밑에서 벌써 생명을 틔우기 위해 소곤거리는 씨앗들의 소리가 들리는 것 같다. 지금까지 알아보지 못하고 무심하였던 우리 산천의 봄나물들과 초목들을 이제는 경외심을 가지고 이상건 박사님의 마음으로 바라보며 그들과 감사와 사랑의 대화를 나누어 보고 싶다. 너무도 겸손하여 존재감을 드러내지 않던 우리 본초의 진가를 깨닫게 해 주신 박사님께 진심으로 감사드린다.

2025. 2. 15
양평 성클라라 수도원
수녀 이 미 숙

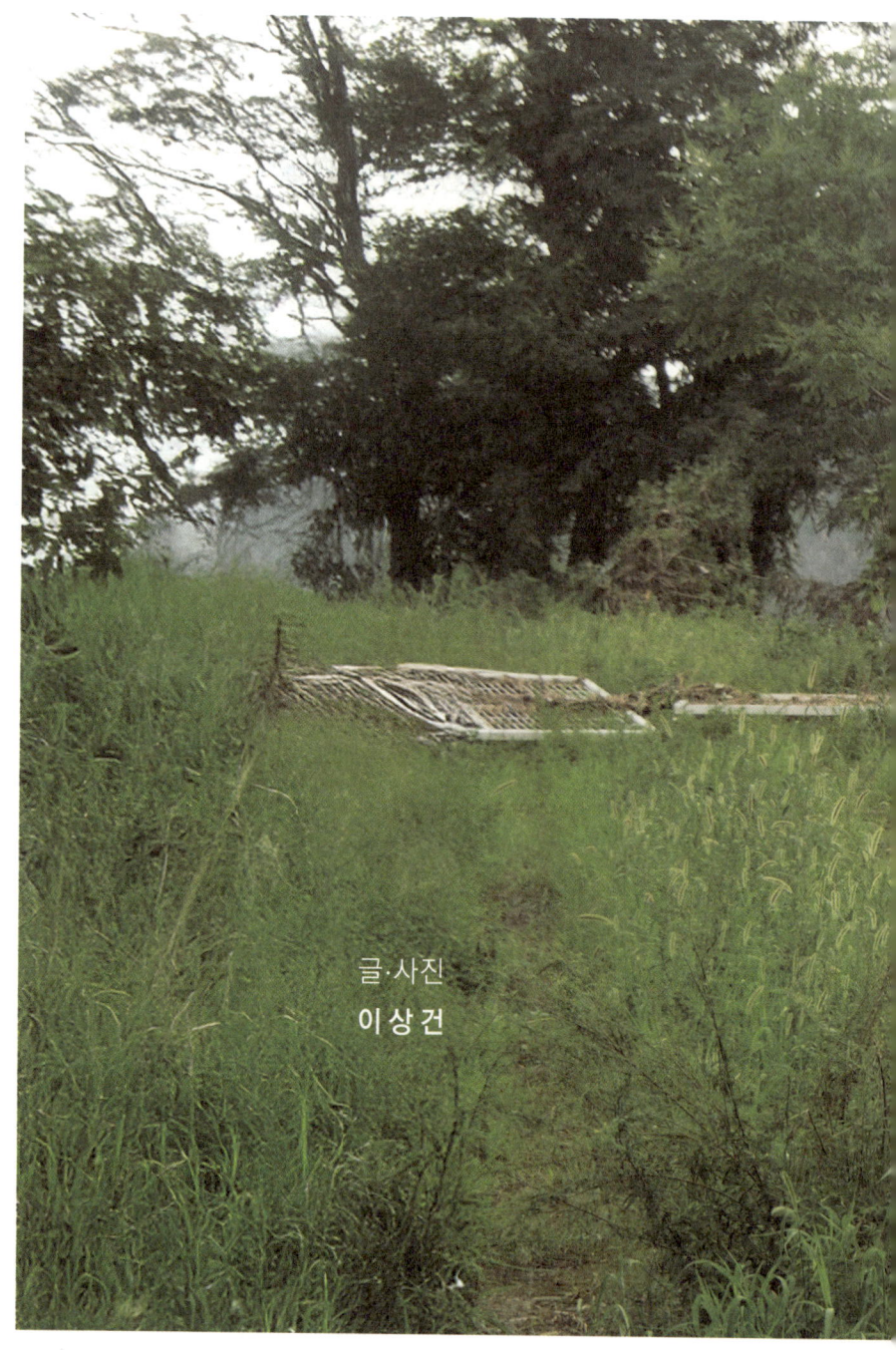

글·사진
이상건

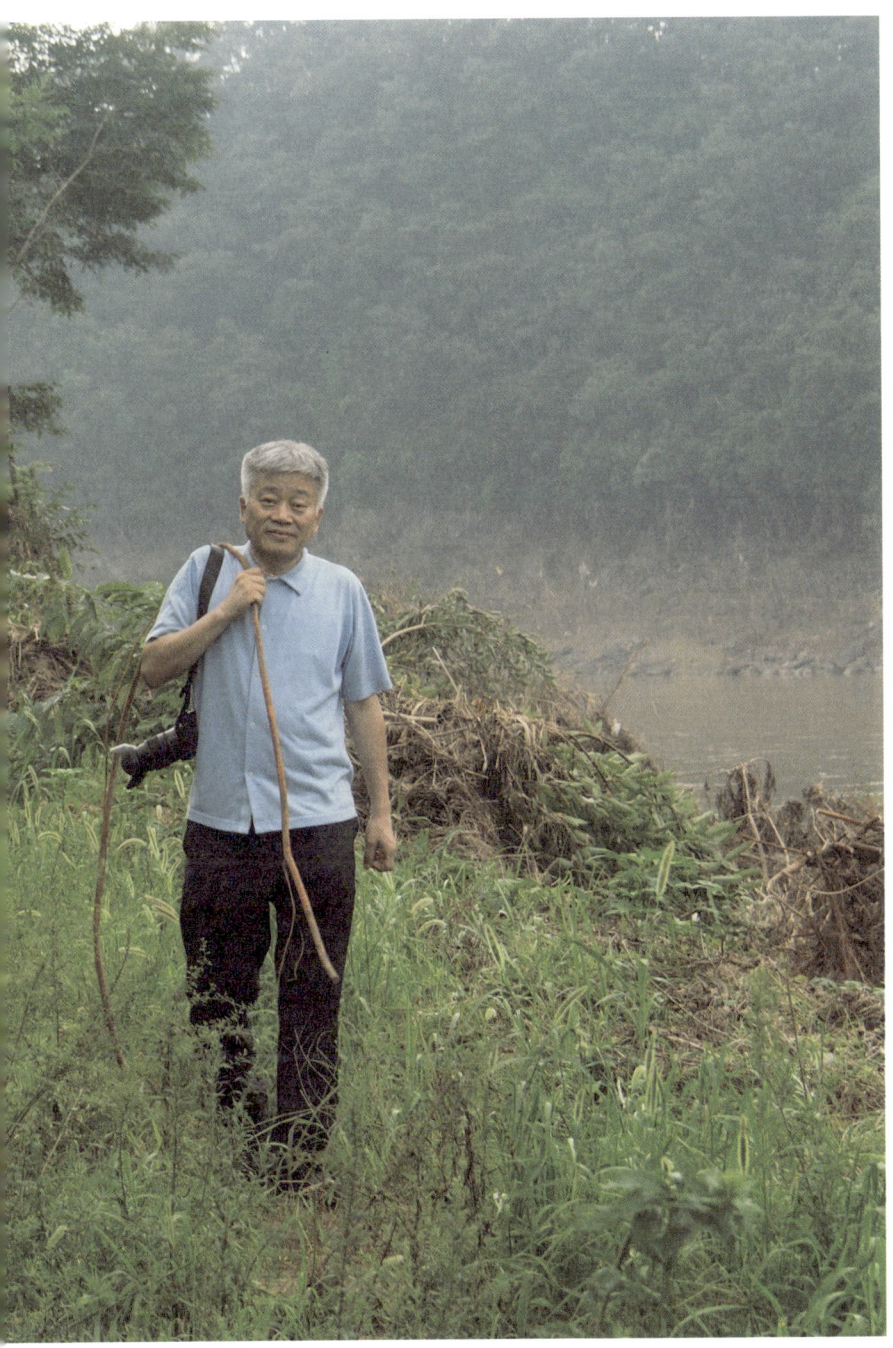

책을 펴내며

시어머니와 며느리가 부엌에서 죽순을 삶는다. 며느리는 "얼마나 있다 꺼낼까요?" 시어머니에게 묻는다. 시어머니는 "적당할 때"라고 말씀하신다. 며느리는 '5분', '10분'이라고 말씀 안 하시는 시어머니에게 불만이 많다. 지난 겨울 김장할 때도 "배추에 소금을 얼마나 뿌릴까요?" 질문을 했다. 그때도 "적당히"라고 말씀하시면서 어느 지역산 배추냐고 물어보셨다. 해남인가 평창인가를 물어보시는 것이다. 안동에서 고등어에 소금을 뿌릴 때 날씨와 기온에 따라 간쟁이들의 소금 뿌리는 양이 다르다. 우리는 음식을 만들 때 재료의 특성을 잘 살피고 그것을 먹는 사람의 정서 상태와 그날의 날씨를 고려해 음식을 만들었다. 작금의 요리법에 '큰 스푼1, 작은 스푼2를 넣고 5분 끓인다.' 등의 요리법은 요리하는 사람의 자율성을 발휘 못하게 하는 경향이 있다.·

본초학은 상기 내용 중 '적당히'와 가깝다. 규격화보다는 개별적인 학문에 가깝다. 식품의 규격화를 추구하는 현대문명과 다소 동떨어지는 경향이 있다. 그래도 필자는 '적당히'에 매력을 느낀다. 불의 세기에 따라 죽순의 삶는 시간이 다르고 해남 배추와 평창 고랭지 배추는 단단하기가 다르니 소금의 양이 다를 수 있다. 날씨에 따라 고등어 간잽이는 소금의 양을 다르게 친다. 이 모든 것을 무너뜨리는 것이 규격화다. 죽순 삶을 때는 5분, 배추 절일 때는 소금 몇 그램, 고등어 간 할 때는 소금 몇 그램 등등이 비가 오나 눈이 오나 똑같다. 우리는 규격화된 식품을 많이 먹고 있다. 물질문명 속에 시간 절약과 세균성 질병을 예방하려면 어쩔 수 없다. 자본주의 시장에 규격화는 알맞다. 그러나 질병은 많아진다. 한번 눈을 돌려 여유를 갖고 옛날 선조들은 어떻게 살아왔으며 그들은 어떤 문화를 남겼나 살펴봐도 좋을 듯싶다. 그러기 위해서는 본초학 공부를 추천하고 싶다. 자연을 주제로 발전한 학문이 본초학이다. 예로부터 동양에서는 질병 치료와 예방을 목적으로 응용할 수 있는 물질을 총칭하여 본초(本草)라 했으며 본초를 이용하여 인체에 유용하게 접목시키는 학문이 본초학(本草學)이다. 지금부터 수천 년 전부터 내려온 학문이라 할 수 있다. 자연과 멀어져 물질문명의 홍수 속에 있는 현대인은 건강과 건전한 문화 형성을 위해 선조들의 문화를 올바로 이해해야 한다. 온고지신(溫故知新)해야 한다. 그러기 위해선 역사가 오래된 본초학(本草學) 공부가 필요하다고 생각한다.

이 책의 이야기 설정은 옛날이 많다. 그때의 일을 현대를 살아가는 본초학도가 들여다보았다. 다소 지루한 부분도 있겠지만 여러 번 반복하여 들여다보면 온전히 이해되리라 생각된다.

책의 소제목 '미나리꽝', '쇠뜨기', '아까시나무', '맥문동', '동아호박', '대추나무', '무청' 등은 우리가 들어본 말로, 이 말에 담긴 뜻과 현대인에게 시사하는 바를 본초학적 시각으로 밝혀 붙였다. '지갑화', '마· 주아밥', '인진', '대맥· 소맥· 교맥', '연자육', '황정· 옥죽· 녹약', '골리 수' 등은 생활에서 응용하는 편이 좋다. '대계· 소계', '짚신나물', '산골', '봉삼', '승마', '칡· 등· 등칡' 등은 다소 전문적인 면이 있으나 이젠 모두가 알아야 해 정리해 놓았다. 다소 어렵거나 생소한 용어가 있을 것이다. 주로 한의학 용어일 것인데 풀어 쓰면 의미가 변질될 것 같아 그러하지 않은 점 이해를 바란다. 어쨌든 필자의 표현력과 소견이 부족한 소치이니 널리 양해를 바란다.

이 책의 사진은 필자가 그동안 촬영한 사진들이다. 사진에 이름을 달지 않았다. 모르는 본초는 여러분이 공부하여 알아보는 것도 좋을 듯싶다. 많은 사진 중 고르는 작업이 힘들었고 그 사진 중 출판사에서 선정하기 또한 힘들었으리라 생각된다. 아무튼 많은 사진 중에서 선정한 것이니 볼 만은 할 것이다. 필자가 소장하고 있는 나무 사진만 해도 10만여 장 된다.

책이 출판되기까지 수고 많이 한 '느티나무가 있는 풍경' 출판사 김희경 사장, 디자이너 권민철 실장과 원고 교정을 도와준 막내딸에게 감사한다. 아울러 의료봉사 활동에 동행해 주는 아내에게 고마움을 전한다. 그리고 내원해 주신 환자분들과 지인들에게도 감사의 마음을 전하고 싶다.

2025. 02. 02.

仁谷 李尙建

차례

1부

27	1. 지갑화(指甲花)
35	2. 미나리꽝
47	3. 칡, 등, 등칡
59	4. 대계(大薊), 소계(小薊)
67	5. 쇠뜨기
75	6. 마 주아 밥
85	7. 산골
93	8. 인진(茵蔯)
101	9. 아까시나무
111	10. 짚신나물
119	11. 대맥(大麥), 소맥(小麥), 교맥(蕎麥)

2부

137	포토에세이 – '산수유꽃'

3부

149	1. 맥문동(麥門冬)
163	2. 봉삼(鳳蔘)
171	3. 동아 호박
177	4. 황정(黃精), 옥죽(玉竹), 녹약(鹿藥)
187	5. 대추나무
201	6. 골리수(骨利樹)
229	7. 승마(升麻)
239	8. 연자육(蓮子肉)
253	9. 무청
259	10. 헌식(獻食)

265	참고문헌

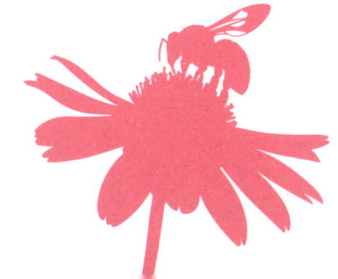

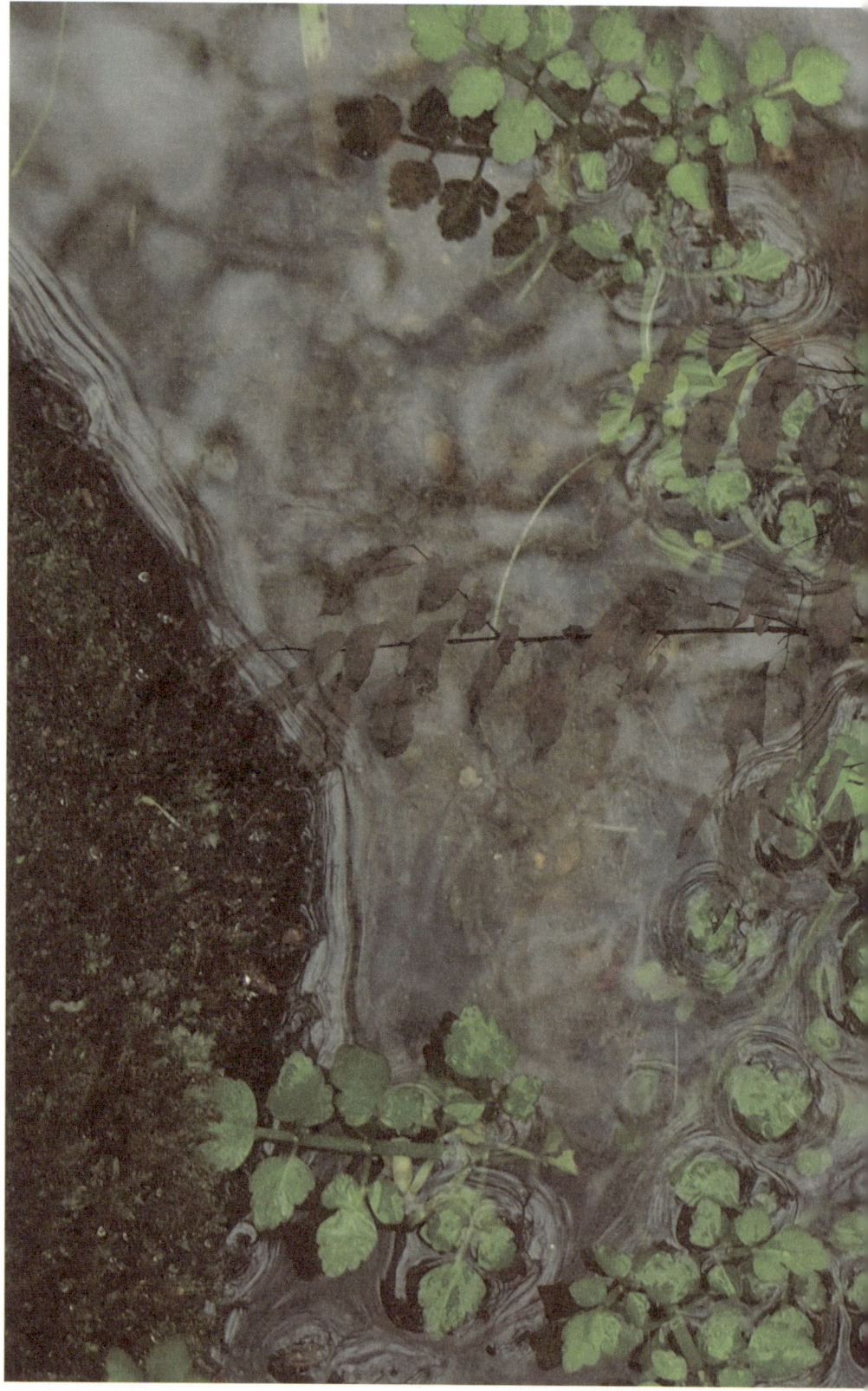

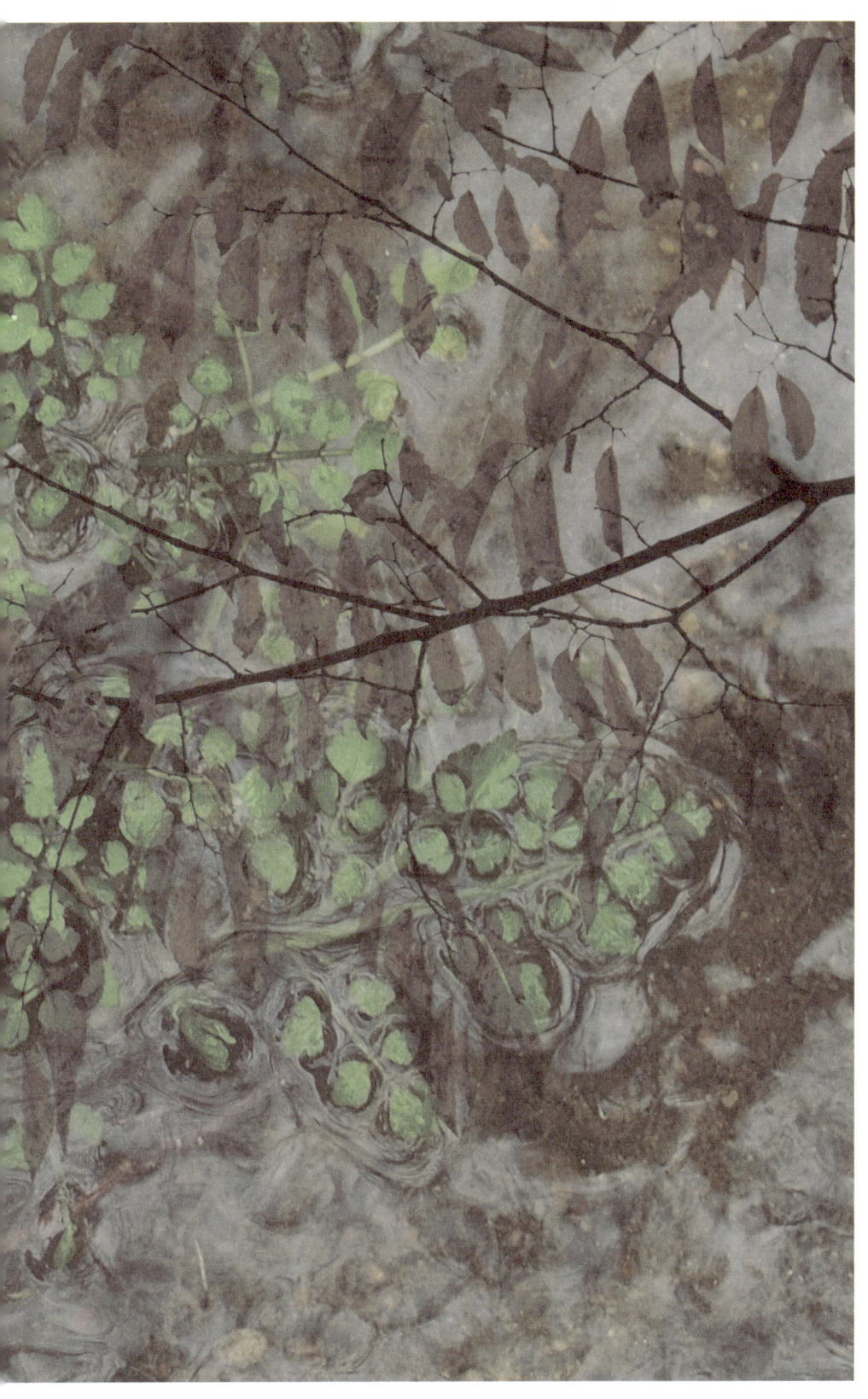

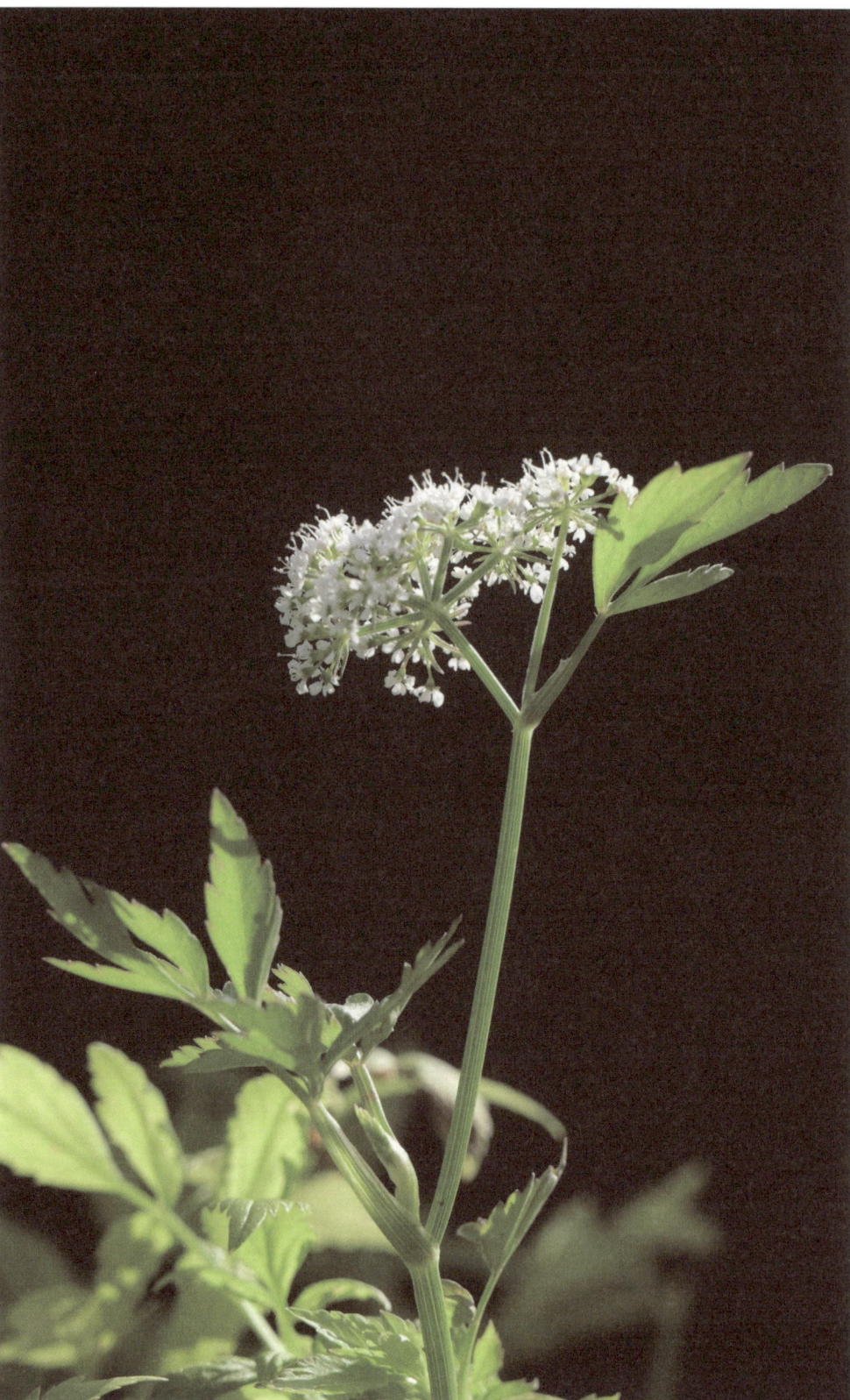

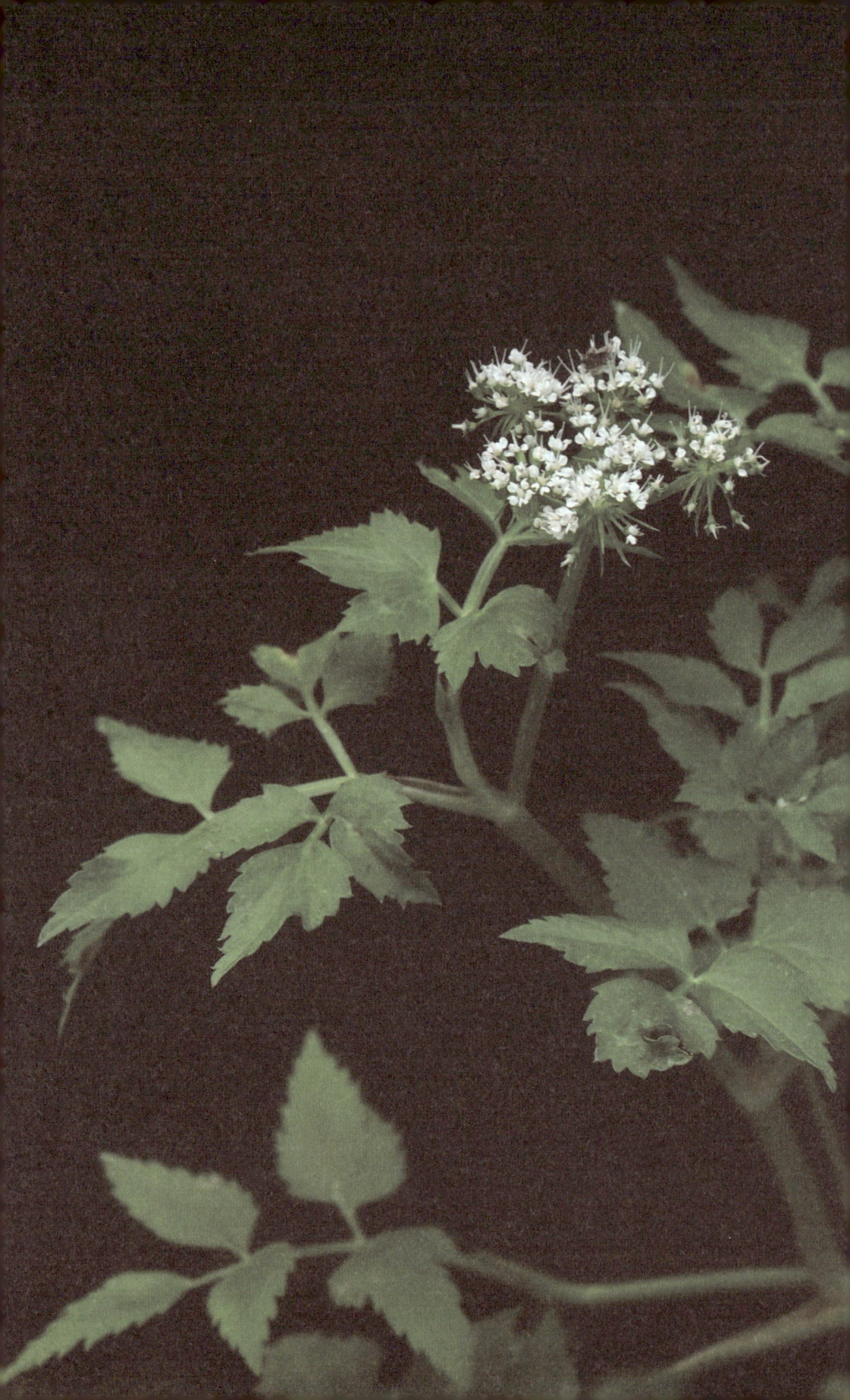

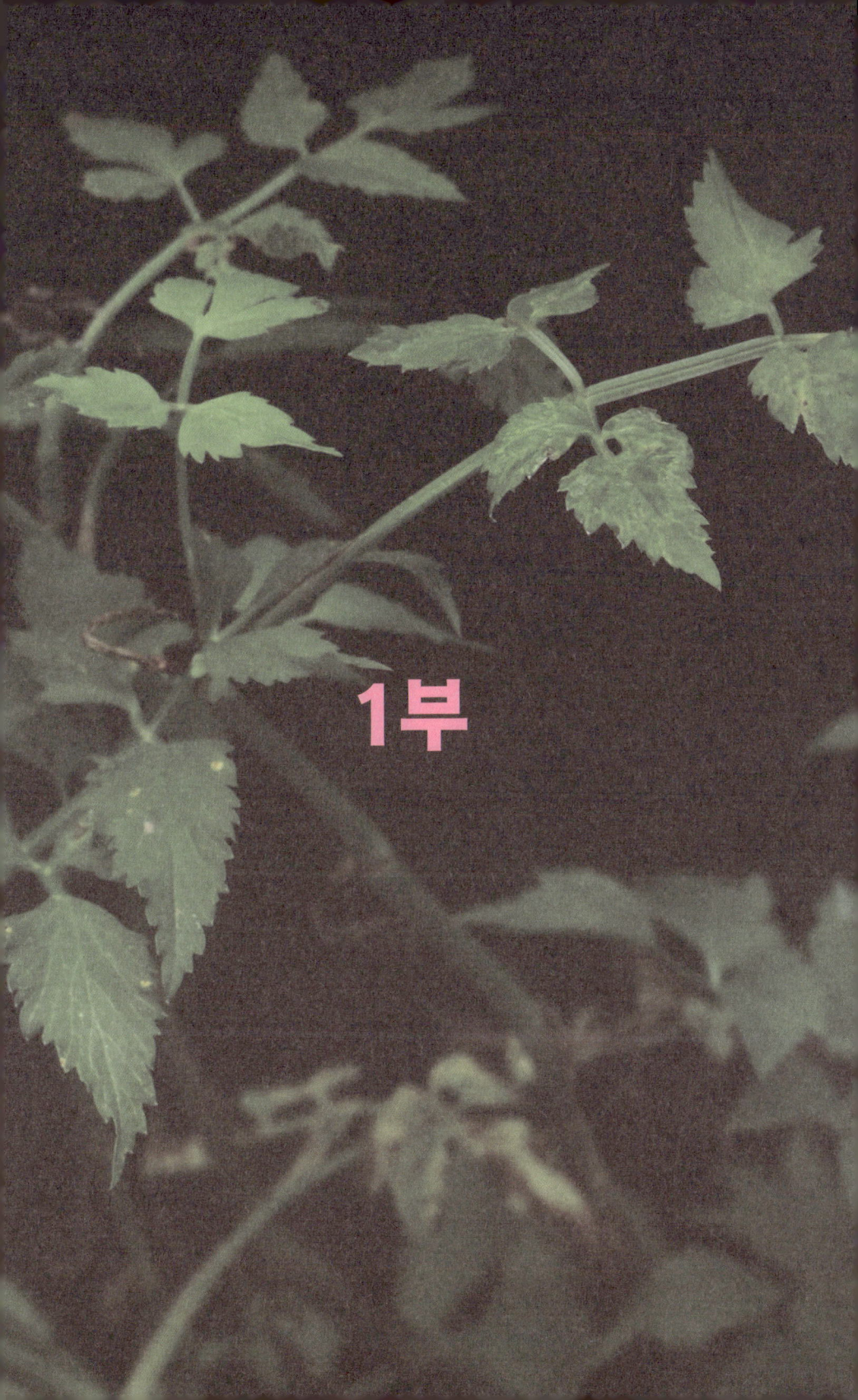

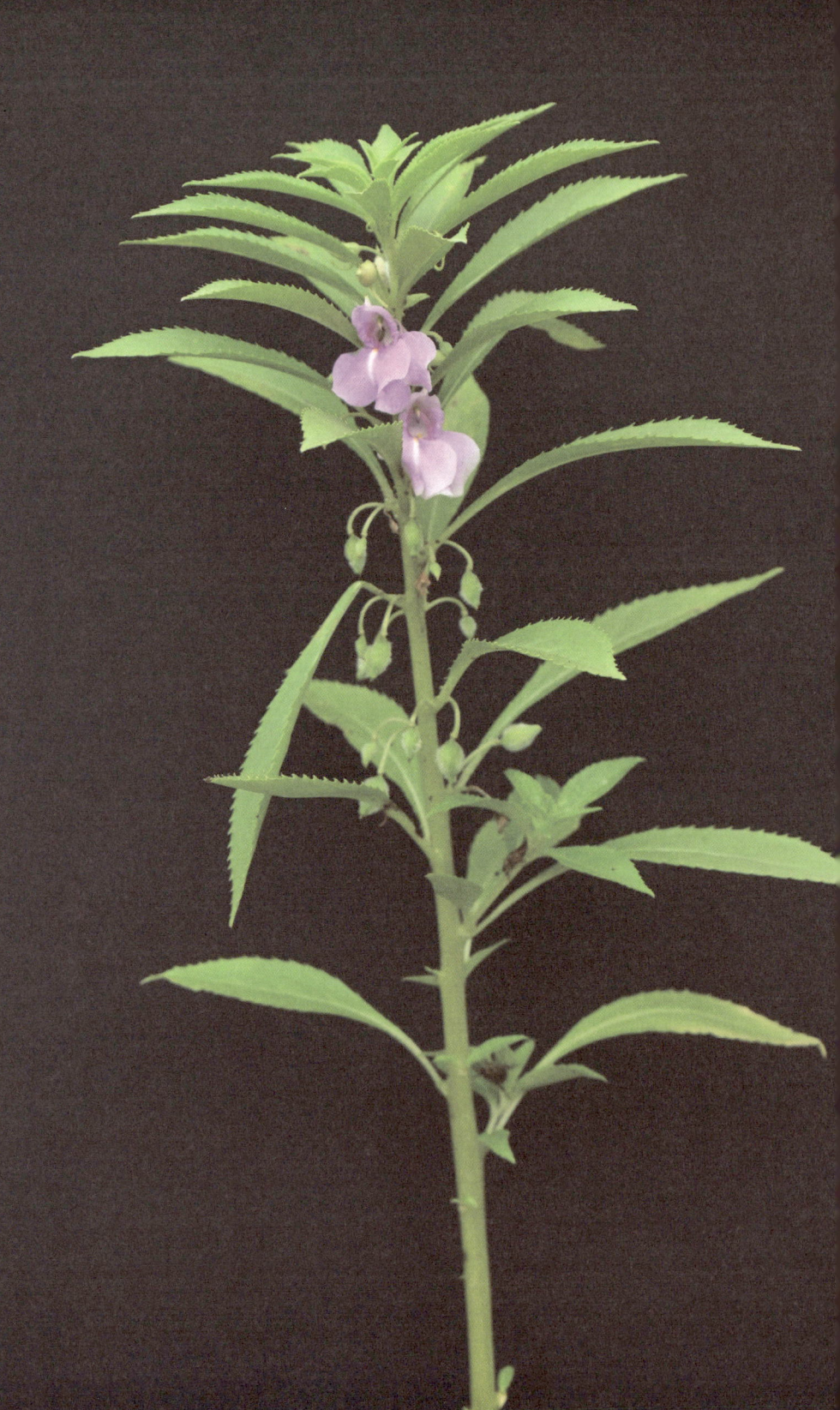

1부

1. 지갑화(指甲花)

하교하고 집에 와 보니 여느 때와 달리 조용했다. "할머니와 동생은?" "응, 장에 가셨다. 곧 오실 때가 됐어." 어머니는 말씀하셨다. 책가방을 마루에 던져 놓고 강아지를 보러 마당 개집으로 가는데 할머니와 여동생이 대문으로 들어섰다. 여동생은 싱글벙글하며 들어왔다.

다른 때 같으면 다리 아프다고 짜증스럽게 왔을 텐데 무언가 기뻐하는 모습이다. 그리고는 할머니 치맛자락을 붙들고 부엌과 광, 봉당을 다니며 "빨리 하자" "빨리 하자" 한다. 무얼 하자는 걸까? 할머니는 장봐온 것 정리하기도 바쁜데 보채셨다. 할머니는 "알았다." 하시며 "저쪽 마루에 앉아 있어." 하시고 담장 밑에 가서 봉숭아꽃과 약간의 이파리를 채취해 오셨다. 할머니는 장에서 약간의 백반(白礬)을 사 오셔서 손주 손가락에 봉숭아로 물을 들이신다. 여동생 손가락은 봉숭아 잎이 굵은 실에 하나씩 하나씩 묶인다. 할머니와 여동생은 정겨워 보였다.

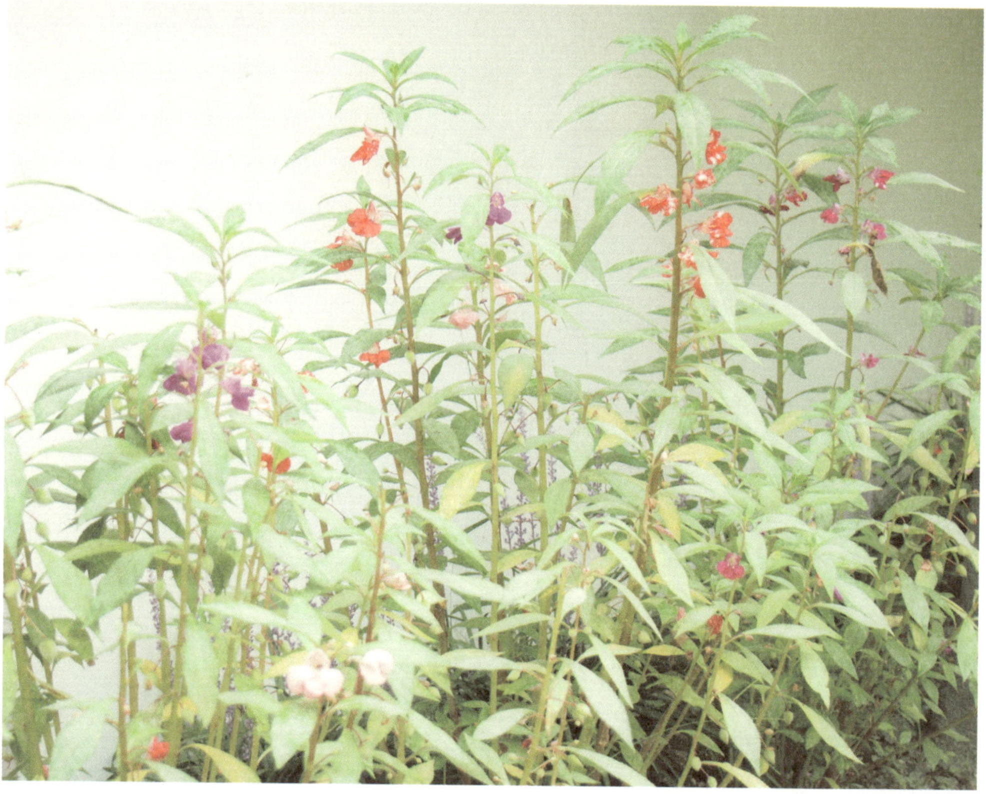

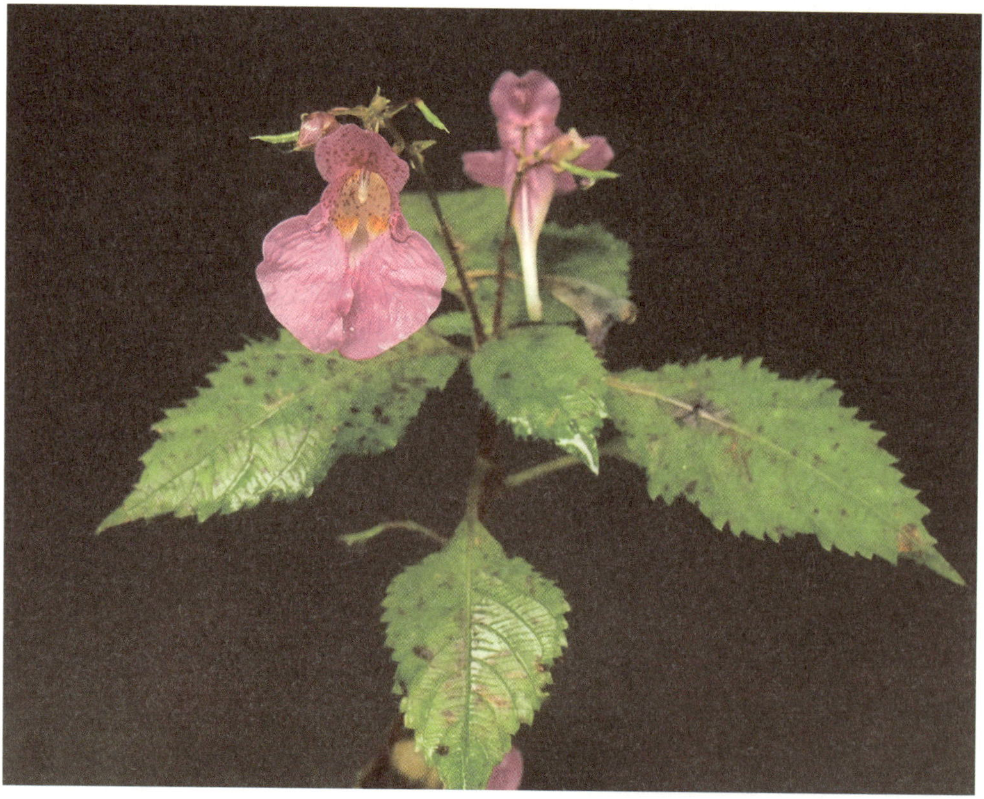

다음날 여동생은 일어나자마자 옆집 순이네로 갔다. 봉숭아 물들인 것을 자랑하고 싶어서였다. 순이도 그날 봉숭아 물을 들였다. 영희도 순자도 영미도 동네 여동생 또래는 모두 봉숭아 물을 들였다. 공기놀이할 때 보니 모두 빨간 손톱을 지녔다.

여동생 친구들은 담벼락 밑에서 소꿉놀이를 자주 했다. 자연히 흙을 만지게 되고 손톱 주변에 자주 고름이 생기고 그 부위를 부딪치면 몹시 아픈 생인손을 앓곤 한다. 생인손의 예방과 치료로 봉숭아꽃과 잎, 백반이 도움을 준다. 우리 민족은 봉숭아 물들이는 행위를 대(代)를 이어 널리 모두 모두 했다. 나이 든 미국 사는 조카도 한국에 오면 봉숭아물을 들이곤 한다. 그리고 손가락을 들어 자랑하고 기뻐했다. 선조들은 건강과 미용에 좋은 봉숭아물들이기를 풍습화(風習化)시켰다. 모두 하는 게 좋기 때문이다.

봉선화는 크게 봉선화와 물봉선화로 나뉜다. 그중 울 밑에서나 장독대 옆에서 흔히 자라는 봉선화를 손가락에 물들이니 이를 '지갑화(指甲花)'라고 불렀다.

봉선화과 '봉선화'는 인도, 말레이시아 및 중국산의 일년초(一年草)로 높이가 60cm에 달한다. 곧추 자라며 육질(肉質)이며 밑 부분의 마디가 특히 두드러진다. 잎은 호생(互生)하고 피침형으로 양 끝이 좁고 가장자리에 톱니가 있다. 7~8월에 가지각색으로 꽃이 피는데 주로 빨간색이다. 열매는 삭과(蒴果)이며 익으면 탄력적으로 터지면서 황갈색 종자(種子)가 튀어나온다.

봉선화의 지상부를 '봉선(鳳仙)', 꽃을 '봉선화(鳳仙花)', 뿌리를 '봉선근(鳳仙根)', 종자(種子)를 '급성자(急性子)'라 하며 약용한다. 봉선(鳳仙)의 성미(性味)는 신(辛), 고(苦), 온(溫) 이며 봉선화(鳳仙花)는 감(甘), 미고(微苦), 온(溫) 이다. 봉선(鳳仙)과 봉선화(鳳仙花)의 효능(效能)은 거풍활혈(祛風活血), 소종지통(消腫止痛)이고 봉선근(鳳仙根)의 효능(效能)은 활혈통경(活血痛經), 연견(軟堅), 소종(消腫)이다. 급성자(急性子)의 성미(性味)는 신(辛), 미고(微苦), 온(溫), 소독(小毒)이고 귀경(歸經)은 간(肝), 비경(脾經)이다. 효능(效能)은 행어강기(行瘀降氣), 연견산결(軟堅散結)이며 주치증(主治症)은 경폐복통(經閉腹痛), 통경(痛經), 산후포의불하(産後胞衣不下), 산후어혈(産後瘀血), 골경(骨哽), 창양종독(瘡瘍腫毒) 등이다.

봉선화과 '물봉선'은 높이 40~70cm로 자라는 일년생초본(一年生草本)이다. 산의 계곡이나 습한 곳에서 자란다. 잎은 어긋나고 넓은 피침형이며 가장자리에 날카로운 톱니가 있다. 8~9월에 가지 윗부분의 잎겨드랑이에서 자란 꽃대 끝의 송이꽃차례에 홍자색 꽃이 핀다. 꽃은 깔때기 모양이며 뒷부분의 기다란 꿀주머니는 안으로 말린다. 흰색 꽃이 피는 흰물봉선, 노랑색 꽃이 피는 노랑물봉선화도 있다.

물봉선, 흰물봉선, 노랑물봉선화의 전초(全草)를 '야봉선화(野鳳仙花)' 혹은 '수금봉화(水金鳳花)'라 하며 약용한다. 효능(效能)은 해독(解毒), 렴창(斂瘡)이고 주치증(主治症)은 악창궤양(惡瘡潰瘍)이다.

'백반(白礬)'의 기원(基源)은 명반광석물(明礬鑛石物)을 가공, 제련하여 만든 결정체다. 수분을 뺀 것을 '고백반(枯白礬)'이라 한다. 백반(白礬)의 성미(性味)는 산(酸), 삽(澁), 한(寒), 유소독(有小毒)이고 귀경(歸經)은 폐(肺), 비(脾), 위(胃), 대장경(大腸經)이다. 효능(效能)은 지혈지사

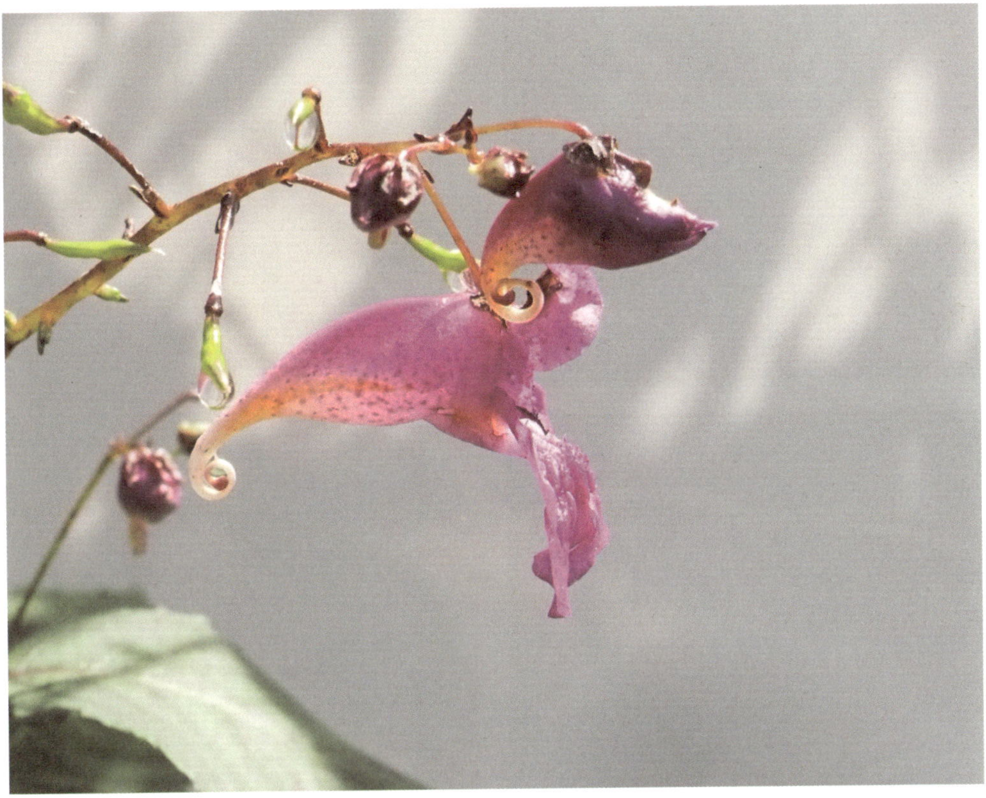

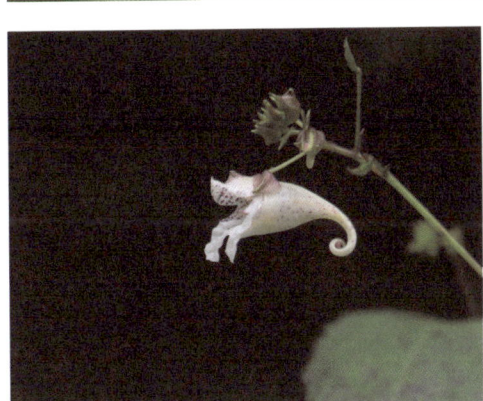
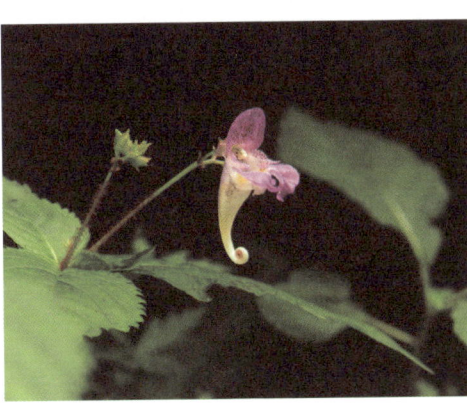
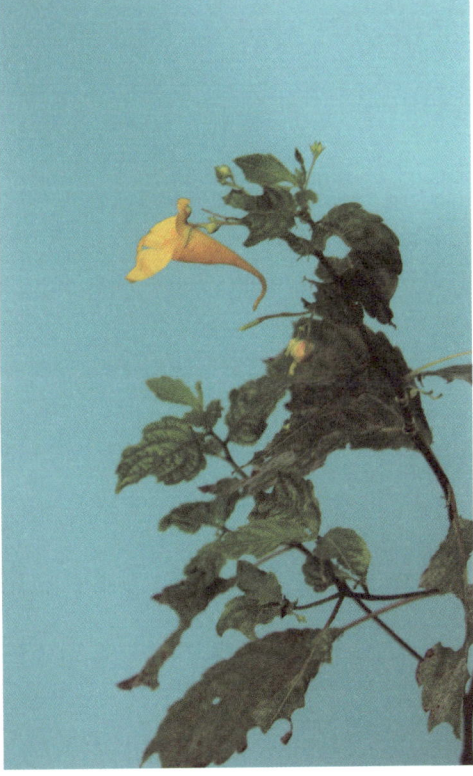

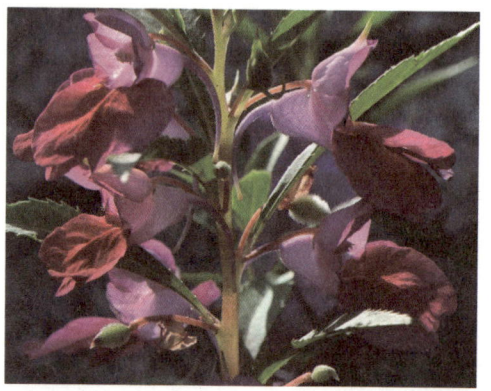
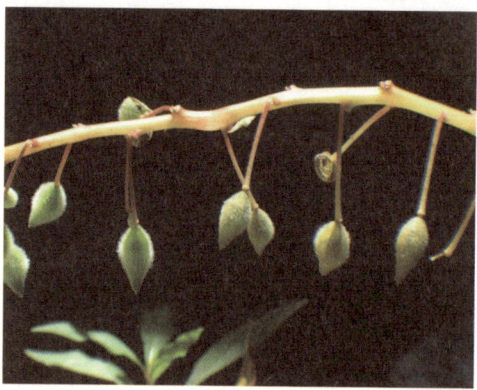
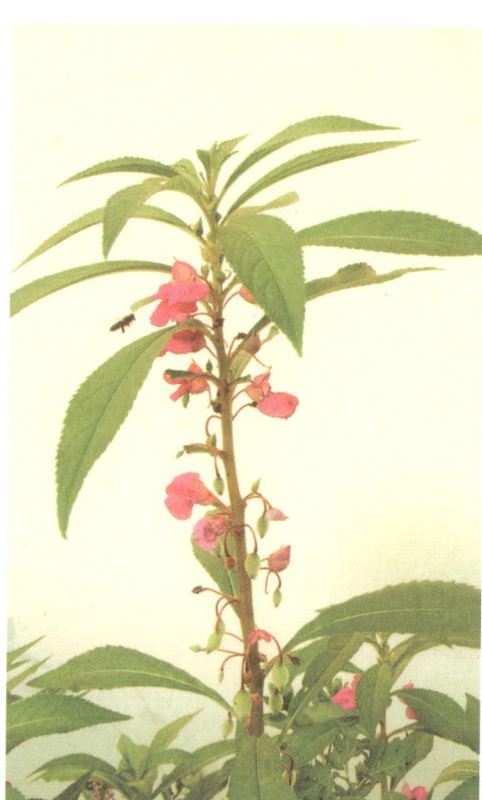

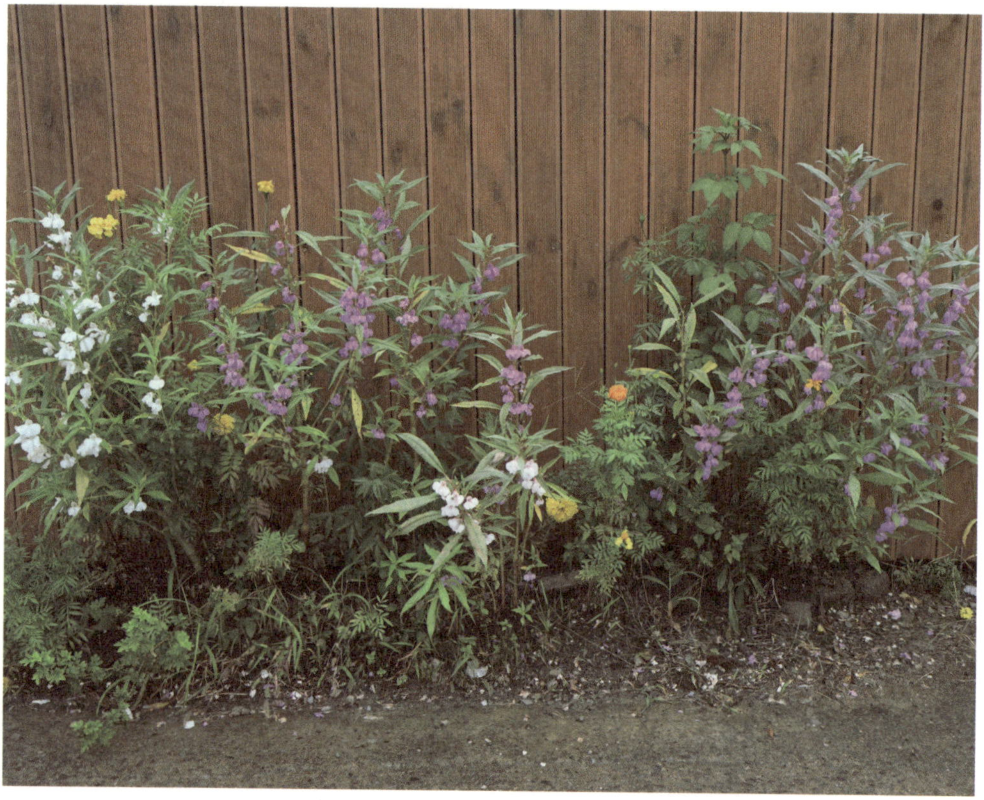

(止血止瀉), 거담개폐(祛痰開閉), 해독조습(解毒燥濕), 청열퇴황(淸熱退黃)이며 주치증(主治症)은 구사구리(久瀉久痢), 변혈(便血), 붕루(崩漏), 혼미(昏迷), 전간(癲癇), 옹저창독(癰疽瘡毒), 구설생창(口舌生瘡), 습진소양(濕疹瘙痒), 습열황달(濕熱黃疸), 대하(帶下) 등이다.

봉선화는 악창(惡瘡), 종기(腫氣)에 물을 넣고 달여서 복용하거나 짓찧어 환부에 붙인다. 약리작용으로는 개선균(疥癬菌)의 억제 작용이 있으며 황색포도상구균, 녹농균, 용혈성연쇄상구균, 이질균 등의 발육을 억제하는 작용 등이 있다. 백반(白礬)도 옹저창독(癰疽瘡毒), 소양증(瘙痒症)에 이용하는 약재이니 봉선화와 백반을 이용하는 봉숭아물들이기는 두 약재가 잘 어울려 약효를 증대시킨다.

생인손의 치료, 예방과 미용에 좋은 봉숭아물들이기는 선조들의 훌륭한 풍습이다. 대(代)가 끊기지 말고 계속 이어졌으면 좋겠다. 그리고 봉선화뿐만 아니라 물봉선도 지갑화(指甲花)로 이용해도 된다.

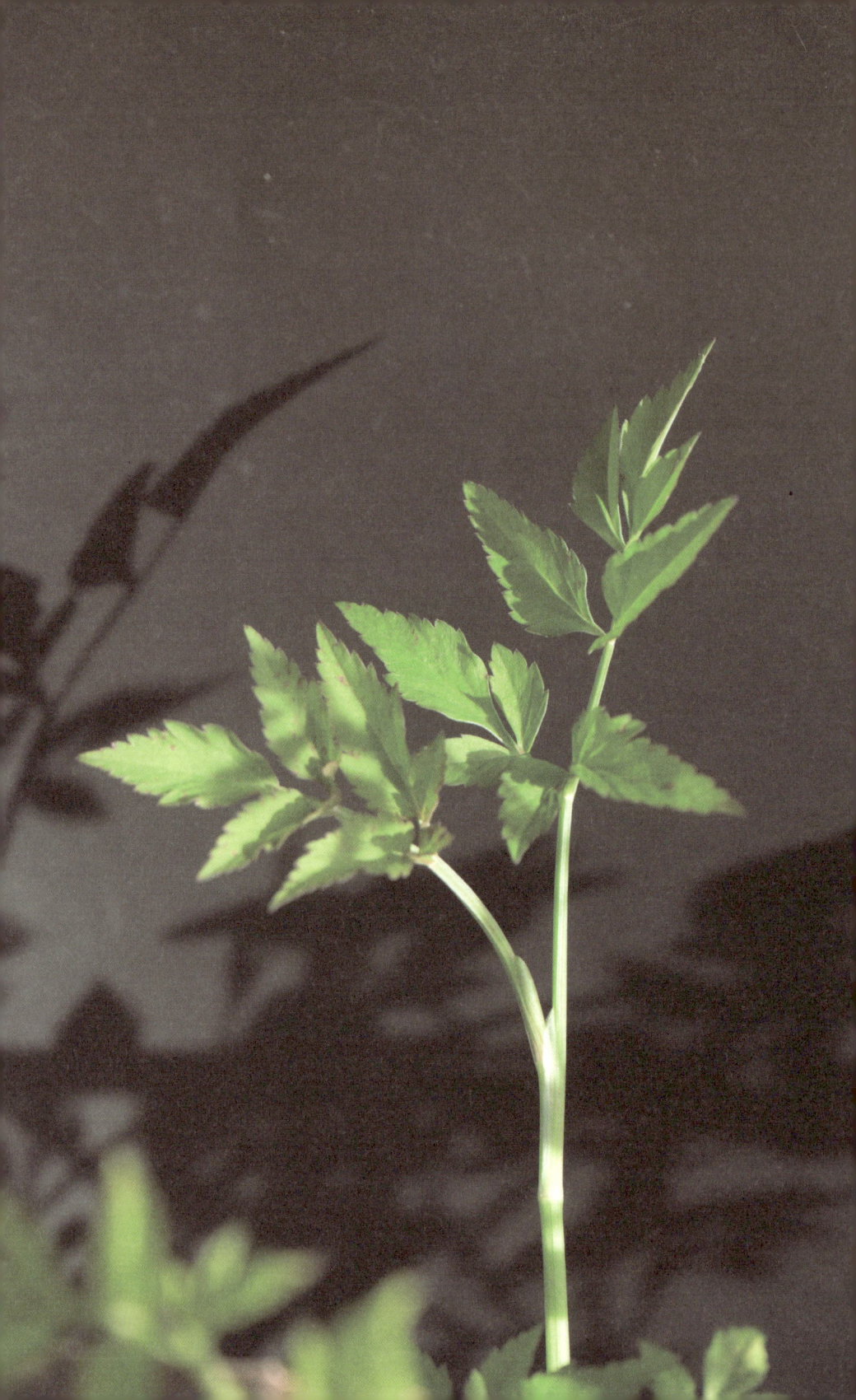

2. 미나리꽝

겨울방학 때이다. 아침 먹고 마을 아래 미나리꽝으로 팽이를 치러 갔다. 팽이채를 힘껏 치니 얼음판에 한 번 바운스 되는 팽이채 끝의 헝겊은 팽이를 여느 때보다 더 잘 돌렸다. 오늘은 얼음이 잘 얼어 팽이채를 몇 번 안 쳐도 팽이는 잘 돌았다. 허리를 들어 주변을 볼 여유가 생겼다. 동네 친구들이 하나둘씩 모여들었다. 서로 인사를 했다. 그 속에는 여동생도 있었다. 썰매를 가져와 나보고 밀어 달라고 한다. 한참 팽이치기에 재미를 붙였는데 여동생은 칭얼거린다. 동네 친구 모두가 얼음 위에서 썰매 타고 팽이를 치며 신나게 놀았다. 얼음 속에는 파란 미나리가 북을 두드리고 있었다.

백합과 식물 중 나리는 여러 종류가 있다. 하늘말나리, 섬말나리, 말나리, 날개하늘나리, 하늘나리, 솔나리, 큰솔나리, 땅나리, 털중나리, 중나리, 참나리이다. 이들 나리의 인경(鱗莖)을 약용한다. 인체에 유용한 약재다. 나리 앞에 '미' 자를 붙여 식용·약용하는 약재가 있다. 그것이 '미

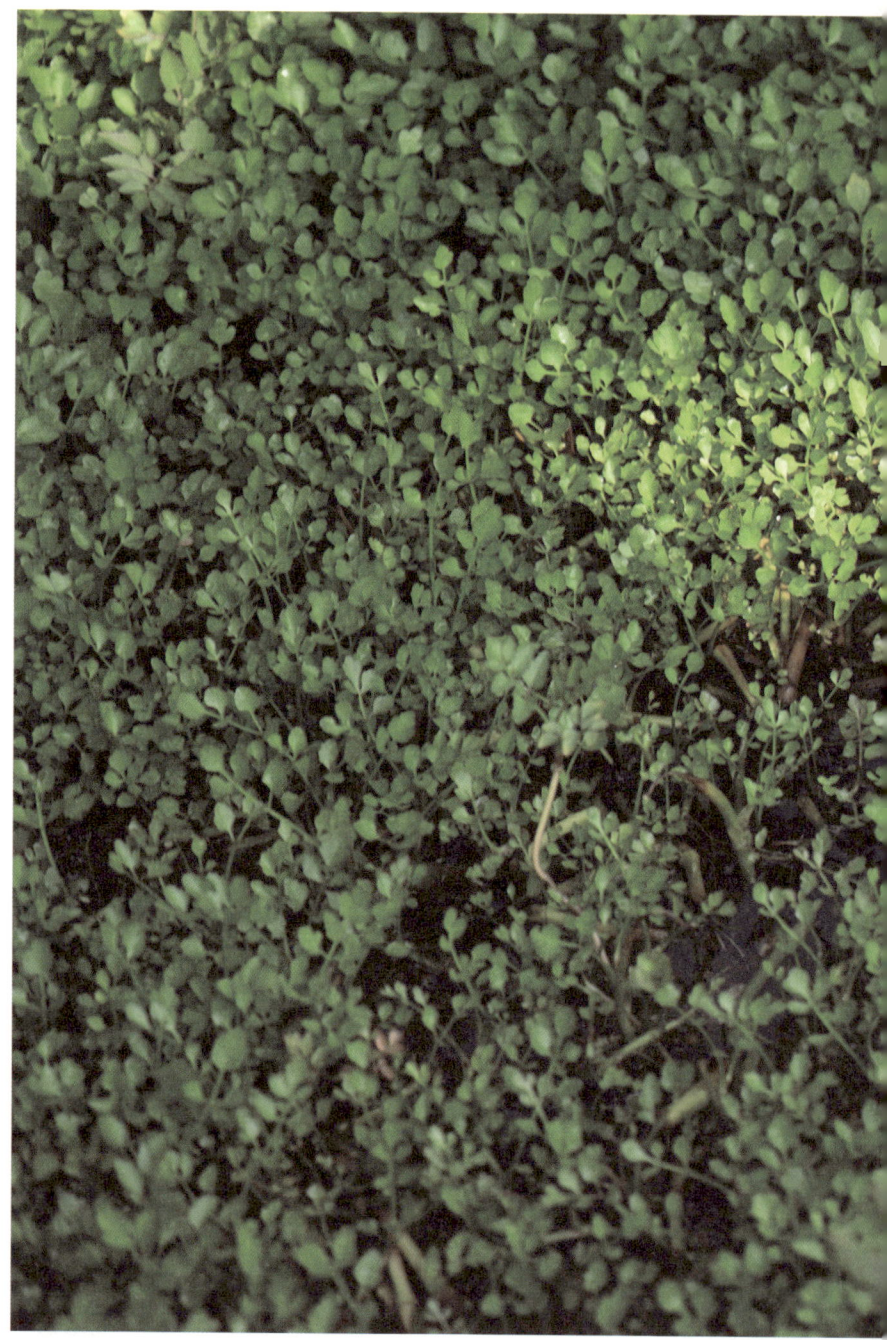

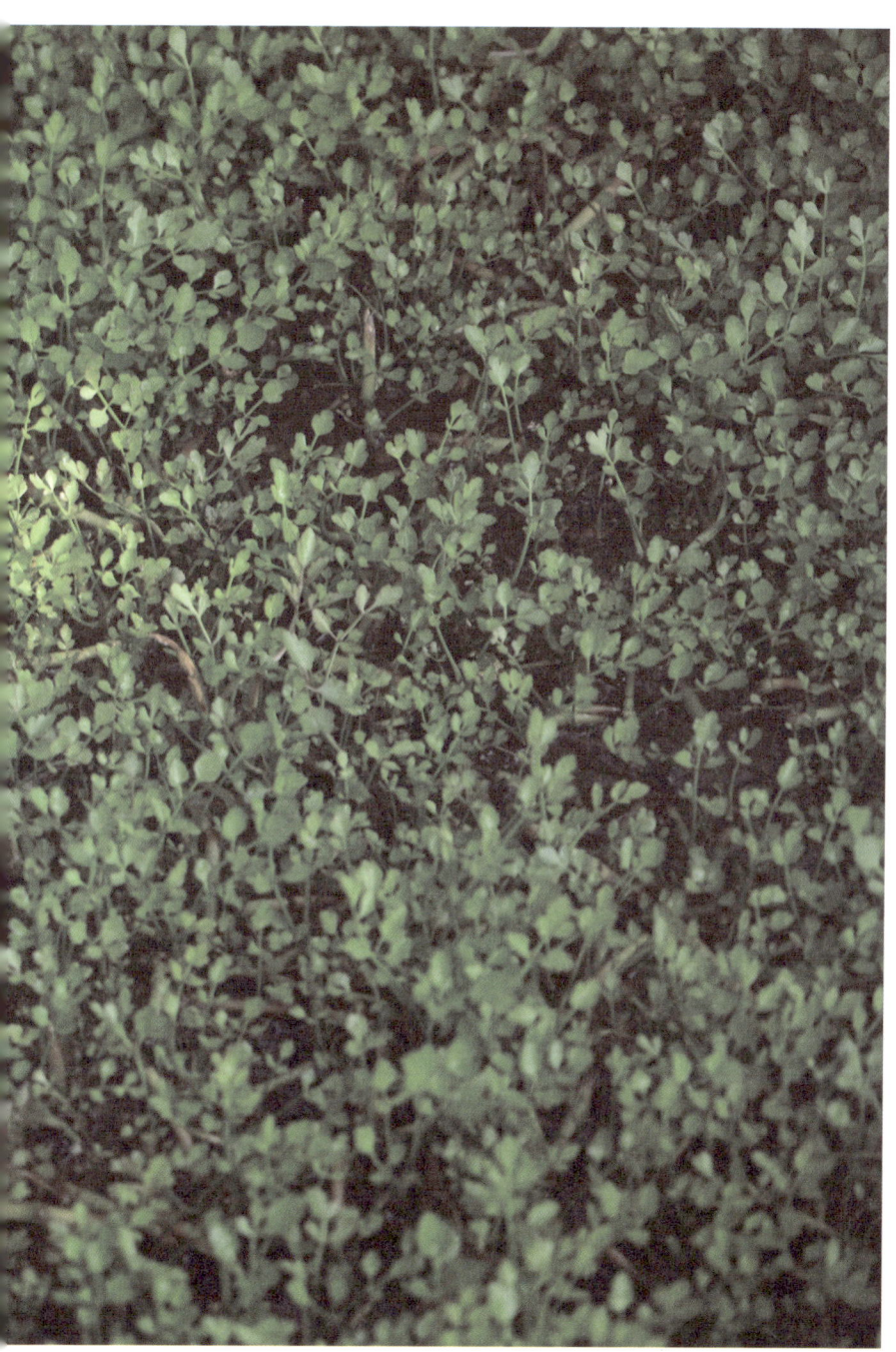

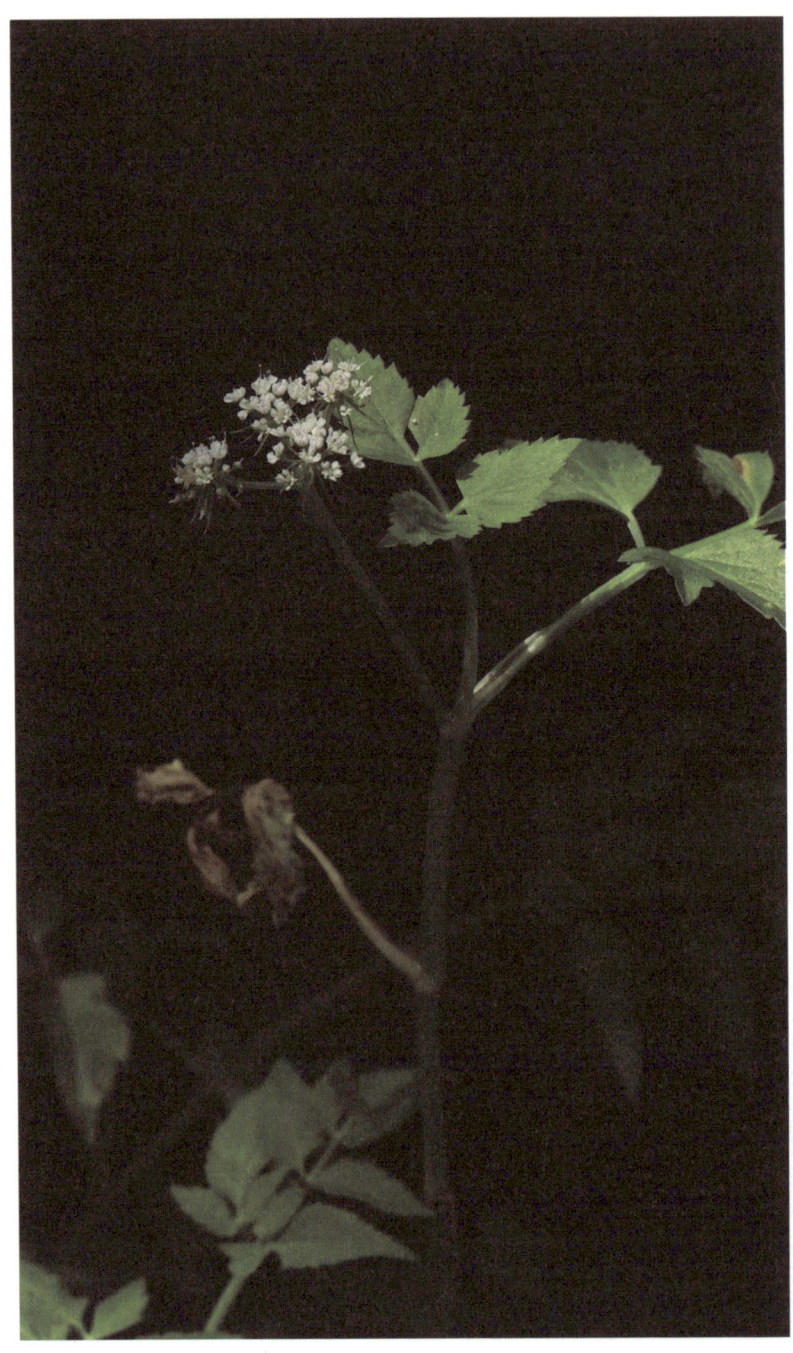

나리'다. 우리말 중 미늘, 미르, 미더덕, 미라, 미꾸라지, 미조리 등의 미는 물을 뜻한다. 미늘은 낚싯바늘 안쪽에 붙어 있는 바늘을 뜻한다. 미르는 물속에서 잠룡이 승천하는 모습이 연상되는 용(龍)을 뜻한다. 미더덕은 응축되어 몸에 좋은 덕(떡)이 더해진 더덕이 물에 있다는 뜻이다. 미라는 바다(海)의 옛말이다. 미꾸라지는 물에 있는 것으로 미끄러워 잘 빠져나가는 물고기를 뜻한다. 미조리는 물조리의 옛말로 가운데를 파내어 만든 카누(까놓어)의 어원이 된다. 모두 물과 관계 깊다.

산형과 '미나리'는 높이 20~50cm로 습지에서 자라는 다년생초본(多年生草本)이다. 줄기 밑 부분은 옆으로 기다가 곧게 선다. 잎은 어긋나고 1~2회깃꼴겹잎이며 작은 잎은 달걀형이고 가장자리에 톱니가 있다. 7~9월에 윗부분의 잎과 마주나는 겹우산꽃차례에 자잘한 흰색 꽃이 둥글게 모여 달린다. 타원형 열매는 세로로 모가 진다.

미나리의 전초(全草)를 수근(水芹)이라 하며 식용·약용한다. 성미(性味)는 신(辛), 감(甘), 량(凉) 이고 귀경(歸經)은 폐(肺), 간(肝), 방광경(膀胱經)이다. 효능(效能)은 청열해독(淸熱解毒), 이뇨(利尿), 지혈(止血)이며 주치증(主治症)은 감모(感冒), 번갈(煩渴), 부종(浮腫), 소변불리(小便不利), 임통(淋痛), 뇨혈변혈(尿血便血), 토혈육혈(吐血衄血), 붕루(崩漏), 목적(目赤), 인통(咽痛), 구창아감(口瘡牙疳), 유옹(乳癰), 나력(瘰癧), 대상포진(帶狀疱疹), 치창(痔瘡), 질타손상(跌打損傷) 등이다. 사동미나리, 돌미나리도 있다.

미나리가 자라는 마을 입구 작은 삼각주 모양의 습지(濕地)에는 미나리꽝이 있었다. 옛날에는 각 가정의 구정물이 이 미나리꽝으로 흘러 들어갔다. 어머니들이 거머리에게 물리는 것을 무릅쓰시고 미나리를 채취하여 반찬을 만들고, 겨울에는 우리들이 신나게 놀았던 미나리꽝이었다. 미나리꽝은 건강한 구정물을 가지고 있었던 물의 흐름의 완충지대였다. 밥찌꺼기, 된장국 찌꺼기, 나물 찌꺼기 등이 도랑이나 논으로 흘러가기 전에 미나리꽝을 거쳤다.

꽝은 '광'의 된 발음이고 무엇인가 저장해 놓는 장소를 뜻한다. 필자는 미나리꽝은 각종 영양소와 미네랄을 저장해 놓은 곳이라 생각한다. 그 속에서 자라는 미나리는 청정한 수질보다 적절히 부영화 된 수질을 좋아하며, 거머리가 살 정도의 물 환경이 체적이다. 그리고 그곳에서 도랑·강으로 흘러가기 전에 정화 작용을 하는 곳이기도 하다. 지금은 거의 사라졌지만 옛날에는 동네마다 거의 다 있었다.

현재는 논에 비닐하우스를 짓고 미나리를 길러 겨울에 채취하여 먹는다. 제일 많이 농사짓는 곳이 전주지역이다. 지금도 옛날처럼 미나리꽝이 있다면 그 미나리꽝에서 자라는 미나리를 먹을 수 있을까? 순수한 음식 찌꺼기가 아니라 인공 화학조미료가 섞인 음식 찌꺼기, 튀김 조각, 각종 가공식품류, 통조림 찌꺼기, 각종 인공 세제 등이 흘러 들어온 미나리꽝에서 자란 미나리는 먹기 힘들 것 같다. 짬밥 통에 짬밥이 다르기 때문이다.

경기도 평택에서 명품 배를 생산하는 배 과수원에 놀러 간 적이 있다. 비싼 배를 생산하는 과수원이었다. 배 과수원 배나무 밑에서 아이가 용변을 본 적이 있었다. 배나무 주인은 아이 용변을 삽으로 떠서 멀리 버렸다. "왜 삽으로 떠내요?" 무안해하며 물어보니 주인은 "이 아이가 뭘 먹었는지 나는 알지 못한다. 나쁜 것을 먹었으면 용변이 배나무에 악영향을 끼쳐 명품 배를 못 만든다." 하고 말했다.

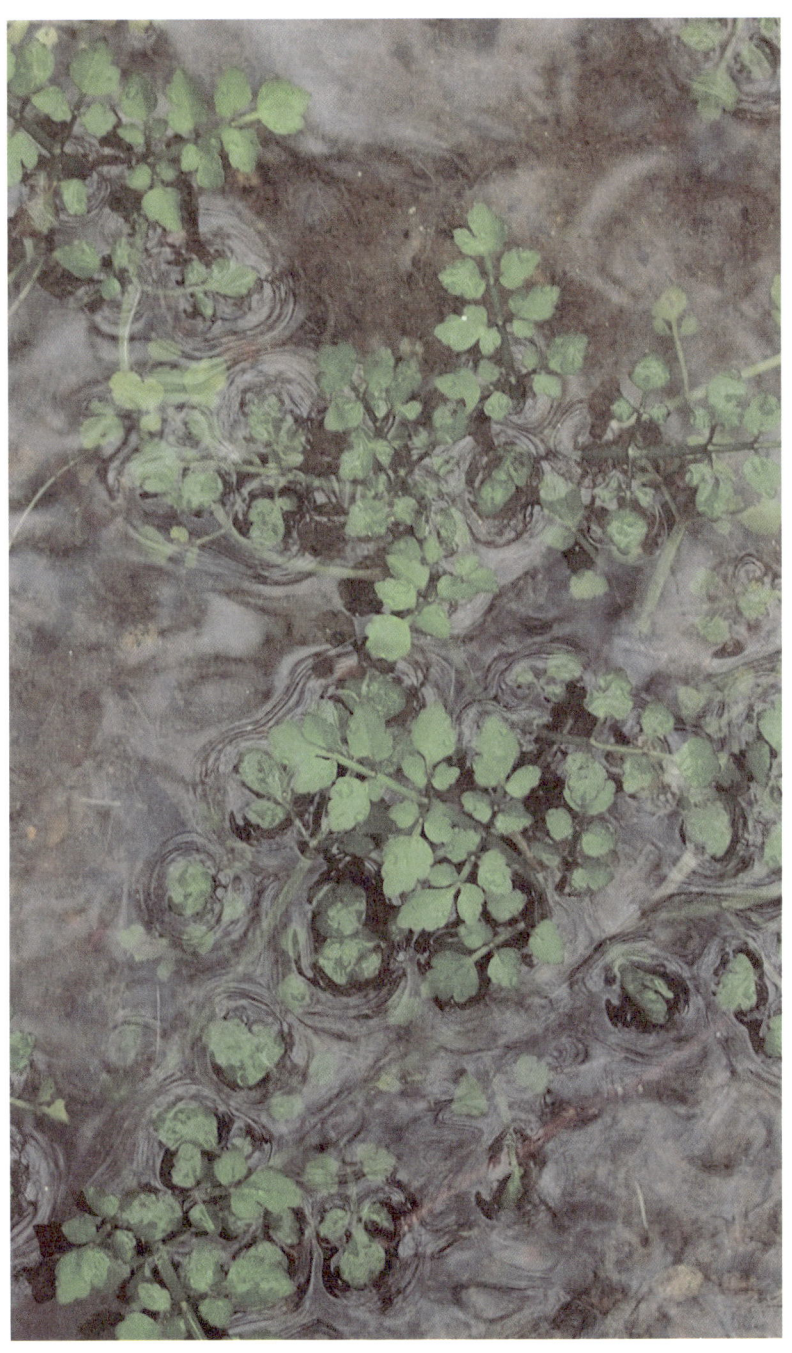

요즘 아이들은 옛날처럼 먹지 않는다. 튀김, 과자, 양약, 불량 고기뿐만 아니라 노바(NOVA) 분류법의 4군에 속하는 초가공식품을 먹고 자란다. 어느 유치원 원장은 예전에 비해 아이들의 배변 냄새가 지독하다고 한다. 뱃속에서 흡수 배설하기 쉬운 음식을 먹어야 한다. 그래야 감기도 잘 걸리지 않고 건강해지는 것이다.

인체의 여러 배설기관 중 제일 중요한 장기가 신장(腎臟)이다. 신장질환 환자가 먹는 것에는 인공 화학조미료(MSG)가 들어가면 안 된다. 신장(腎臟)에 부하가 걸리면 심장(心臟)에도 악영향을 끼친다. 수극화(水克火)의 원리다. 미나리꽝에는 순수한 구정물이 들어와야 한다. 현시대에 마을마다 미나리꽝이 있다면 거머리를 볼 수 없을 것이며, 그 밑 논둑에서 드렁허리도 볼 수 없을 것이다. 난 배나무 밑에서 용변을 볼 자신이 없다.

얼마 전 시인 백태종 선생님을 만났다. 그는 음식물 찌꺼기가 시원찮은데 이것을 가축 사료로 만들어 먹이고 그 가축을 잡아먹는 현실이 안타깝다고 하셨다. 그리고 미나리꽝에 대한 시 한 편을 주셨다. 옛날에 쓴 시라면서.

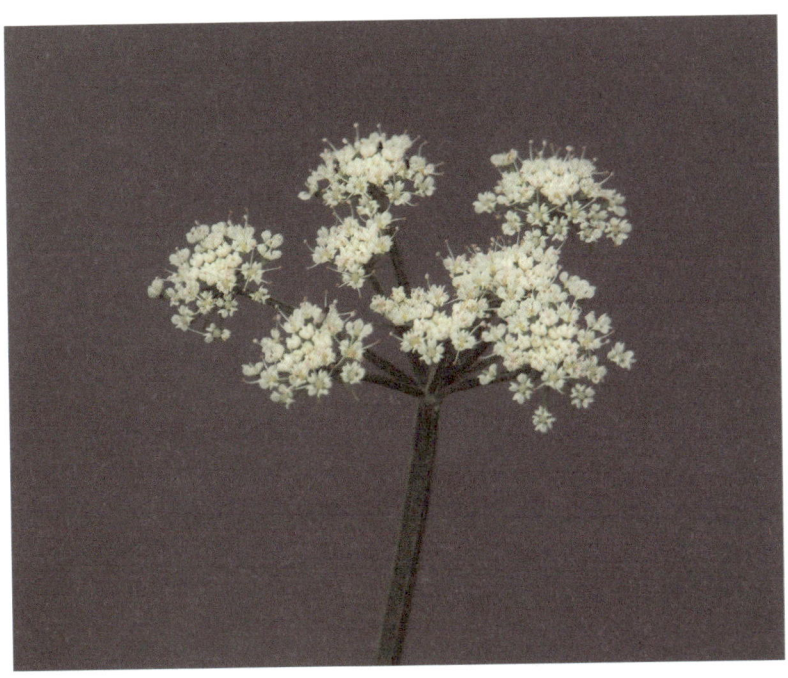
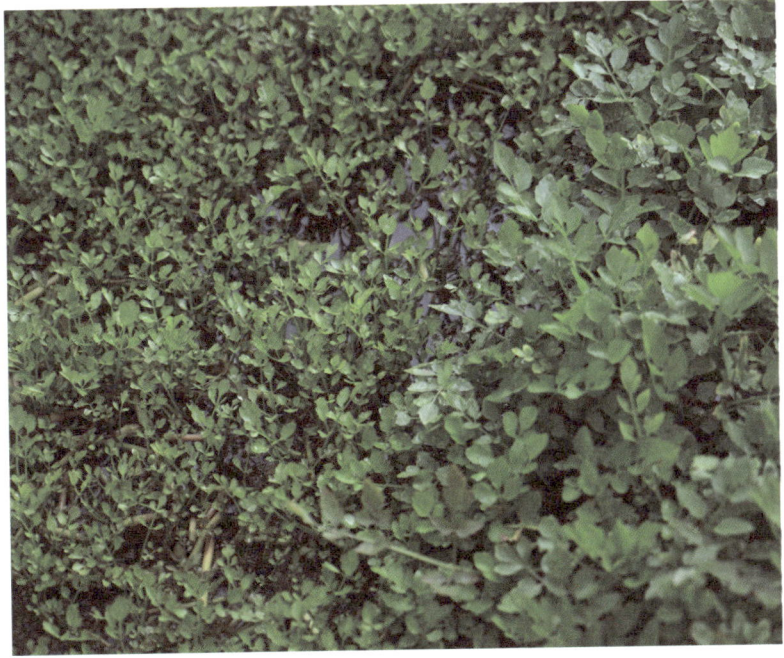

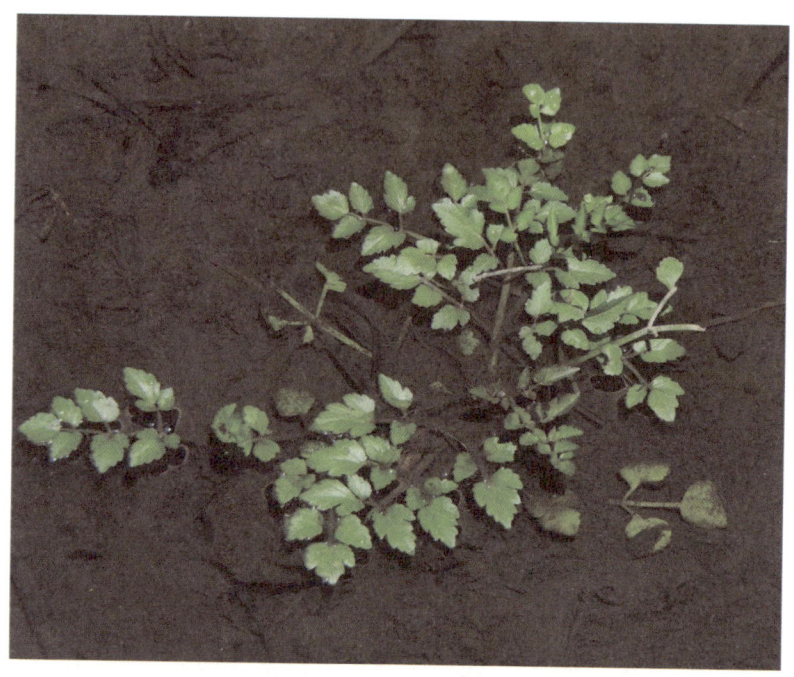
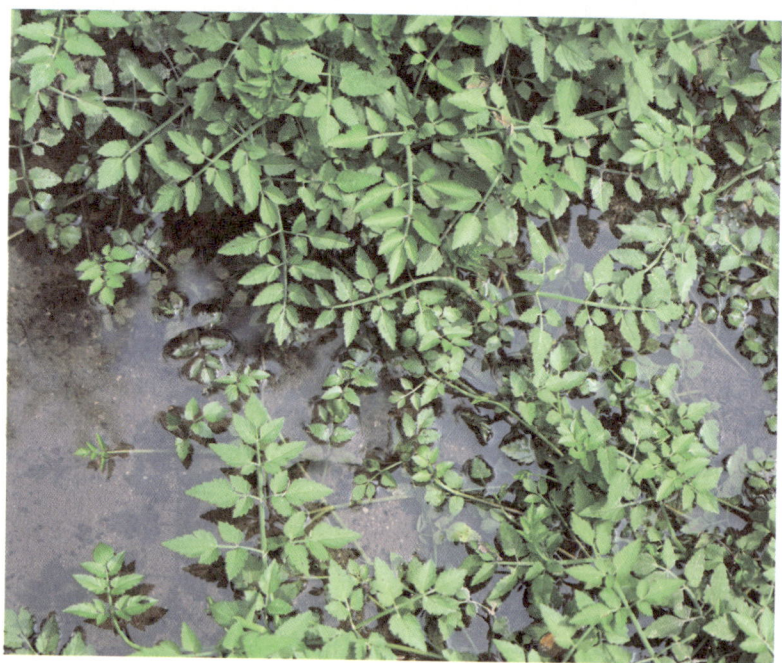

봄 오는 길목
　　　　　백태종(1996)

미나리꽝 얼었다
얼음 속에 푸르다
미나리꽝
언 물속에 미나리
푸른 일 끝없다
미나리꽝
얼음 북을 두드린다
미나리
북소리 푸르다
미나리

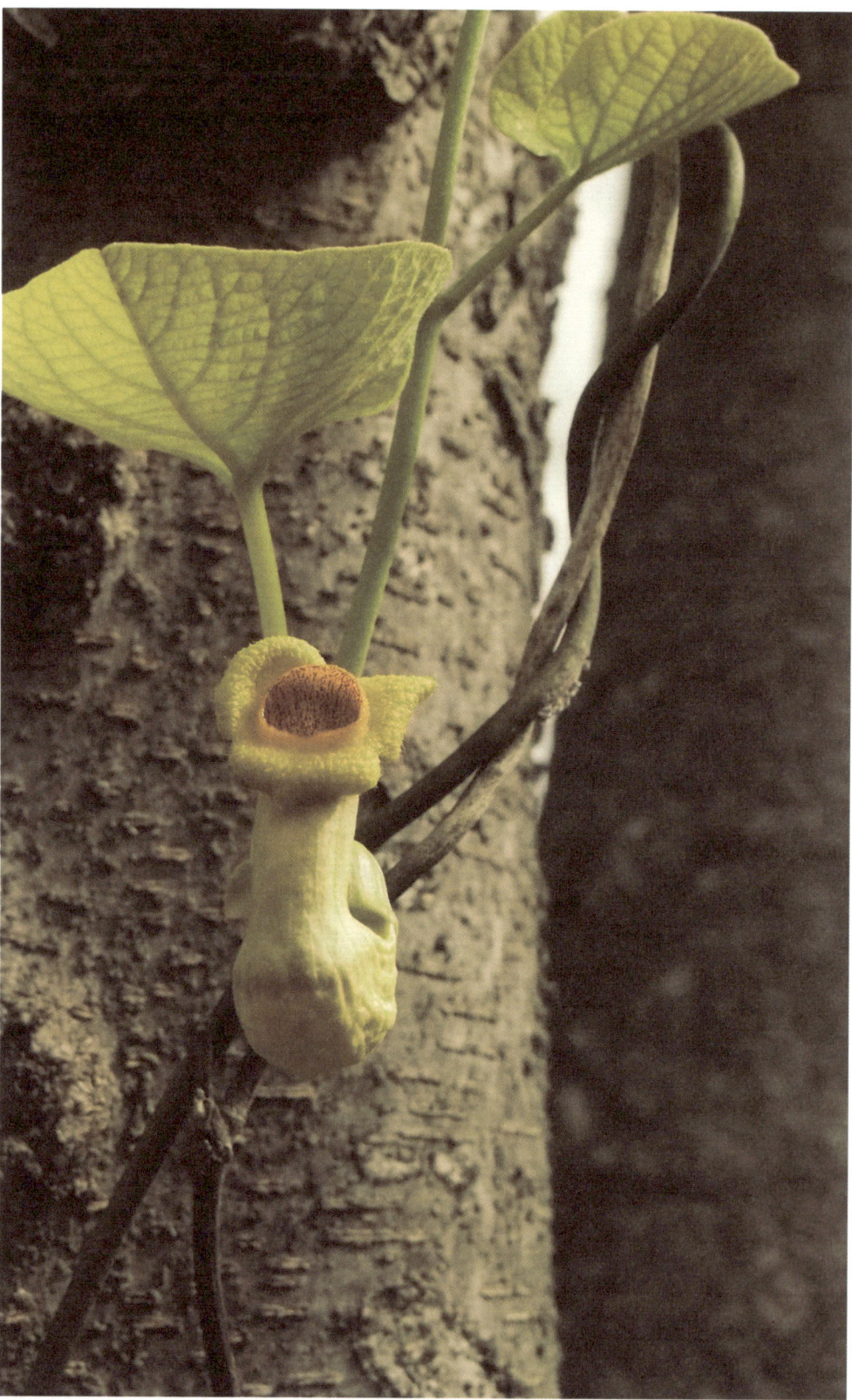

3. 칡, 등, 등칡

등과 칡은 자랄 때 다른 물체를 감고 올라가는 방향이 서로 달라 별 탈 없이 자라지만 한 곳에서 만나면 싸우게 된다. 등나무는 오른쪽으로 칡은 왼쪽으로 감고 올라가면서 자라니 각자도생(各自圖生)하면 된다. 그러나 만나면 싸울 수밖에 없다. 서로의 성장 방향이 달라 일치점이 없는 모습이 '칡'과 '등', 즉 갈등(葛藤)이고 줄기가 서로 얽히고 엉키며 마치 싸우는 것처럼 보이는 '등칡'이라는 식물이 있다.

칡, 등, 등칡에 대해 알아보자.

칡은 콩과 식물로 길이 10m로 자라는 낙엽성 덩굴 목본(木本)이다. 잎은 어긋나며 3출엽이다. 작은 잎은 길이 10~15cm의 난형~마름모형이다. 끝은 뾰족하고 밑 부분은 넓은 쐐기형~얕은 심장형이며 가장자리는 밋밋하거나 2~3갈래로 얕게 갈라진다. 꽃은 7~8월에 잎겨드랑이에서 나온 길이 10~15cm의 수상꽃차례에 홍자색의 양성화가 모여 달린다.

열매는 협과(莢果)로 9~10월에 익는다.

 미국에서는 칡을 유해 귀화 식물로 규정하고 피해액과 제거 비용으로 막대한 돈을 써가며 관리하고 있다. 우리나라에서도 유해식물로 규정하고 있는데 무조건 다 버리는 것은 아니다. 우리나라는 칡의 새순, 꽃, 뿌리 등을 약용·식용·동물사료용으로 사용하고 있다. 그리고 칡은 집중 강우로부터 도로 절개지에서 토사가 침식되고 붕괴되는 것을 방지해 주는 유용 식생 자원이기도 하다. 그래도 칡의 번식성이 왕성하고 다른 나무를 못 살게 하여 산림(山林) 훼손의 정도가 크다고 생각된다.

 칡의 뿌리를 '갈근(葛根)'이라 하며 약용, 식용한다. 성미(性味)는 감(甘), 신(辛), 평(平)이고 귀경(歸經)은 비(脾), 위경(胃經)이다. 효능(效能)은 해기발표(解肌發表), 생진지갈(生津止渴), 승양지사(升陽止瀉)이며 주치증(主治症)은 외감발열(外感發熱), 두항강통(頭項强痛), 마진초기(麻疹初起), 온병구갈(溫病口渴), 소갈병(消渴病), 설사(泄瀉), 이질(痢疾) 등이다.

 칡의 꽃을 '갈화(葛花)'라 하며 약용, 식용한다. 성미(性味)는 감(甘), 량(凉)이며 귀경(歸經)은 비(脾), 위경(胃經)이다. 효능(效能)은 해주성비(解酒醒脾), 지혈(止血)이며 주치증(主治症)은 번열구갈(煩熱口渴), 두통(頭痛), 두훈(頭暈), 완복창만(脘腹脹滿), 구역토산(嘔逆吐酸), 상주토혈(傷酒吐血), 장풍하혈(腸風下血) 등이다.

 칡의 잎을 '갈엽(葛葉)'이라 하며 약용한다. 성미(性味)는 감(甘), 미삽(微澁), 량(凉)이다. 효능(效能)은 지혈(止血)이고 외상출혈(外傷出血)에 응용한다.

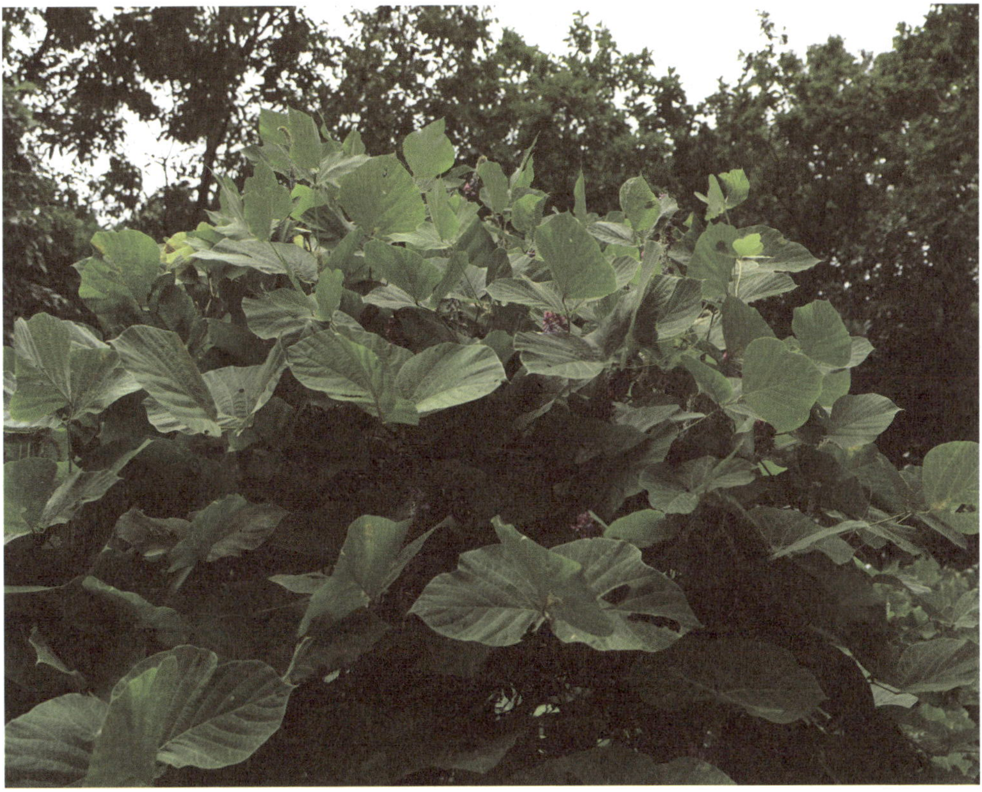

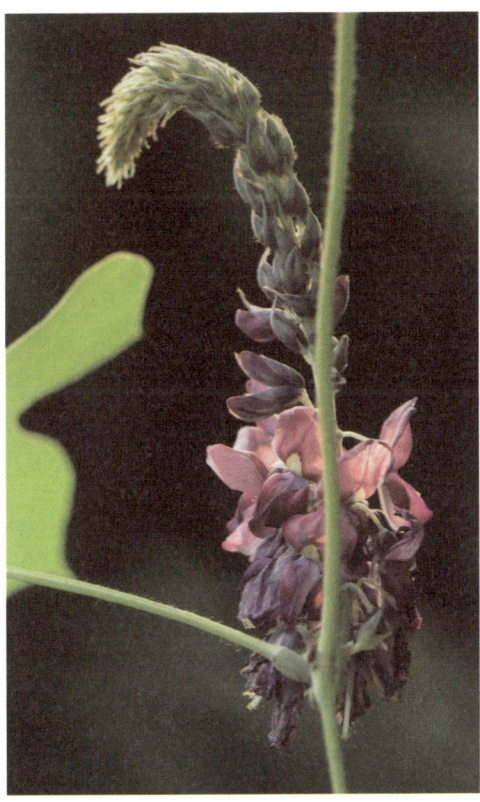
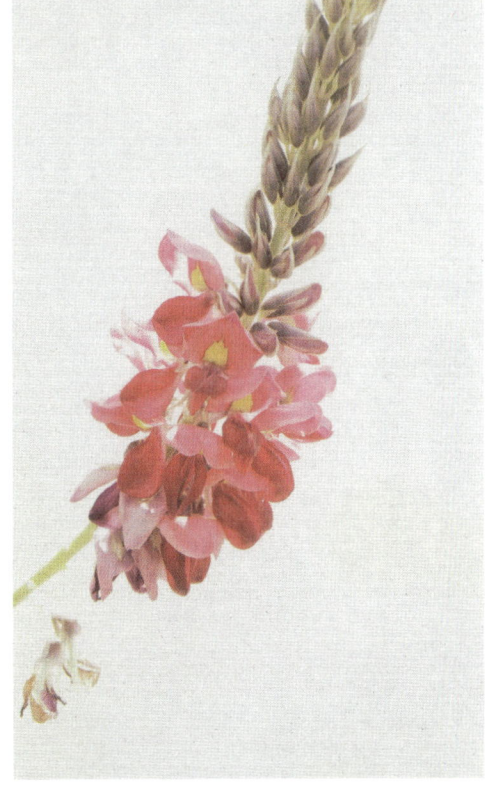

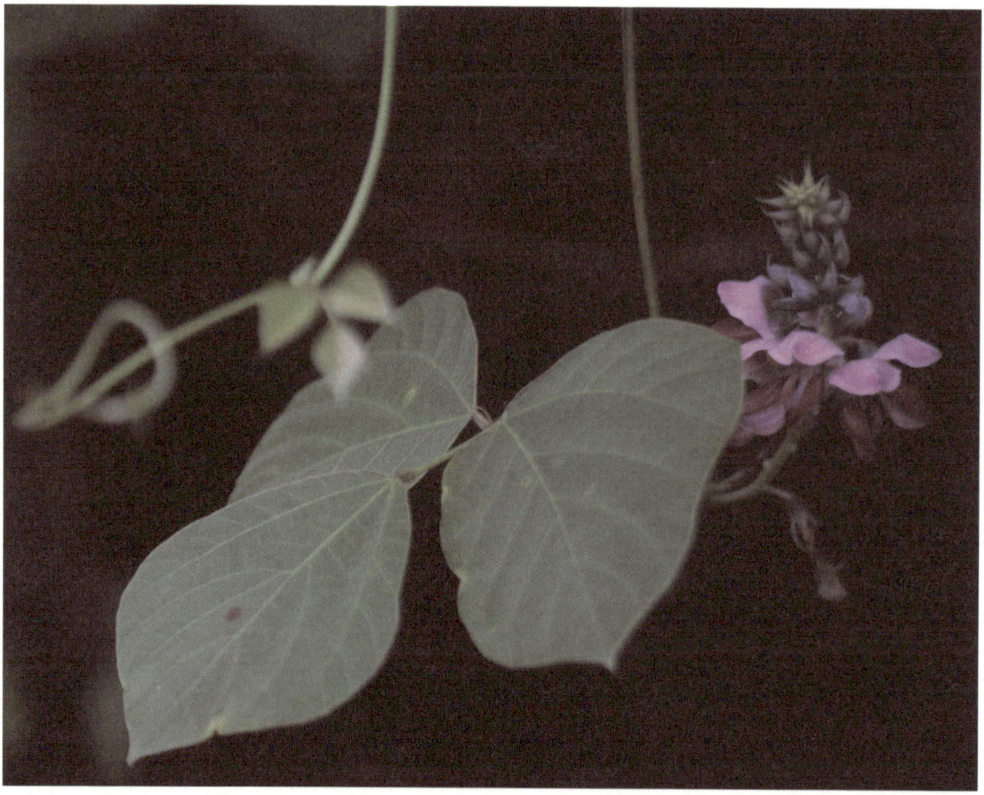

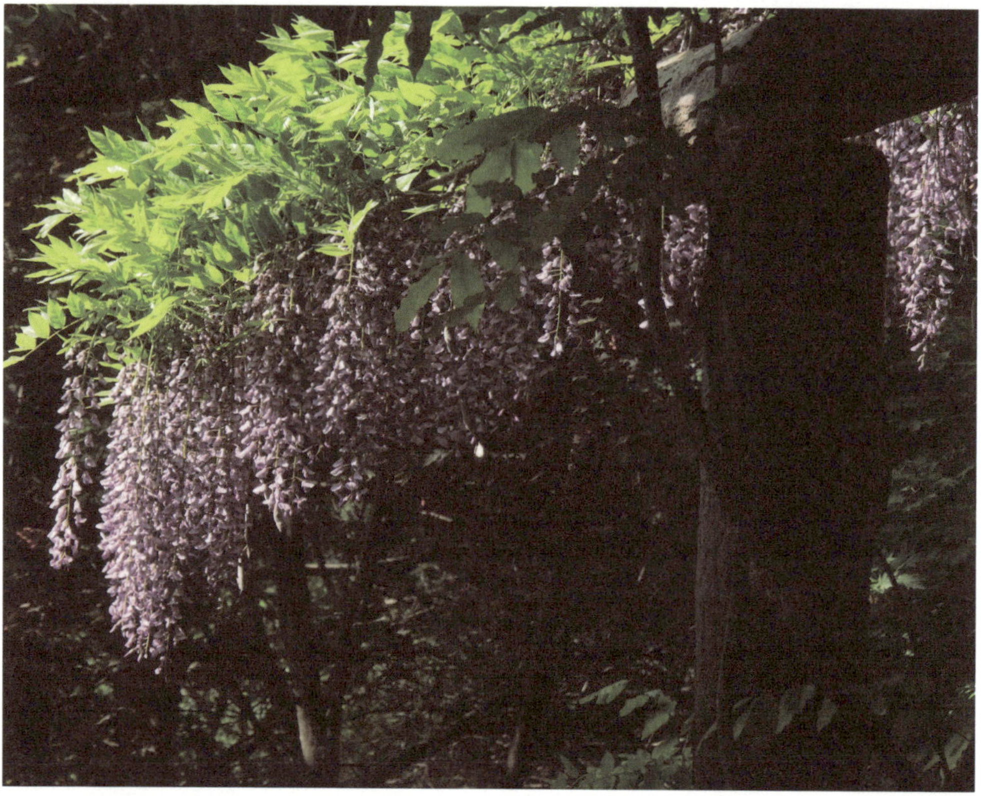

칡의 종자(種子)를 '갈곡(葛谷)'이라 하며 약용한다. 성미(性味)는 감(甘), 평(平)이고 귀경(歸經)은 대장(大腸), 위경(胃經)이다. 효능(效能)은 건비지사(健脾止瀉), 해주(解酒)이며 주치증(主治症)은 설사(泄瀉), 이질(痢疾), 음주과도(飮酒過度) 등이다.

칡의 덩굴줄기 즉, 등경(藤莖)을 '갈만(葛蔓)'이라 하며 약용한다. 성미(性味)는 감(甘), 한(寒)이며 효능(效能)은 청열해독(淸熱解毒), 소종(消腫)이고 주치증(主治症)은 후비(喉痺), 창옹(瘡癰) 등이다.

칡은 다양한 약용 부위와 그에 따른 약효가 있으니 널리 애용했으면 좋겠다. 현 우리나라 산야에는 칡이 너무 많다. 칡은 영리한 것 같다. 한여름 매우 더워 기온이 섭씨 35도 가량 올라가면 잎을 땅과 수직으로 바짝 세워 광합성 작용을 최소화한다. 더위를 이기는 방편이다. 그리고 선조들은 칡베, 즉 갈포(葛布)로 지은 옷도 애용했다.

등을 '등나무'라고도 한다. 콩과이며 낙엽 덩굴성 목본(木本)으로 다른 나무를 감고 자란다. 잎은 어긋나며 5~9쌍으로 이루어진 우상복엽이다. 꽃은 4~5월에 가지 끝에서 나온 20~40cm의 총상꽃차례에 연한 자주색의 양성화가 모여 달린다. 낱꽃은 1.5~2cm의 나비 모양이다. 열매는 협과(莢果)로 길이 10~20cm의 선상 도피침형이며 10~11월에 익는다. 종자는 편원형이며 광택이 나고 갈색을 띠며 표면에 밤색 무늬가 있다.

등의 줄기 껍질을 '자등(紫藤)'이라 하며 약용한다. 성미(性味)는 감(甘), 고(苦), 온(溫), 유소독(有小毒)이고 효능(效能)은 이수(利水), 제비(除痺), 살충(殺蟲)이며 주치증(主治症)은 수종(水腫), 관절동통(關節疼痛), 장기생충병(腸寄生蟲病) 등이다. 뿌리는 근골동통(筋骨疼痛)에 응용

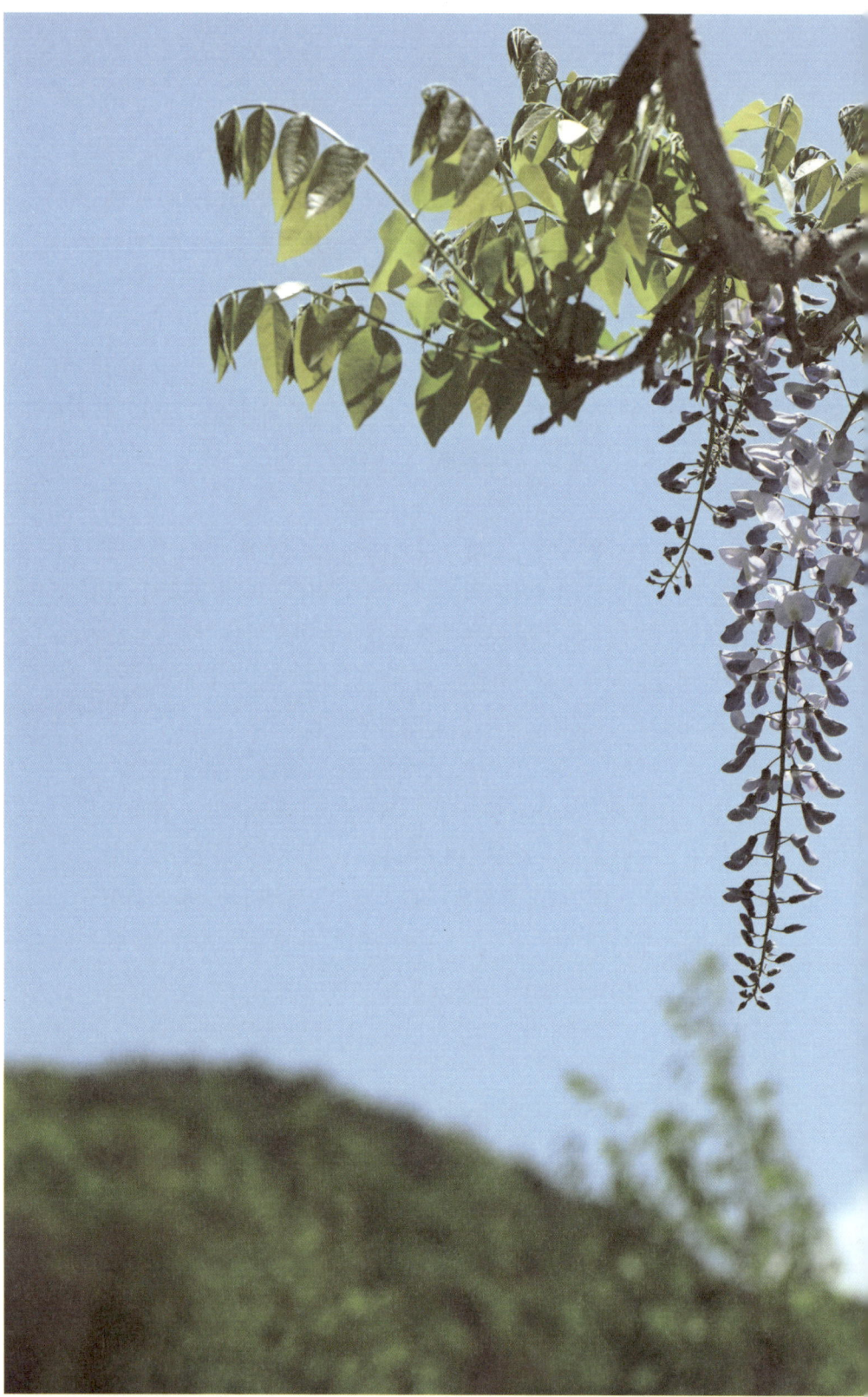

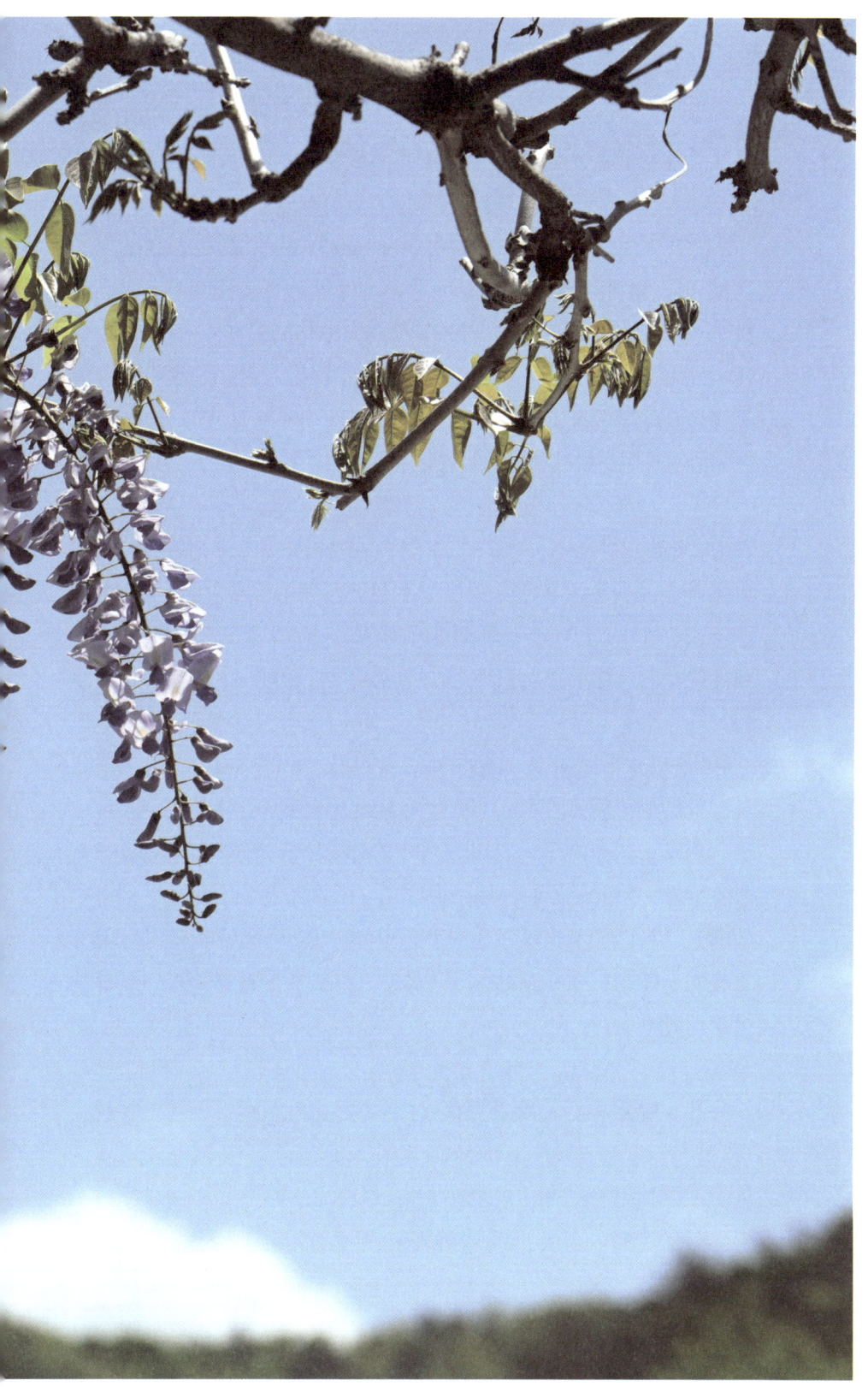

하고 종자(種子)는 완만한 설사(泄瀉)를 일으킨다.

등은 한자 '등(藤)'에서 온 말이다. 한자 '등(藤)' 자는 '위로 오르다.' 라는 뜻이다. 현재 우리가 흔히 보는 등은 참등이고, 등을 등나무라 부른다. 꽃이 붉은색을 띠고 있어 '자등(紫藤)'이라 한다. 또 다른 이름으로는 '등라(藤蘿)', '주등(朱藤)', '황환(黃環)', '등화(藤花)', '갈등(葛藤)', '자금등(紫金藤)', '초두등(招豆藤)' 등이 있다. 이런 이름은 그 꽃과 열매, 혹은 덩굴성과 관련해서 붙여진 것이다.

우리나라 어디에서든 등을 볼 수 있고, 마을마다 등으로 만든 정자가 있을 만큼 이 나무는 흔하다. 경북 경주 현곡의 '용등(龍藤)'이 유명하다. 중국 소주에서도 청나라 강희 연간에 심은 등나무가 살고 있으며, 중국에서 종자를 가져간 영국에서도 오래된 등나무가 있다.

쥐방울덩굴과 '등칡'은 경남 거제도, 운문산, 화악산에서 드물게 자생하는 낙엽 덩굴성 목본(木本)으로 높이 10m 정도로 자란다. 잎은 어긋나고 길이 20~30cm의 둥근 심장형이며 가장자리가 밋밋하다. 꽃은 4~5월에 잎겨드랑이에서 황록색의 양성화가 1~2개씩 달린다. 열매는 삭과(蒴果)로 길이 9~11cm의 좁은 원통형이며 9~10월에 익는다. 종자는 삼각상 심장형이다. 칡을 닮은 덩굴식물이라는 뜻에서 '등칡'이라는 국명이 유래했다.

등칡의 덩굴줄기 즉, 등경(藤莖)을 '관목통(關木通)'이라 하며 약용한다. 성미(性味)는 고(苦), 한(寒)이며 주치증(主治症)은 신염수종(腎炎水腫), 요도염(尿道炎), 방광염(膀胱炎), 소변불리(小便不利), 구설생창(口舌生瘡), 심번불면(心煩不眠), 경폐(經閉), 유즙불통(乳汁不通) 등이다.

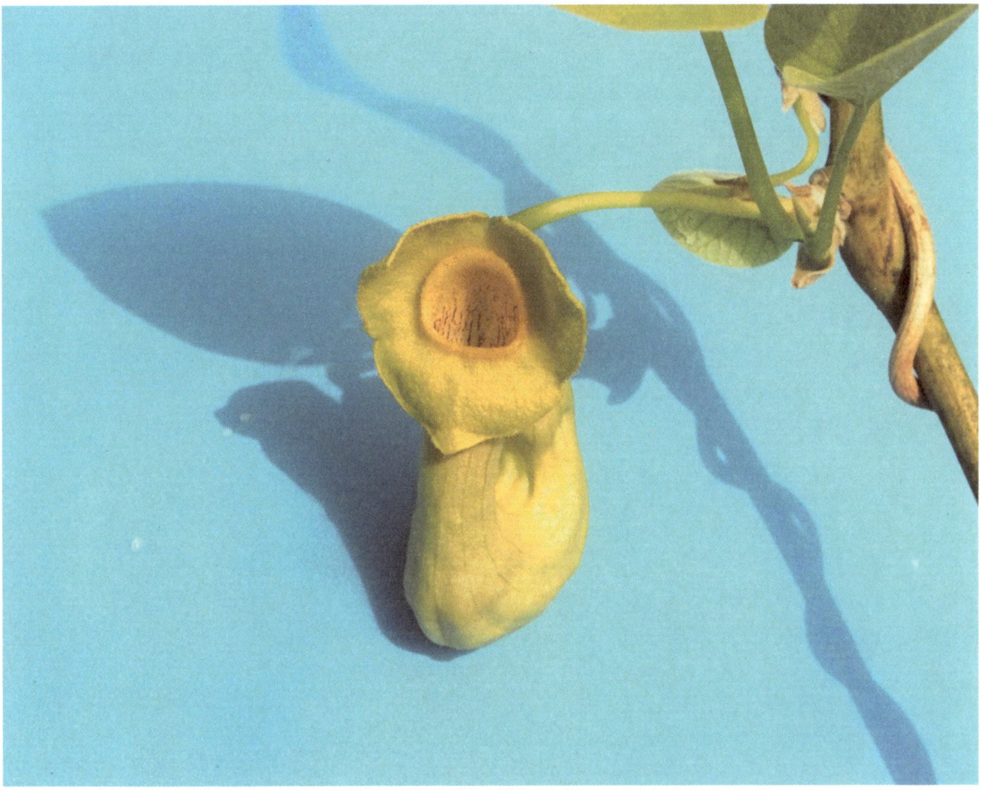

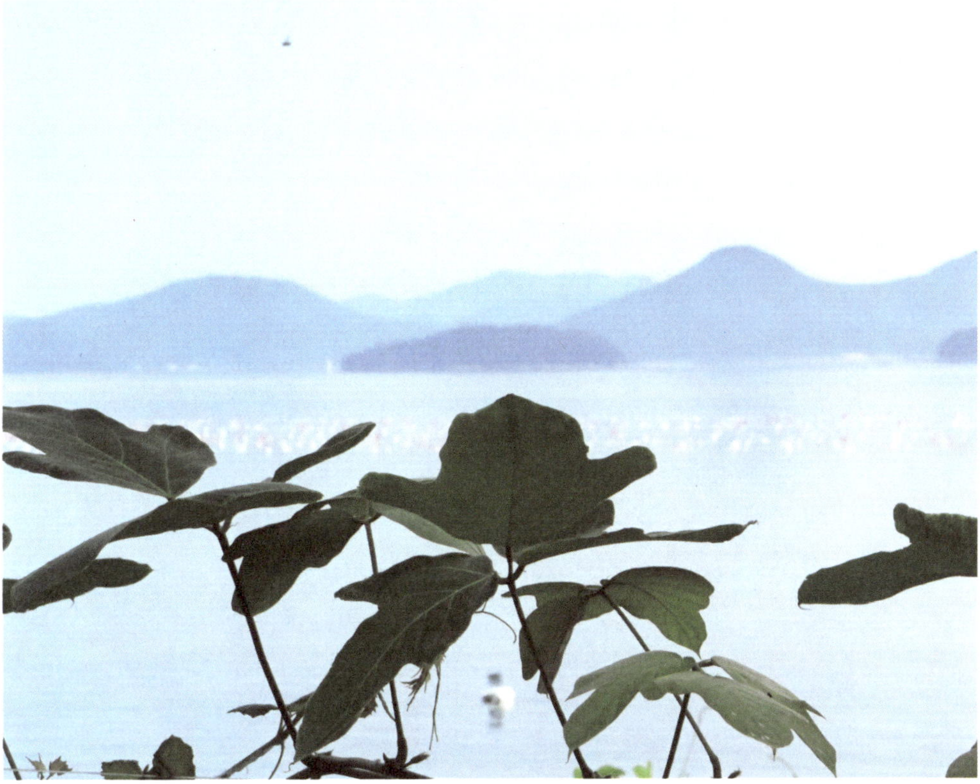

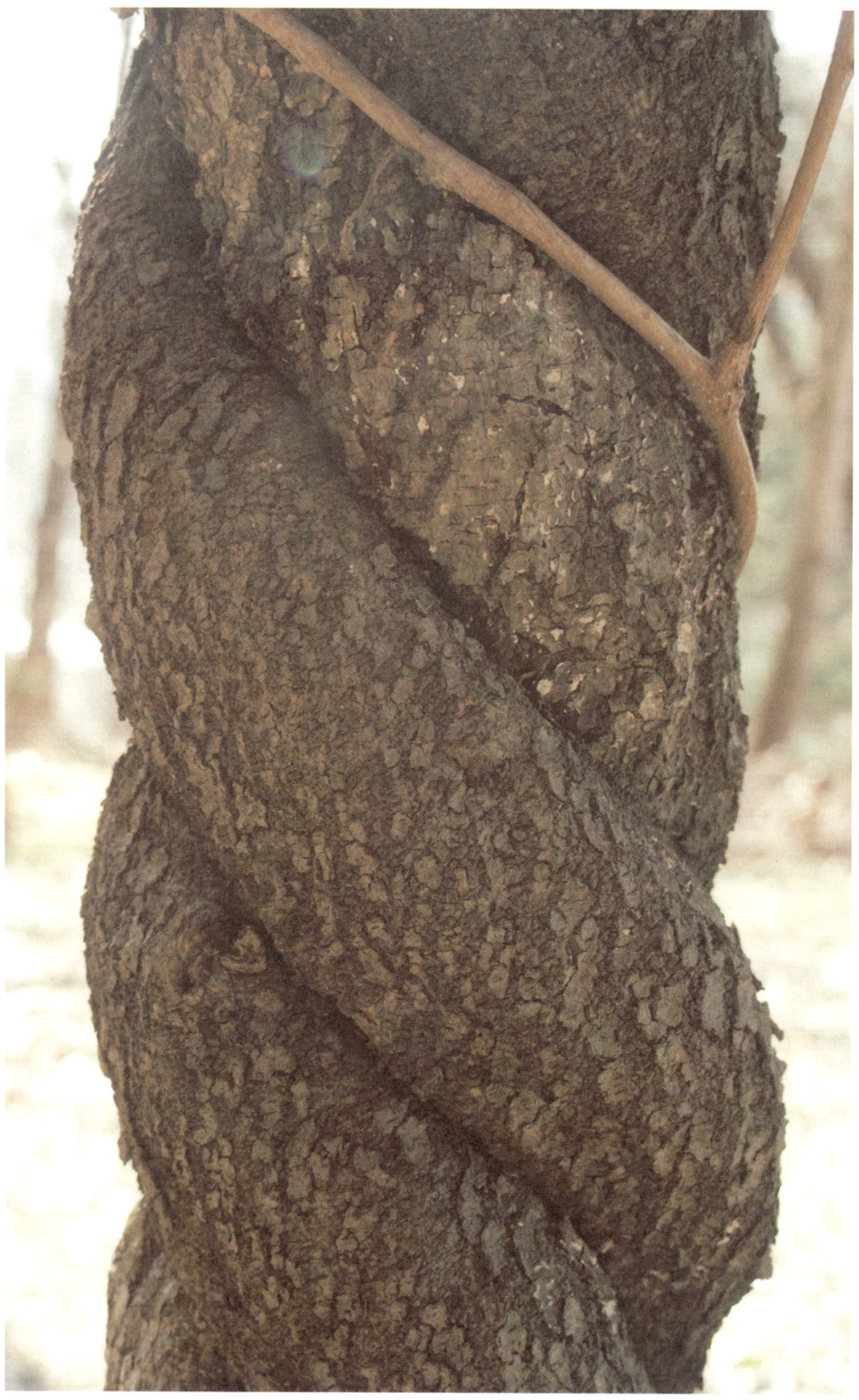

왼쪽으로 감는 칡과 오른쪽으로 감는 등나무가 함께 사는 장소는 아주 드물다. 두 종은 서식처와 지리적 분포중심지가 각기 다르기 때문이다. 칡은 냉온대 식생 지역으로 북쪽 만주로부터 한반도 지역을 거쳐 일본열도에까지 넓게 분포한다. 그에 반해 등나무는 난온대 지역에 분포하여 매서운 겨울 추위를 이겨내지 못한다. 그러므로 냉온대와 난온대가 교차하는 지역에서 갈등(葛藤)이란 말이 생겨났을 것이다. 그곳이 일본 교토(京都), 나라 지역 이남이나 중국 동남부 지방이다. 따라서 갈등(葛藤)이란 말은 자연을 예리하게 관찰한 현자(賢者)가 만들어낸 일본산 한자 합성어일 가능성이 높다. 우리나라는 좌우 갈등(葛藤)으로 연간 60조 원을 낭비하는 나라이다. 줄여야 한다.

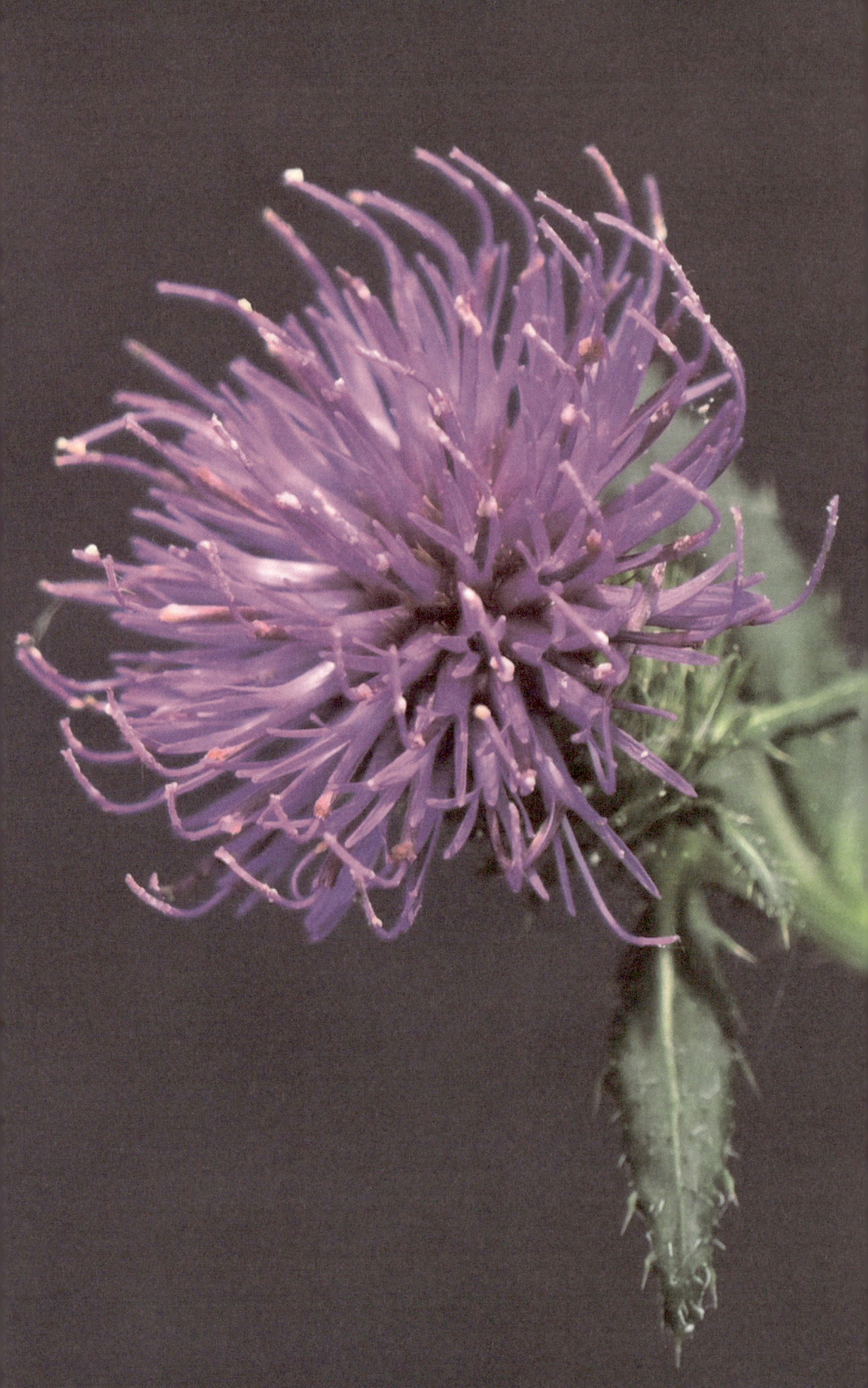

4. 대계(大薊), 소계(小薊)

한약재로 이용되는 대계와 소계에 대해 알아보자. 대계(大薊)는 '엉겅퀴'를 말하며 소계(小薊)는 '조뱅이'를 말한다. 큰 가시란 뜻으로 대계, 작은 가시란 뜻으로 소계이다.

엉겅퀴의 종류는 지느러미엉겅퀴, 흰무늬엉겅퀴, 큰엉겅퀴, 도깨비엉겅퀴, 바늘엉겅퀴, 엉겅퀴, 가시엉겅퀴, 정영엉겅퀴 깃잎정영엉겅퀴, 고려엉겅퀴, 캐나다엉겅퀴 등이 있다. 이 중 민간에서 많이 쓰는 엉겅퀴와 고려엉겅퀴에 대해 자세히 알아보겠다.

국화과 '엉겅퀴'는 높이 50~100cm로 산과 들에서 자라는 다년생초본(多年生草本)이다. 전체에 털이 있고 잎은 어긋난다. 잎이 좁은 타원형이며 잎몸이 깃꼴로 갈라진다. 갈래조각은 겹쳐지지 않으며 끝이 가시로 된다. 6~8월에 줄기와 가지 끝에 붉은색 꽃송이가 달린다. 총포는 둥글며 끈적거린다.

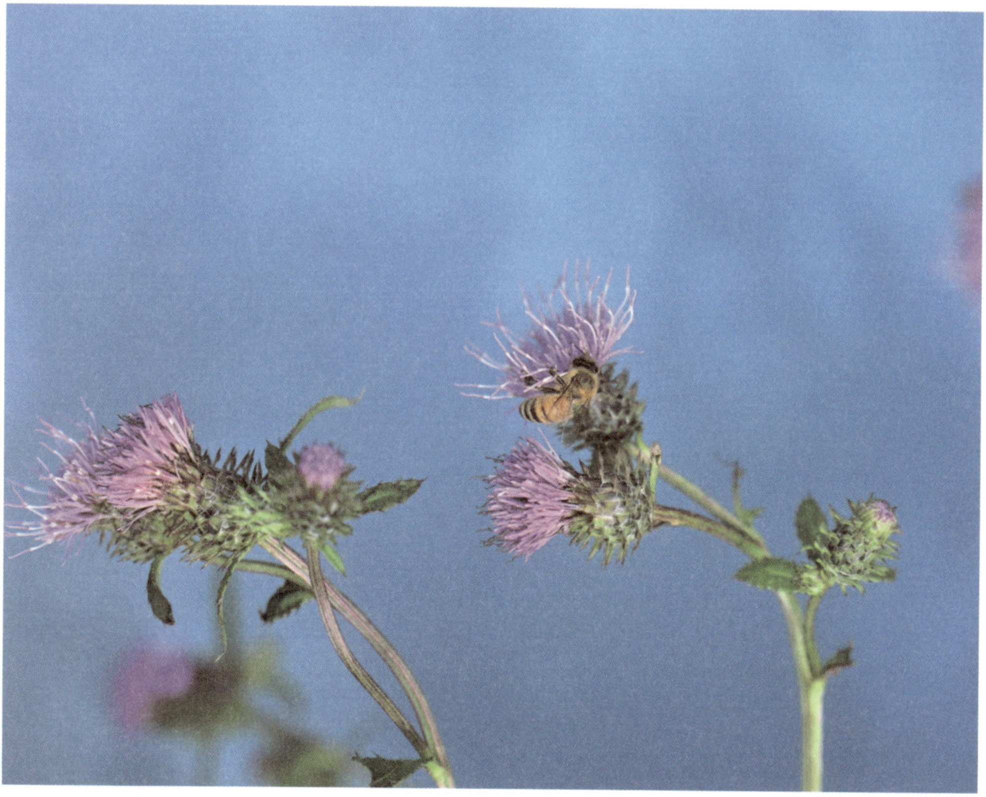

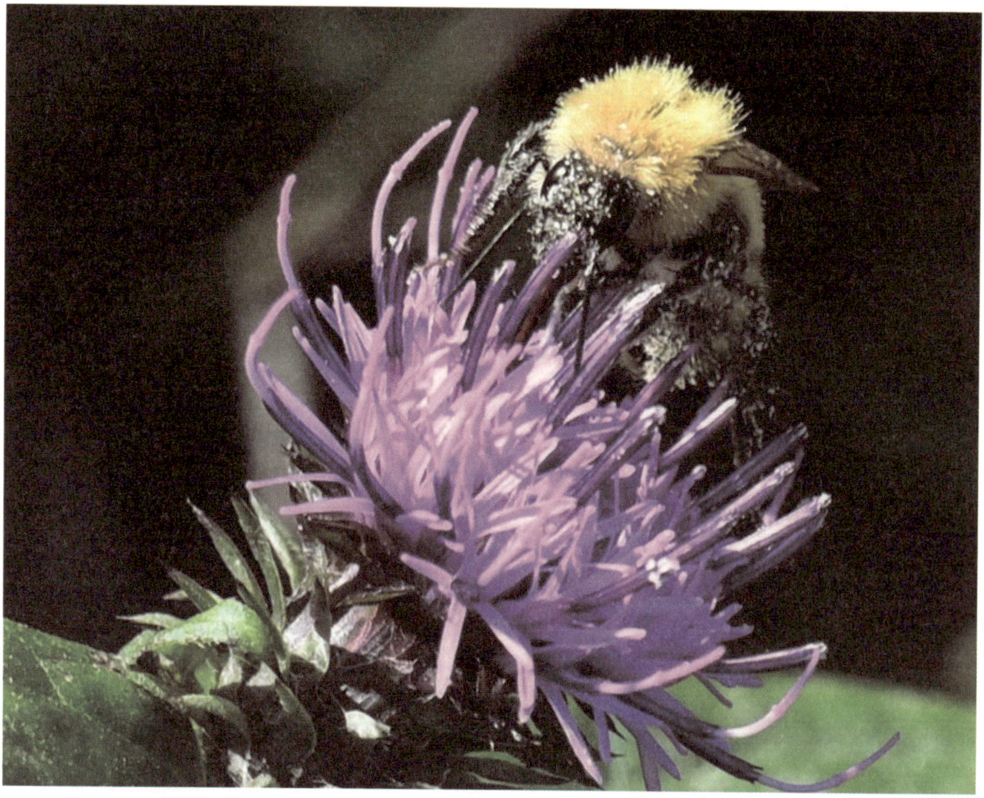

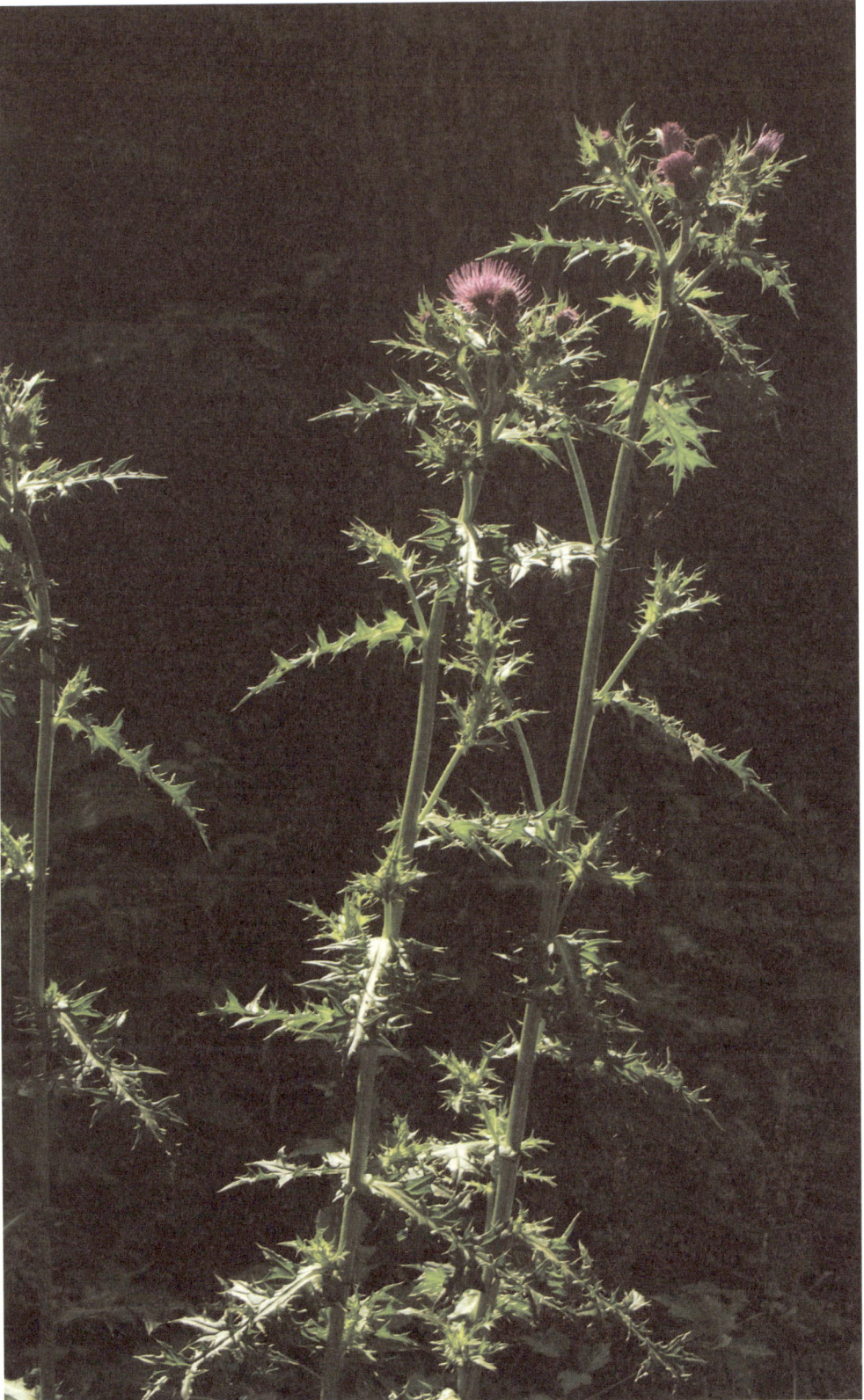

국화과 '고려엉겅퀴'는 높이 1m로 산에서 자라는 다년생초본(多年生草本)이다. 요즈음은 농가에서 재배한다. 잎은 어긋나고 긴 타원형에서 달걀형이다. 가장자리에 가시 같은 톱니가 있다. 7~10월에 줄기와 가지 끝에 자주색 꽃송이가 달린다. 총포는 둥근 종 모양이고 총포조각은 뾰족하며 7줄로 붙는다. 어린 순을 나물로 한다.

엉겅퀴 및 동속 근연 식물의 지상 부분 혹 뿌리를 '대계(大薊)'라 하며 약용한다. 성미(性味)는 감(甘), 미고(微苦), 량(凉)이고 귀경(歸經)은 심(心), 간경(肝經)이다. 효능(效能)은 량혈지혈(凉血止血), 행어소종(行瘀消腫)이며 주치증(主治症)은 토혈(吐血), 객혈(喀血), 뇨혈(尿血), 변혈(便血), 육혈(衄血), 붕루(崩漏), 외상출혈(外傷出血), 창양종독(瘡瘍腫毒), 나력(瘰癧), 습진(濕疹), 간염(肝炎), 신염(腎炎) 등이다.

국화과 '조뱅이'는 높이 25~50cm로 밭이나 빈터에서 자라는 다년생초본(多年生草本)이다. 습한 땅보다는 건조한 땅을 더욱 좋아한다. 잎은 어긋나고 타원형이며 가장자리에 가시 같은 털이 있다. 암수딴그루로 5~7월에 줄기와 가지 끝에 분홍색 꽃송이가 달린다. 꽃송이를 받치는 원통 모양의 총포는 흰색 털로 덮여 있고 총포조각은 8줄로 붙는다.

조뱅이의 지상 부분 혹 뿌리를 '소계(小薊)'라 하며 약용한다. 성미(性味)는 감(甘), 미고(微苦), 량(凉)이고 귀경(歸經)은 간(肝), 비경(脾經)이다. 효능(效能)은 량혈(凉血), 지혈(止血), 해독(解毒), 소종(消腫)이며 주치증(主治症)은 뇨혈(尿血), 혈림(血淋), 해혈(咳血), 토혈(吐血), 육혈(衄血), 변혈(便血), 혈리(血痢), 붕루(崩漏), 외상출혈(外傷出血), 옹저종독(癰疽腫毒) 등이다.

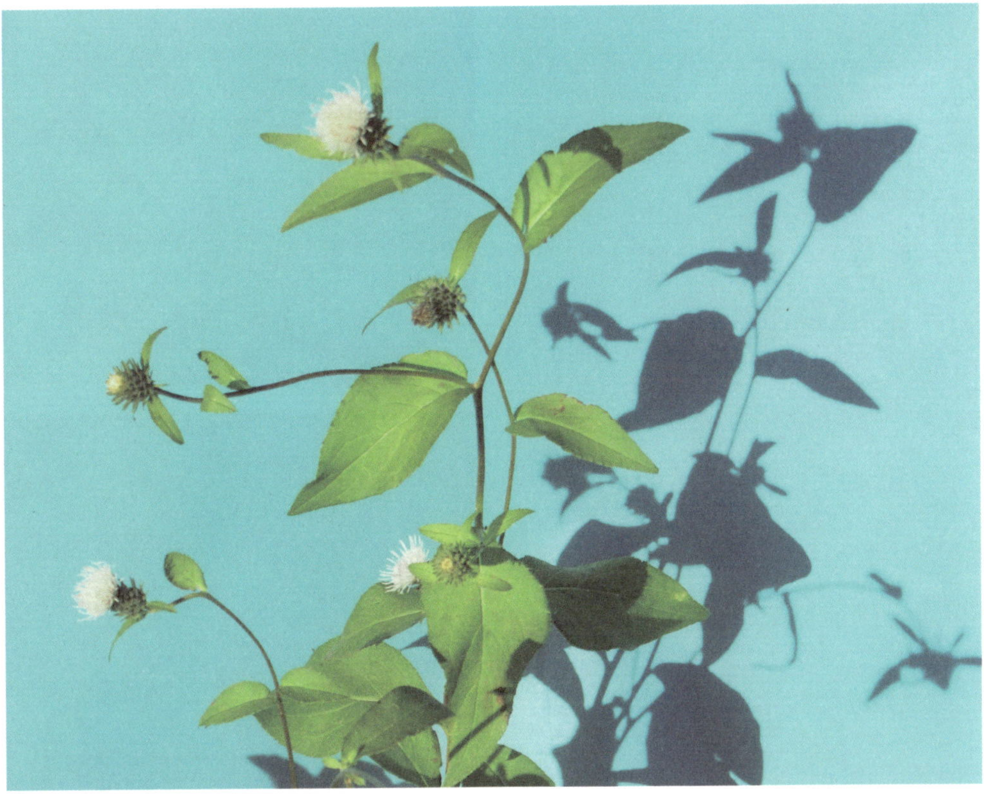

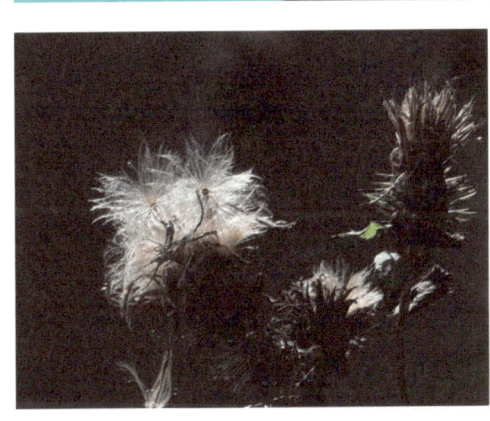
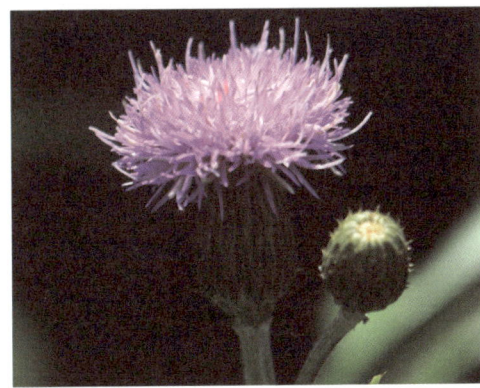
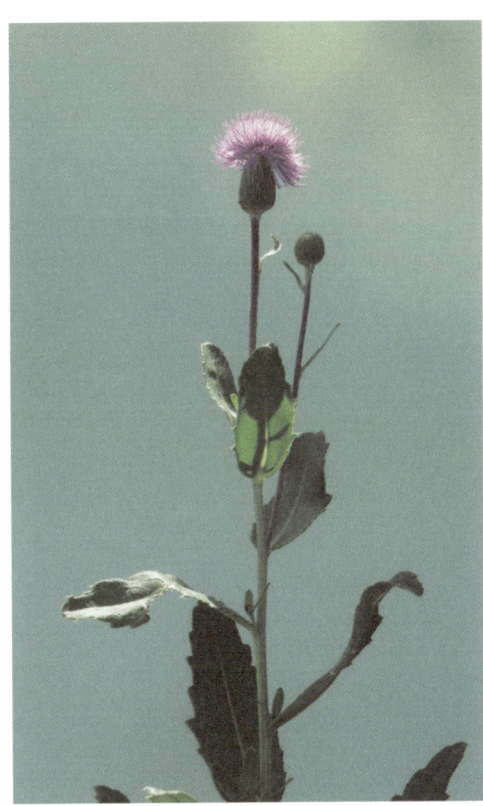

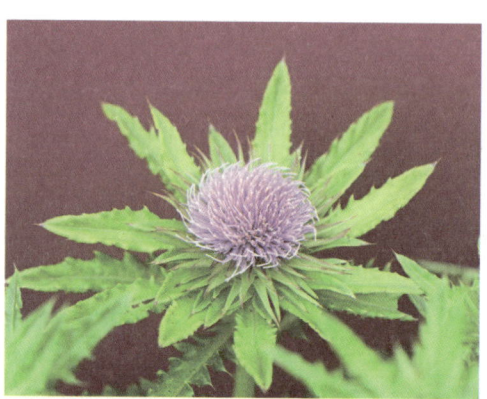
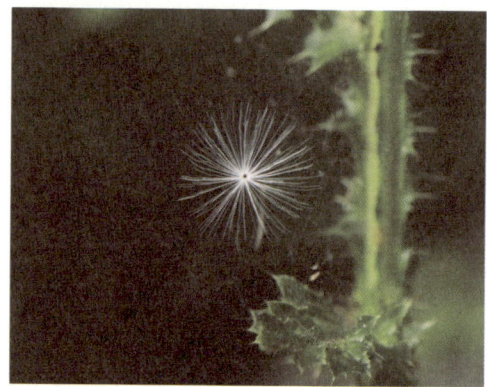
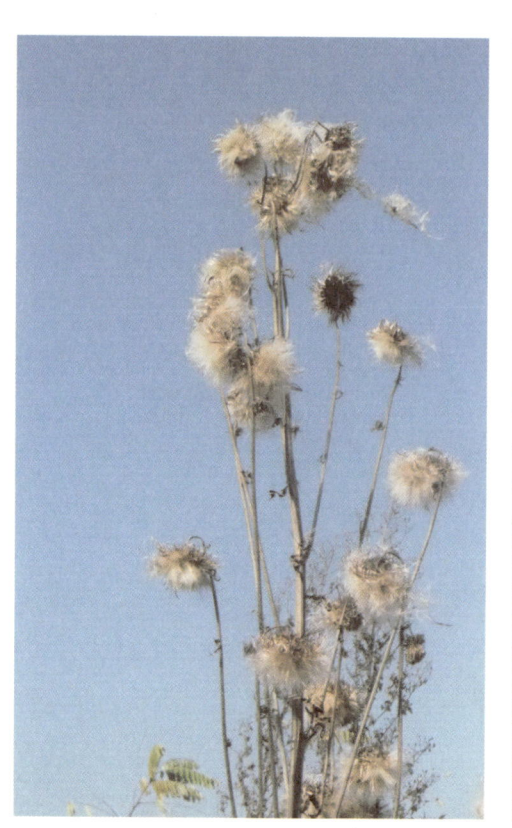

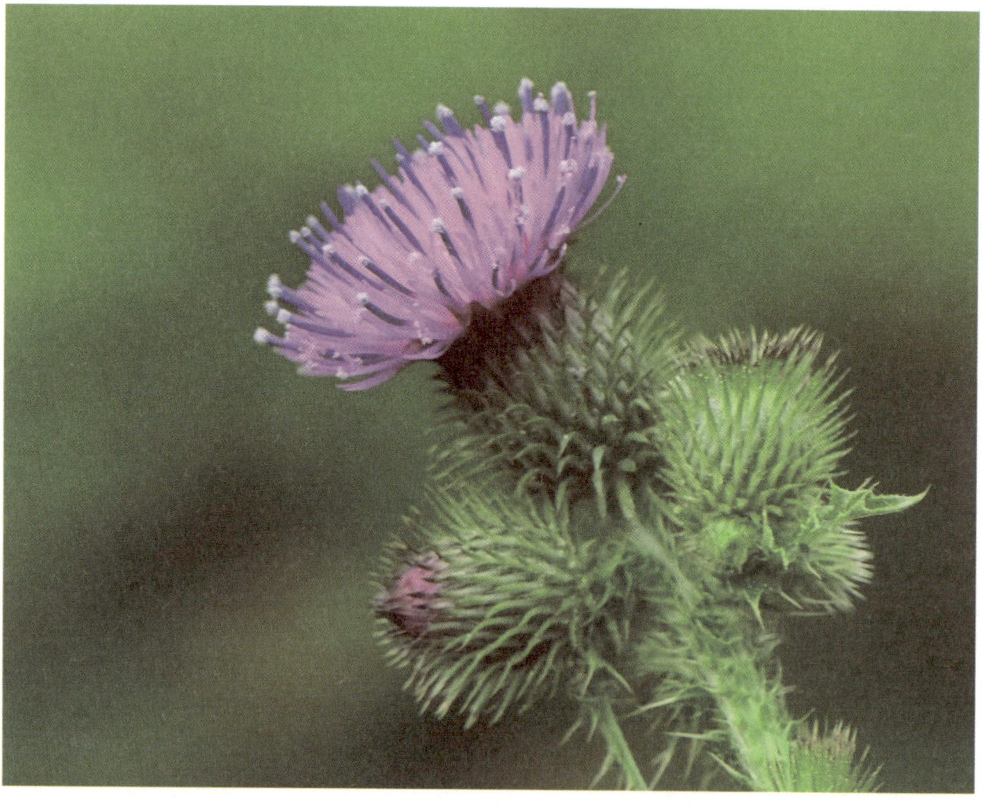

엉겅퀴 뿌리를 약재로 널리 이용했으며 식물체 전체를 나물로 요리해 먹기도 했다. 한라산 중턱 초원에 야생하는 엉겅퀴 종류를 임신한 암컷 노루가 즐겨 먹는다. 그리고 조뱅이는 작은 가시가 있는 엉겅퀴라는 뜻이다. 조뱅은 조방을 뜻하고 조방은 '좁다', '작다', '조잡하다' 따위의 동원어이다. 조뱅이도 삶아서 나물로 먹는다. 엉겅퀴와 조뱅이는 한반도에서 잘 자라는 가장 대륙적이고 한반도적인 들풀이다.

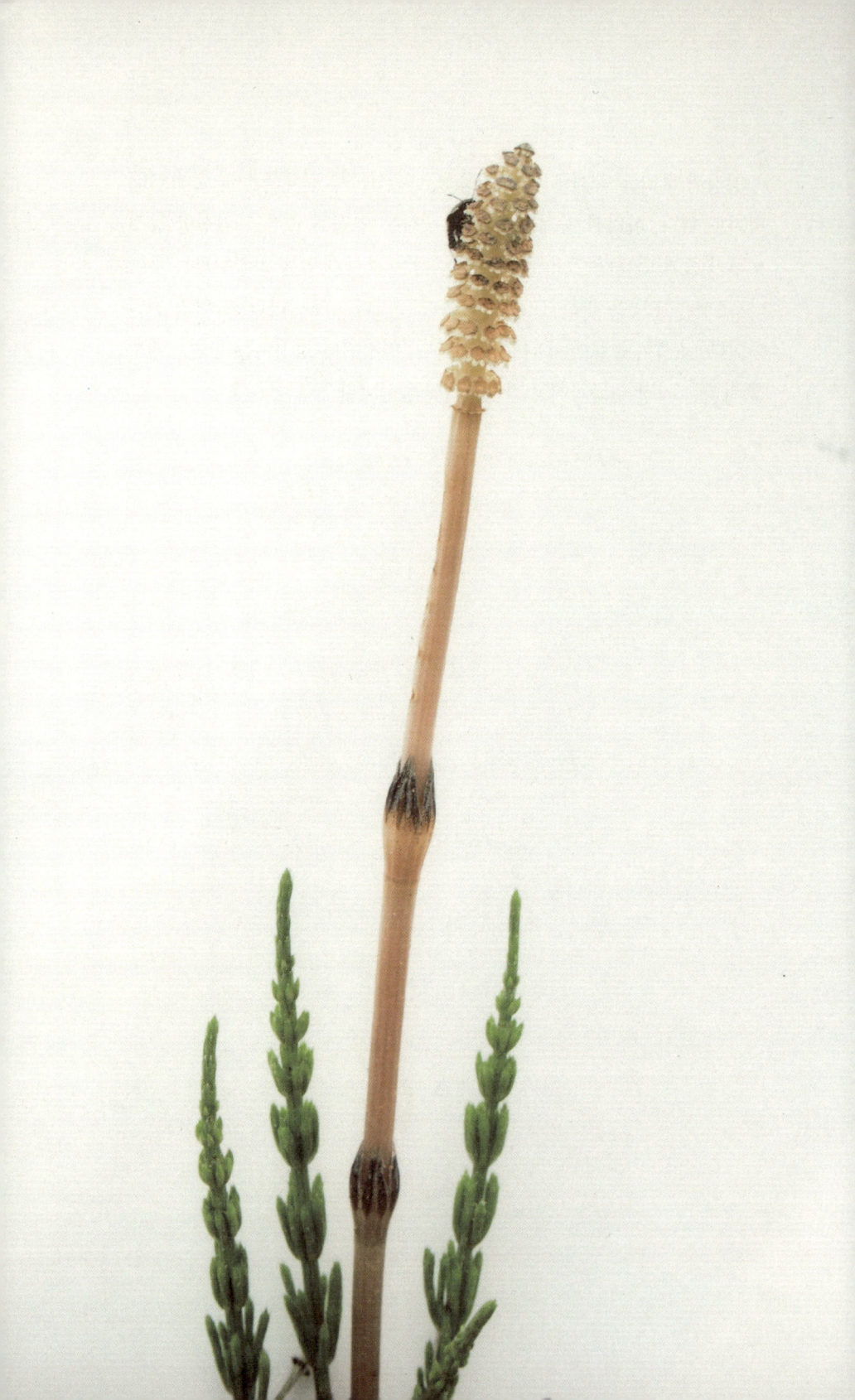

5. 쇠뜨기

어느 여름날 학교 갔다 왔는데 할머니는 막걸리를 받아 오라고 하셨다. 금방 하교했는데 또 아랫마을 학교 근처 송방에 가야 했다. 노란 주전자를 들고 터덜터덜 걸어갔다. 날씨는 무더웠다. "안녕하세요!" "응, 너구나." 아주머니는 바닥 독에서 막걸리를 한 바가지 떠 내가 가져온 주전자에 담아 주셨다. "술값은 할머니가 나중에 주신대요." 아주머니는 "알았다. 잘 가라." 집에 오는 길은 무덥고 주전자는 점점 무거워졌다. 천천히 걸어왔다. 집에 와 어머니에게 드렸다.

어머니는 호족반(虎足盤)에 주전자를 얹어 할머니 앞에 놓으셨다. 호족반 위에는 노란 색의 빈 잔, 당원, 김치 조각, 주전자가 놓여 있었다. 할머니께서는 주전자를 들었다 놨다 하시면서 고개를 한두 번 저으셨다. 그리고 나를 쳐다보셨다. 난 얼굴이 빨개졌다. 아니 진작 빨개졌는지 모른다. 그때 밖에서 철수가 나를 불렀다. "꼴 베러 가자." "응. 알았어. 후유" 하며 나는 얼른 마당으로 나왔다. 낫을 들고 철수랑 뒷산 아래쪽으로 가면서 다짐을 했다. 다음 번 할머니 심부름 때에는 한 모금만 마시겠다고. 주전자가 무겁더라도.

바랭이, 강아지풀, 왕고들빼기, 각종 사초류, 쇠뜨기, 애기똥풀 등등 여러 종류의 풀을 베어 집으로 돌아왔다. 아버지께서는 내가 베어온 풀들을 헤쳐 보시면서 앞으로는 쇠뜨기는 제외하고 베어오라고 하신다. 소가 쇠뜨기를 먹으면 설사병(泄瀉病)에 걸린다고 하셨다. 나는 얼른 철수네 집으로 달려갔다. 철수한테 알려주기 위해서다. 철수도 아까 뒷산 밑 경사진 곳에서 쇠뜨기를 베었다. 아니 뜯었다. 곧바로 철수네 외양간부터 갔다. 구유 속에 쇠뜨기만 남아 있었다. 철수네 소는 이미 알고 있었다.

어느 식물 사전에 쇠뜨기는 소가 잘 먹어서 쇠뜨기라 명명(命名)된 것이라 씌어 있었다. 실은 정반대다. 소가 먹는 여러 풀 중 먹기 싫은 풀을 가려서 덜어내는 풀이 쇠뜨기다. 정정(訂正)해야 한다. 아버지께서는 소가 비 맞은 풀이나 쇠뜨기를 먹으면 설사(泄瀉)를 한다고 말씀하셨다.

쇠뜨기를 '뱀밥'이라고도 한다. 속새과 쇠뜨기는 다년생(多年生) 양치식물로 땅속줄기를 길게 뻗으며 마디에서 땅위줄기가 나오고 생식경(生殖莖)이 고사하고 난 후에 영양경이 나온다. 생식경과 영양경 모두 가운데가 비어 있다. 잎은 돌려나고 서로 합생(合生)해 초상(鞘狀)으로 된다. 생식경은 이른 봄에 나와서 끝에 뱀 대가리 같은 포자낭(胞子囊)이 만들어진다. 포자로 풍산포(風散布)한다. 꽃 대신 홀씨로 번식하는 식물이 쇠뜨기다. 고비, 고사리, 청나래고사리도 홀씨로 번식한다. 꽃이 피지 않는 식물이다.

쇠뜨기의 전초(全草)를 '문형(問荊)'이라 하고 약용한다. 성미(性味)는

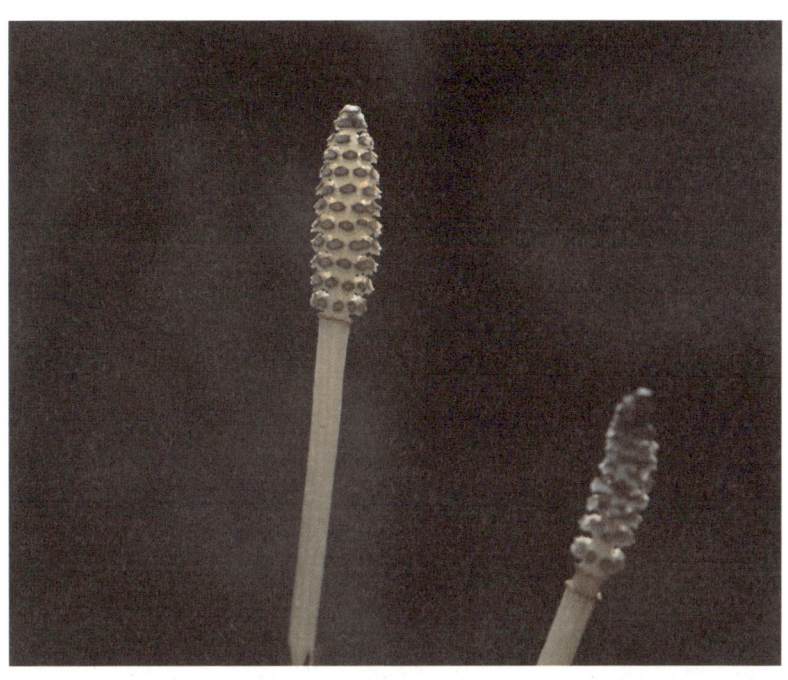

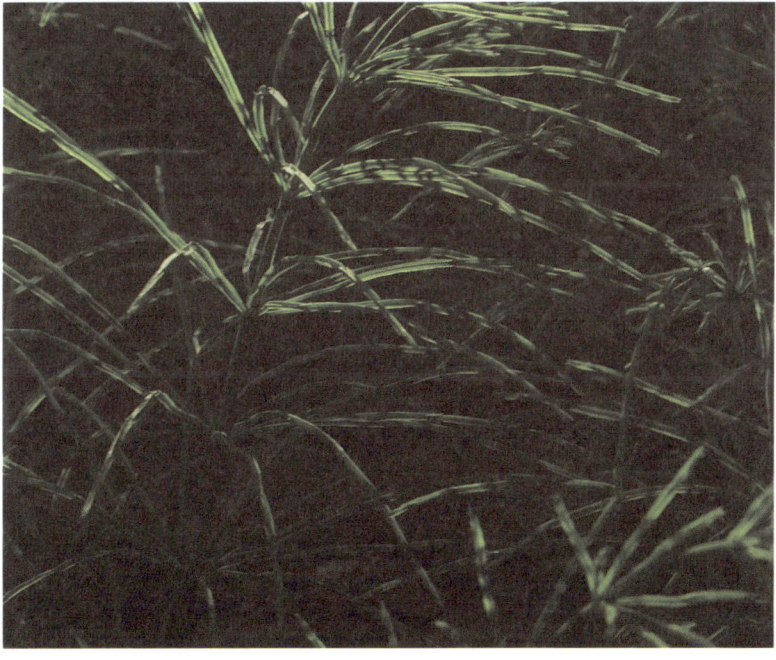

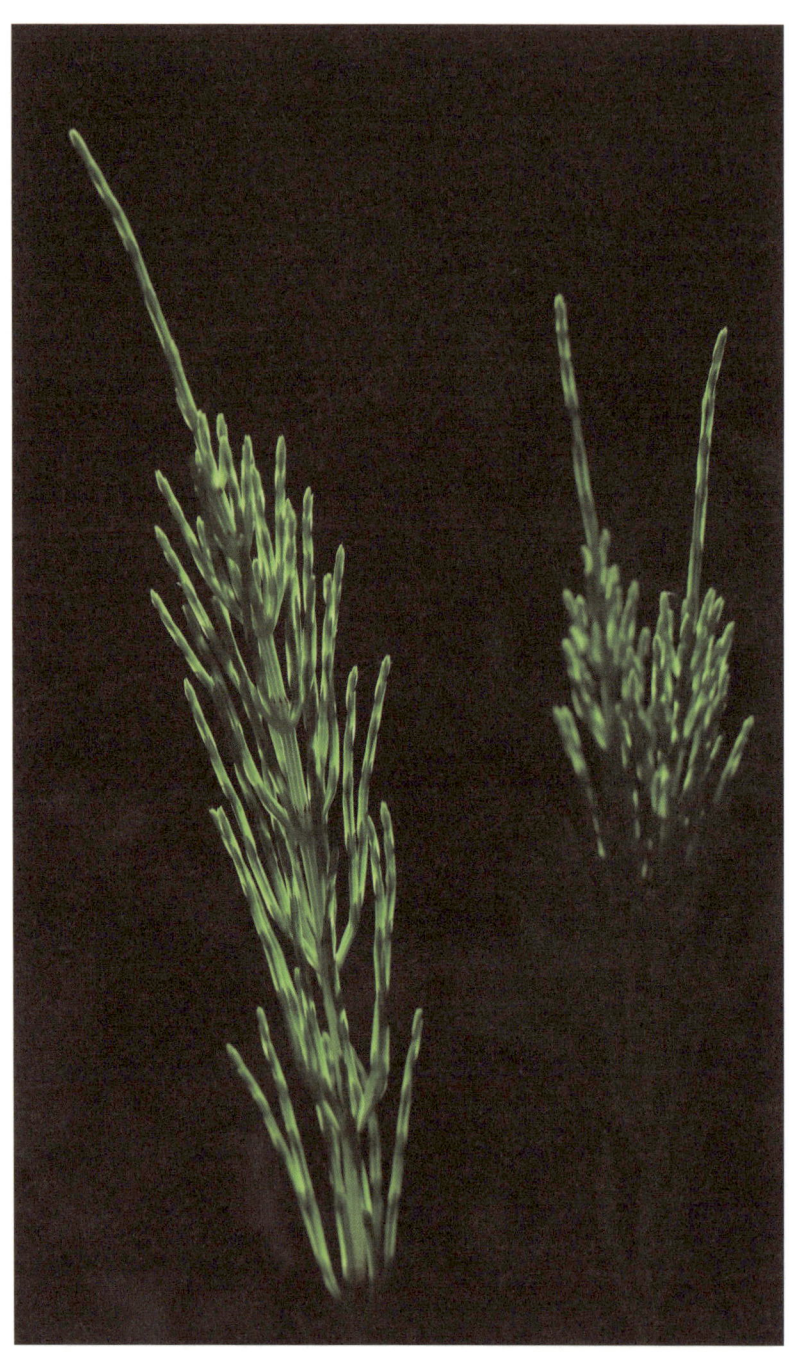

감(甘), 고(苦), 량(凉)이고 귀경(歸經)은 폐(肺), 간경(肝經)이다. 효능(效能)은 지혈(止血), 지해(止咳), 이뇨(利尿), 명목(明目)이며 주치증(主治症)은 비육(鼻衄), 토혈(吐血), 객혈(喀血), 변혈(便血), 붕루(崩漏), 외상출혈(外傷出血), 해수기천(咳嗽氣喘), 임증(淋症), 목적(目赤) 등이다.

철수가 쇠풀 베러 가자고 하지 않고, '꼴 베러' 가자고 했다. 꼴은 어디서 나온 말일까? 우리 선조들은 산중(山中)에서 기르는 소떼나 고산족(高山族)을 '산꼴'이라 했으며 꼴은 소의 사료 즉 풀을 의미했다. 나중에 소의 젖을 의미하기도 했다. 우리가 '꼴사납다'라고 하는 것은 젖을 내놓고 엉망으로 다니는 것을 의미한다. 그래서 꼴 베러 가자는 것은 소의 사료를 취하러 가자는 것으로 풀 베러 가자는 말이 된다.

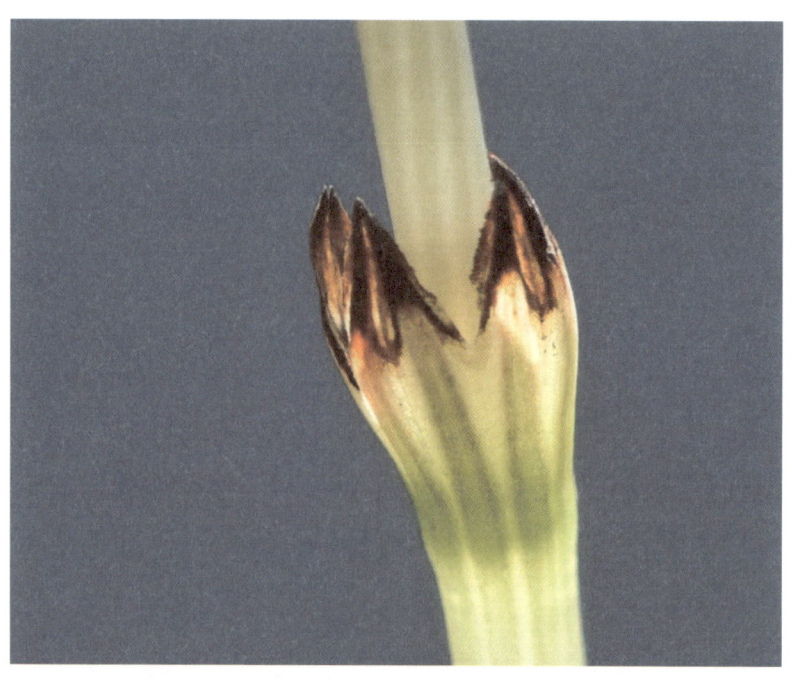

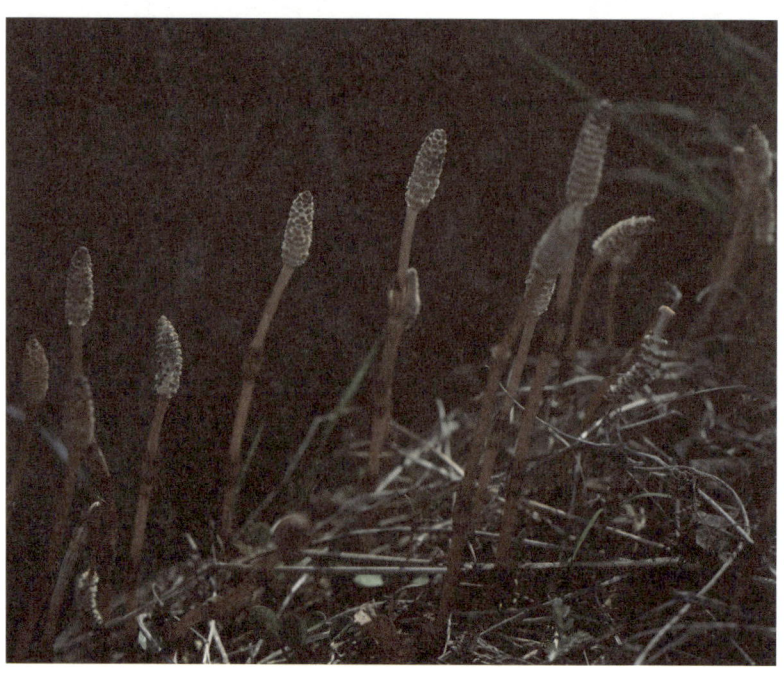

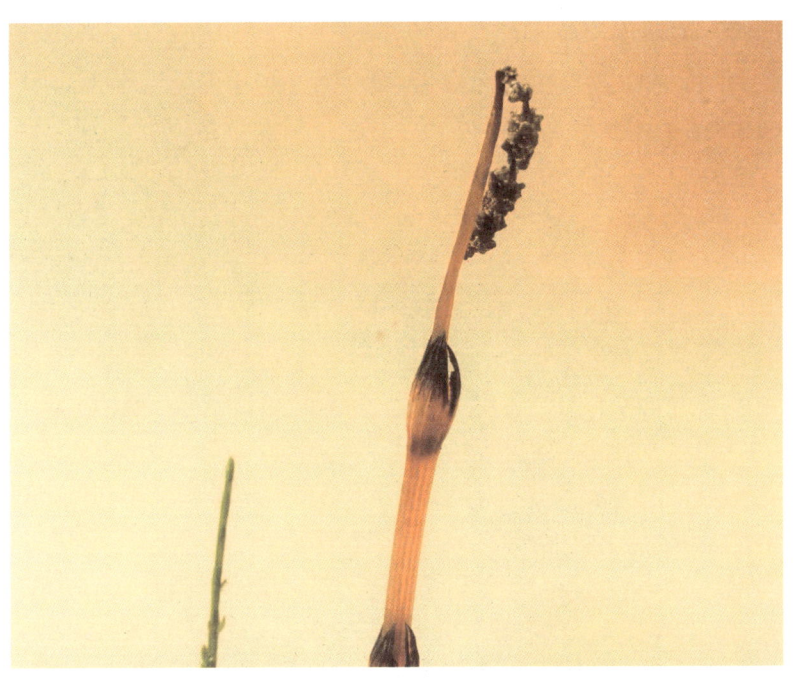
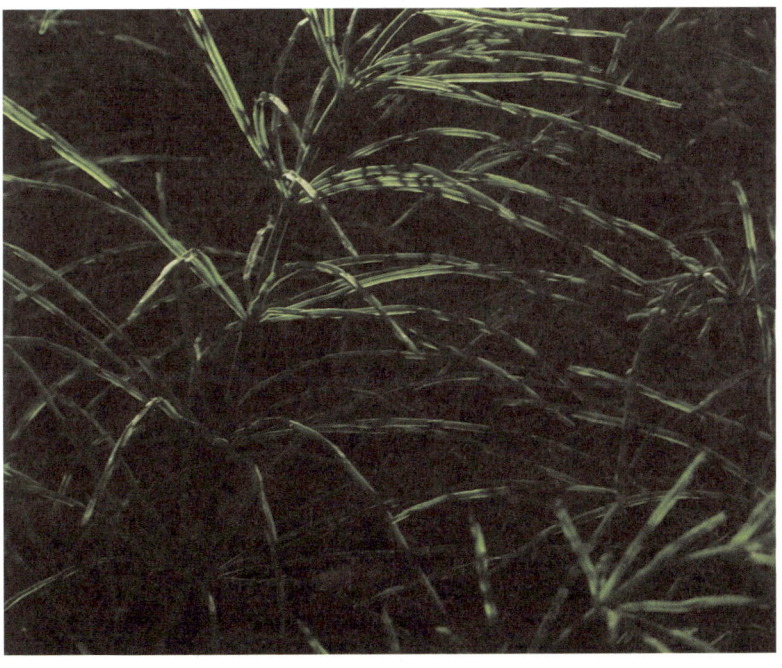

73

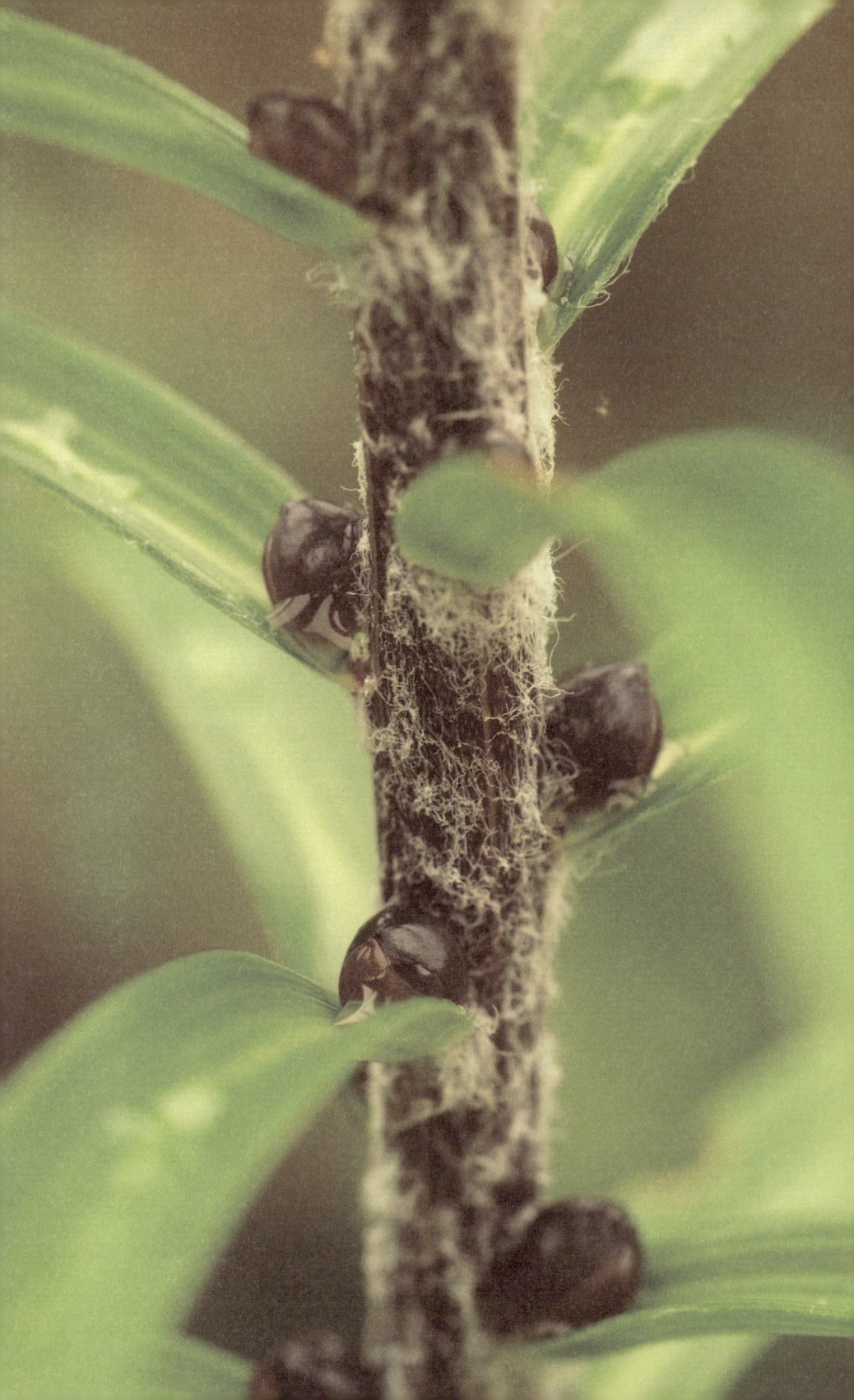

6. 마 주아 밥

추석 무렵에 아버지는 바구니를 들고 주아(珠芽) 따러 가자고 하신다. 집 뒤 굴뚝 주변에 마 덩굴이 여러 개 있는데 올 추석에도 주아가 많이 달렸다. 주아는 마 혹은 참나리 엽액(葉腋)에 고동색 혹은 검은색으로 콩알처럼 달리는 유전체다. 씨로 종족 번식을 하지만 이 주아로도 종족 번식을 한다. 무성생식이다. 아버지는 이 주아를 따서 밥에 넣어 드신다. 부드럽고 아주 맛있다. 올가을에는 주아 넣은 마밥을 먹을 수 있겠다. 우리 집은 평소에 선비잡이콩을 넣어 밥을 해 먹는다. 콩밥은 달며 참 맛있다.

마, 참나리의 살눈과 선비잡이콩에 대해 알아보자.

마과 '마'는 길이 2~3m로 자라는 다년생 덩굴풀이다. 산과 들에서 자라며 밭에서 재배도 한다. 줄기는 자줏빛이 돌고 잎은 마주나거나 돌려나고 달걀형이며 심장저이다. 암수딴그루로 6~7월에 이삭꽃차례에 흰

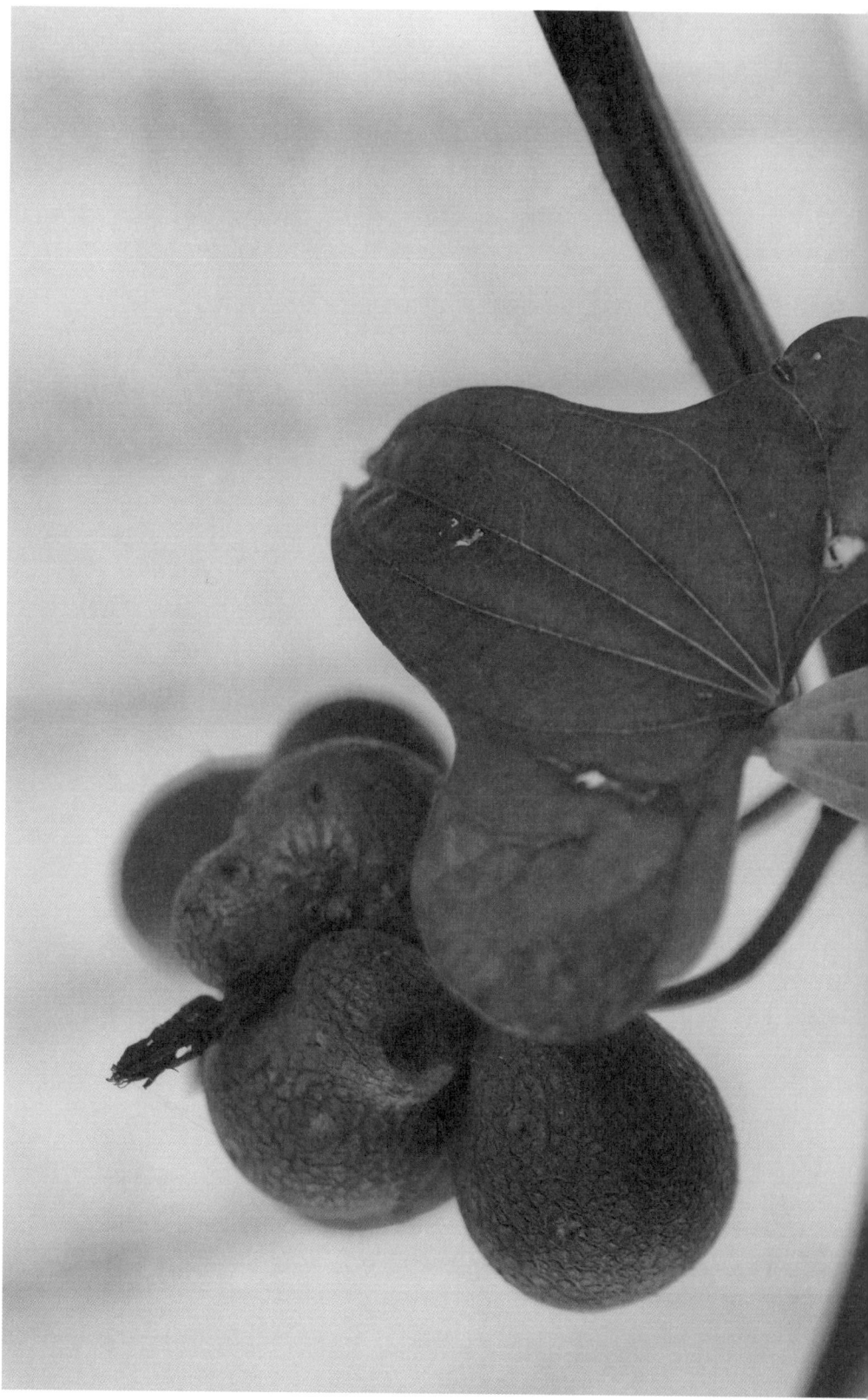

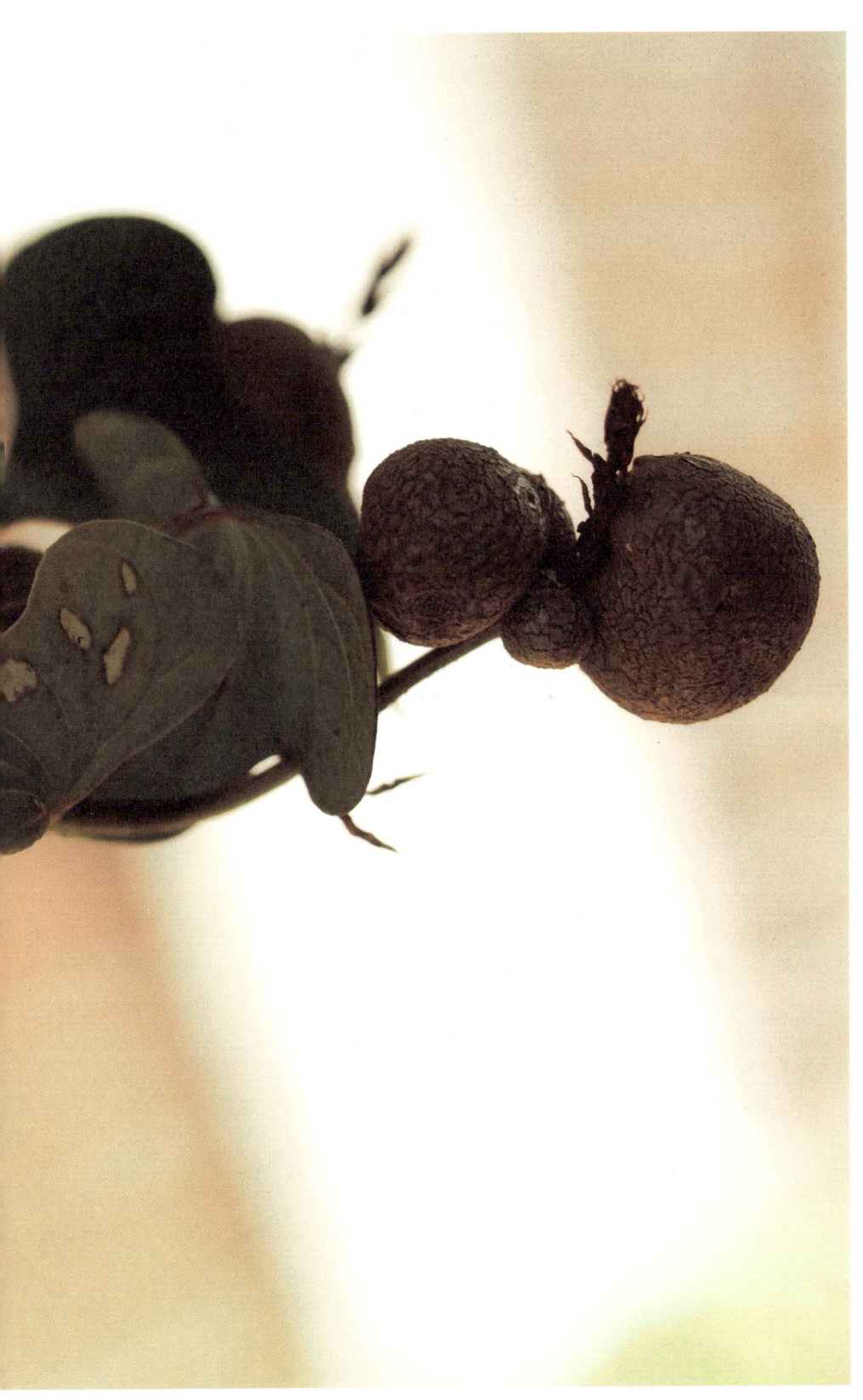

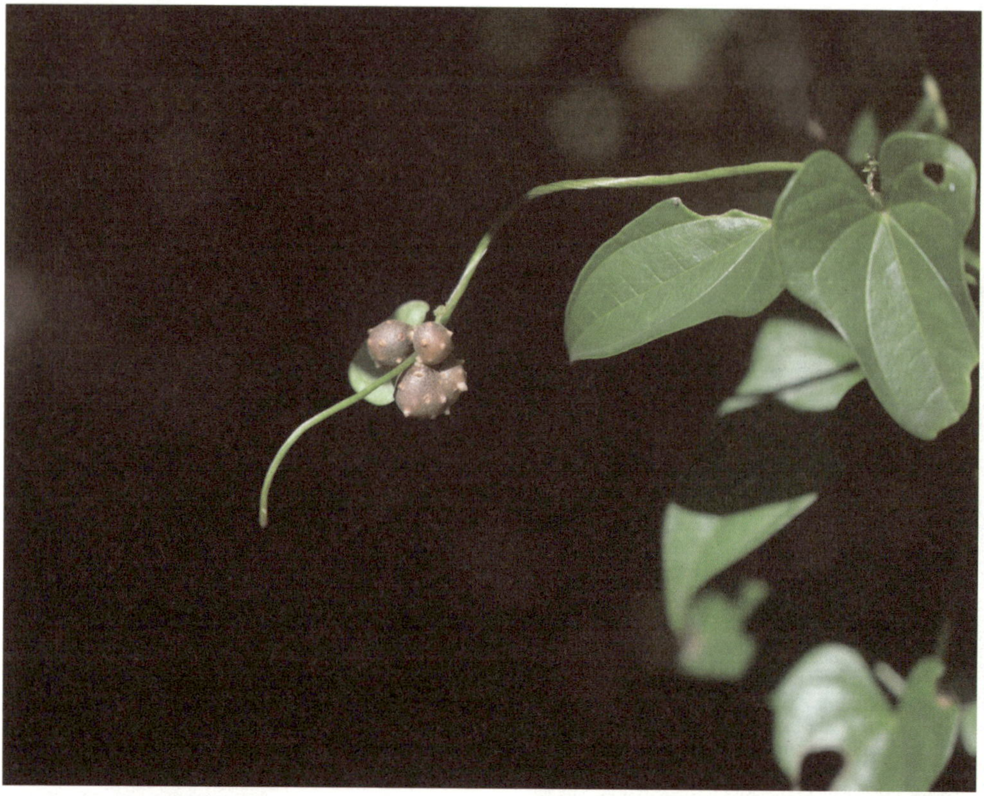

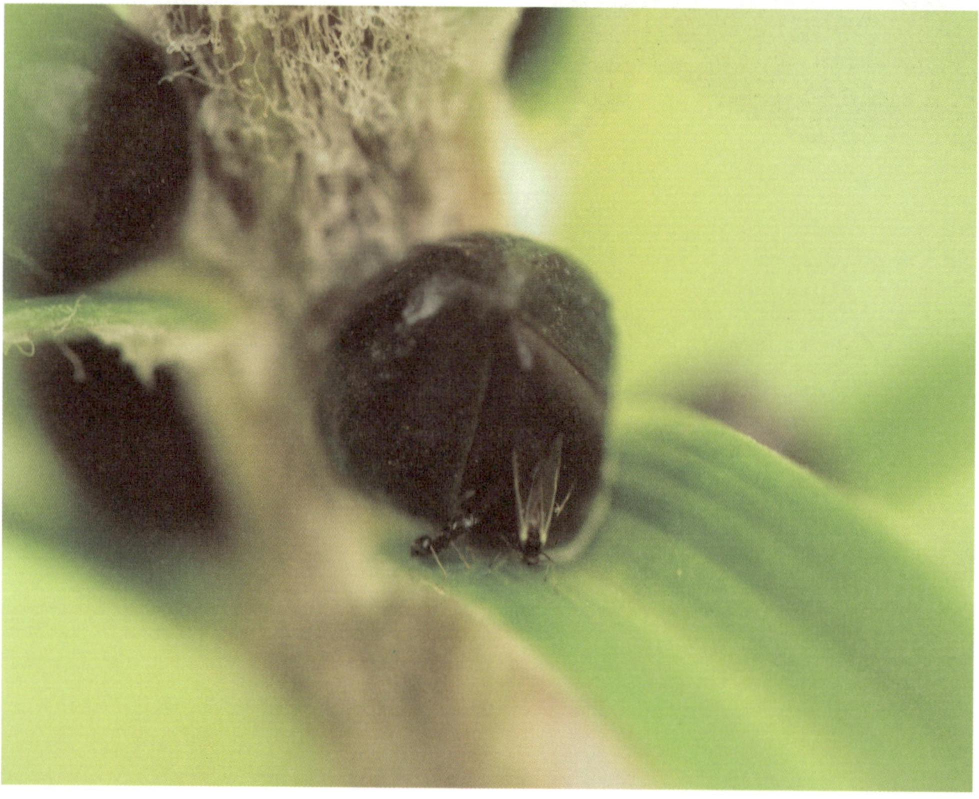

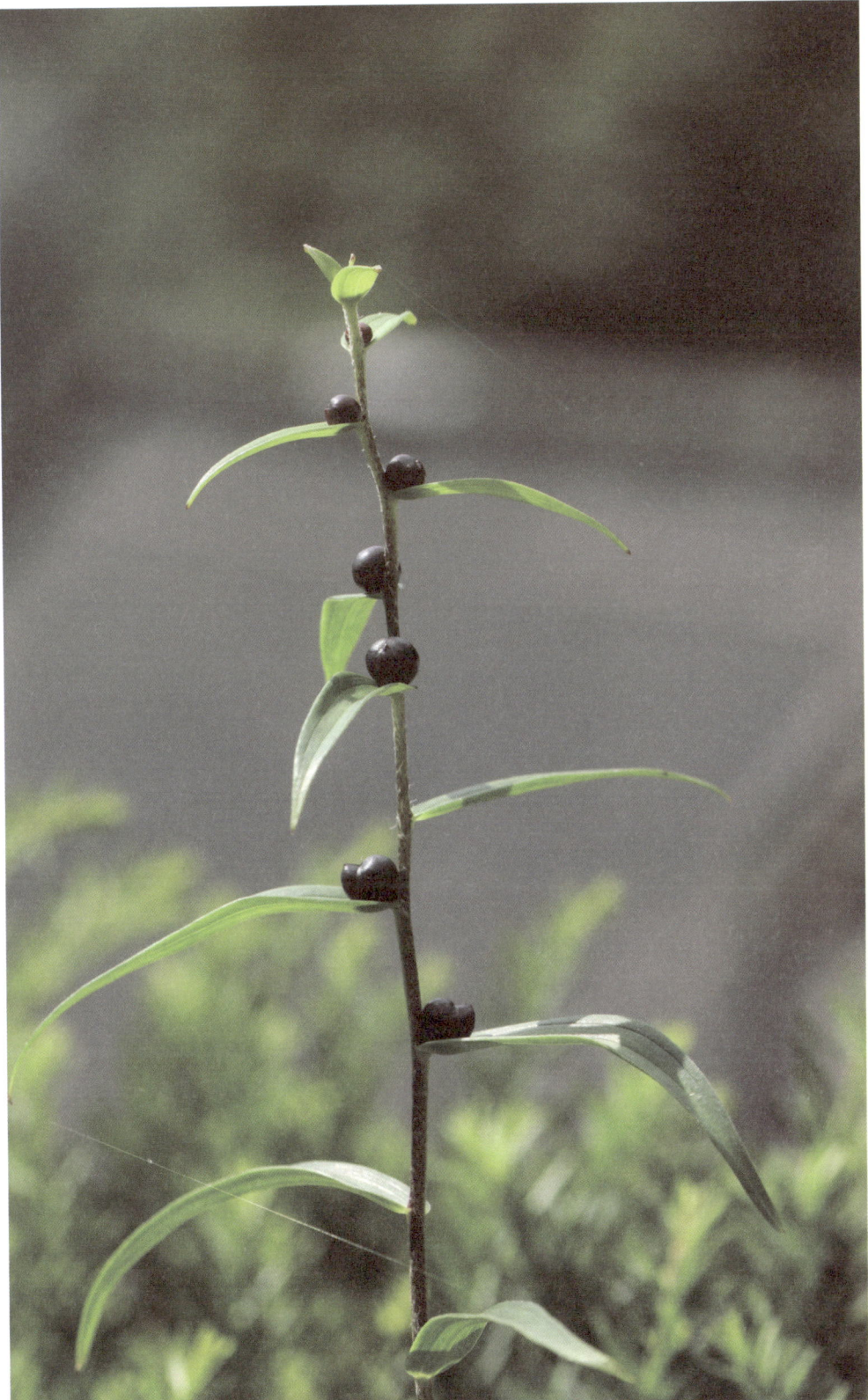

색 꽃이 핀다. 열매는 3개의 날개가 있다. 잎겨드랑이에 살눈이 생긴다. 살눈을 주아(珠芽)라 한다.

마의 괴근(塊根)을 '산약(山藥)'이라 하며 식용, 약용한다. 산약의 성미(性味)는 감(甘), 평(平)이고 귀경(歸經)은 비(脾), 폐(肺), 신경(腎經)이다. 효능(效能)은 보비(補脾), 양폐(養肺), 고신(固腎), 익정(益精)이며 주치증(主治症)은 비허설사(脾虛泄瀉), 식소부종(食少浮腫), 폐허해천(肺虛咳喘), 소갈(消渴), 유정(遺精), 대하(帶下), 신허뇨빈(腎虛尿頻), 옹종(癰腫), 나력(瘰癧) 등이다.

백합과 '참나리'는 높이 1~2m로 산과 들의 풀밭에서 자라는 다년생초본(多年生草本)이다. 줄기는 흑자색이 돌고 진한 흑자색 점이 있으며 털이 없다. 잎은 어긋나고 피침형이며 잎겨드랑이에 둥근 흑갈색 살눈이 달린다. 7~8월에 황적색 꽃이 밑을 향해 핀다. 꽃잎 조각은 7~10cm 길이로 크고 흑자색 반점이 많다.

참나리의 인경(鱗莖)을 '백합(百合)'이라 하며 약용한다. 성미(性味)는 감(甘), 미고(微苦), 미한(微寒)이고 귀경(歸經)은 심(心), 폐경(肺經)이다. 효능(效能)은 양음윤폐(養陰潤肺), 청심안신(淸心安神)이며 주치증(主治症)은 음허구해(陰虛久咳), 담중대혈(痰中帶血), 실면(失眠), 정신황홀(精神恍惚), 옹종(癰腫), 습창(濕瘡) 등이다.

콩은 열매의 색깔에 따라 흰콩, 누런콩, 푸른콩, 밤콩, 검정콩, 얼룩콩, 우렁콩, 선비제비콩, 대알콩, 아주까리콩 등으로 부른다. 선비잡이콩은 선비제비콩을 말한다. 과거(科擧) 보러 가던 유생(儒生)이 선비제비콩이 들어간 밥을 먹고는 하도 맛있어 하루 더 머물며 선비제비콩밥을 먹었

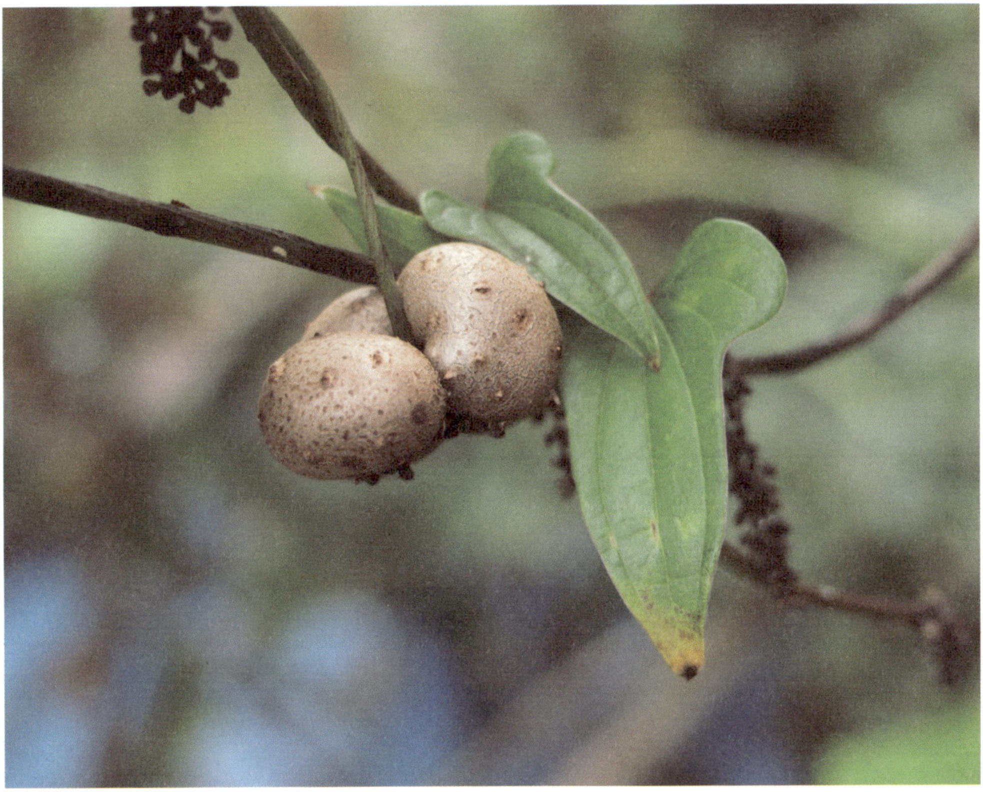

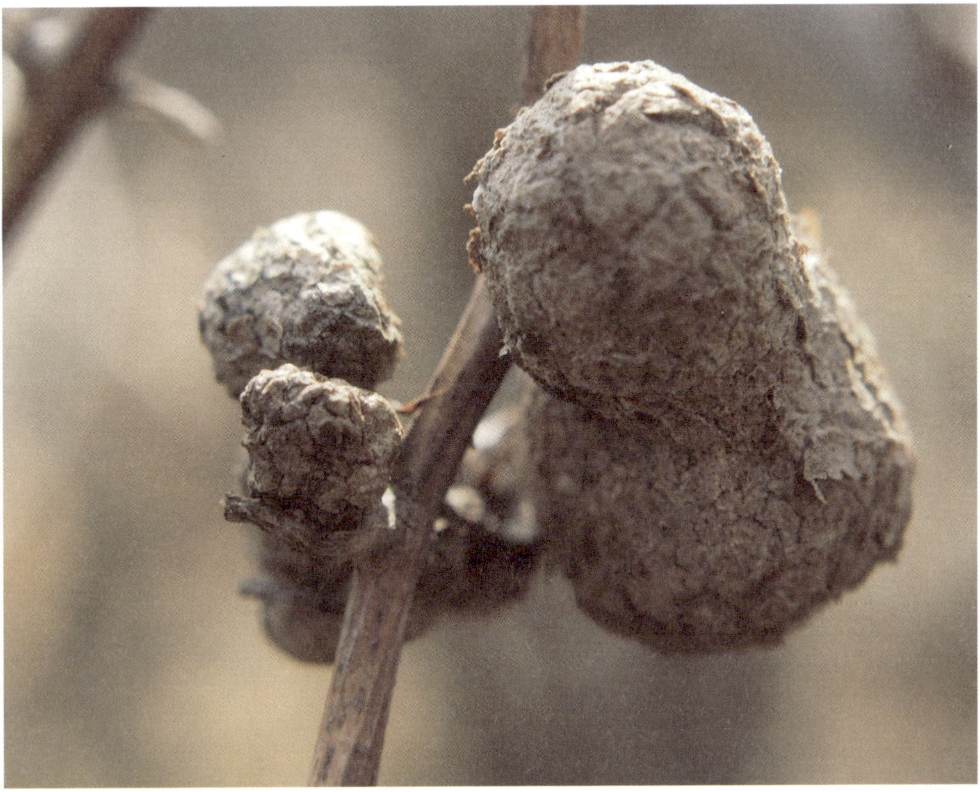

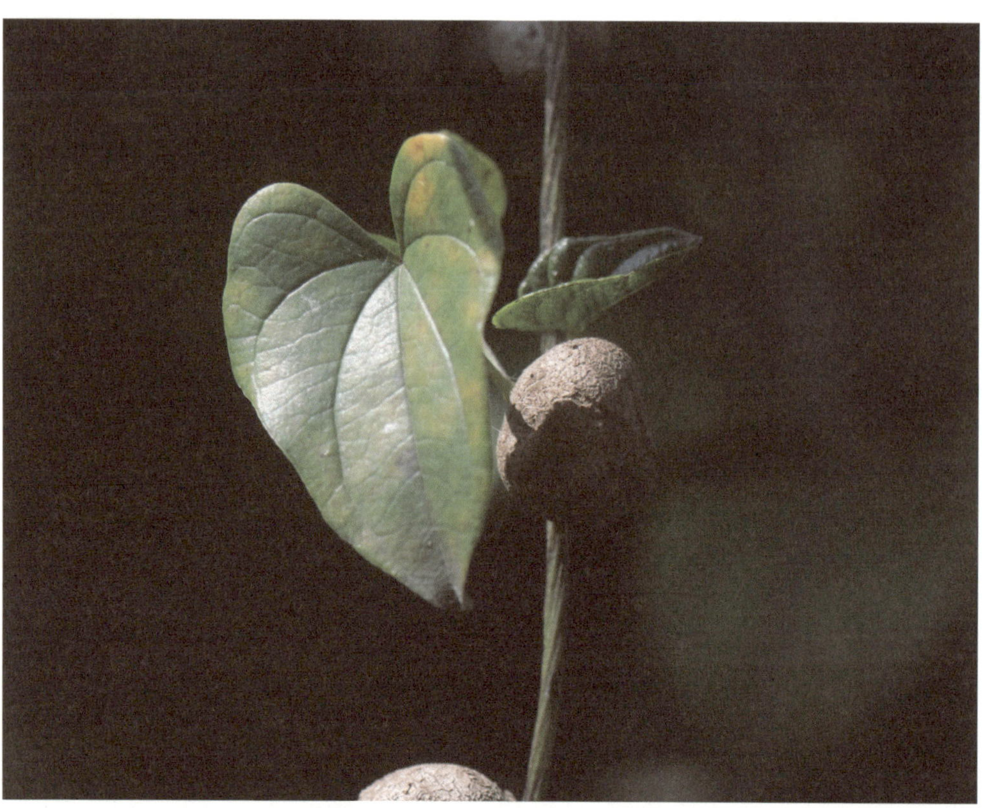

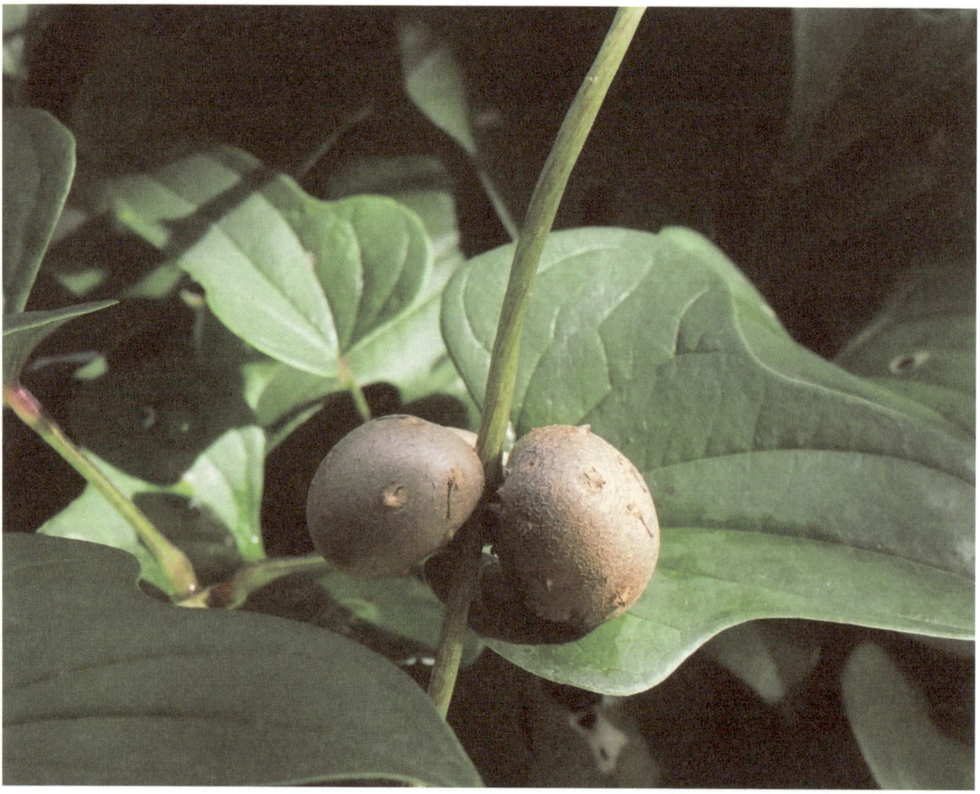

다. 그 유생은 과거시험에 늦어 시험을 못 치렀다. 그때부터 선비제비콩은 선비잡이콩이 되었다.

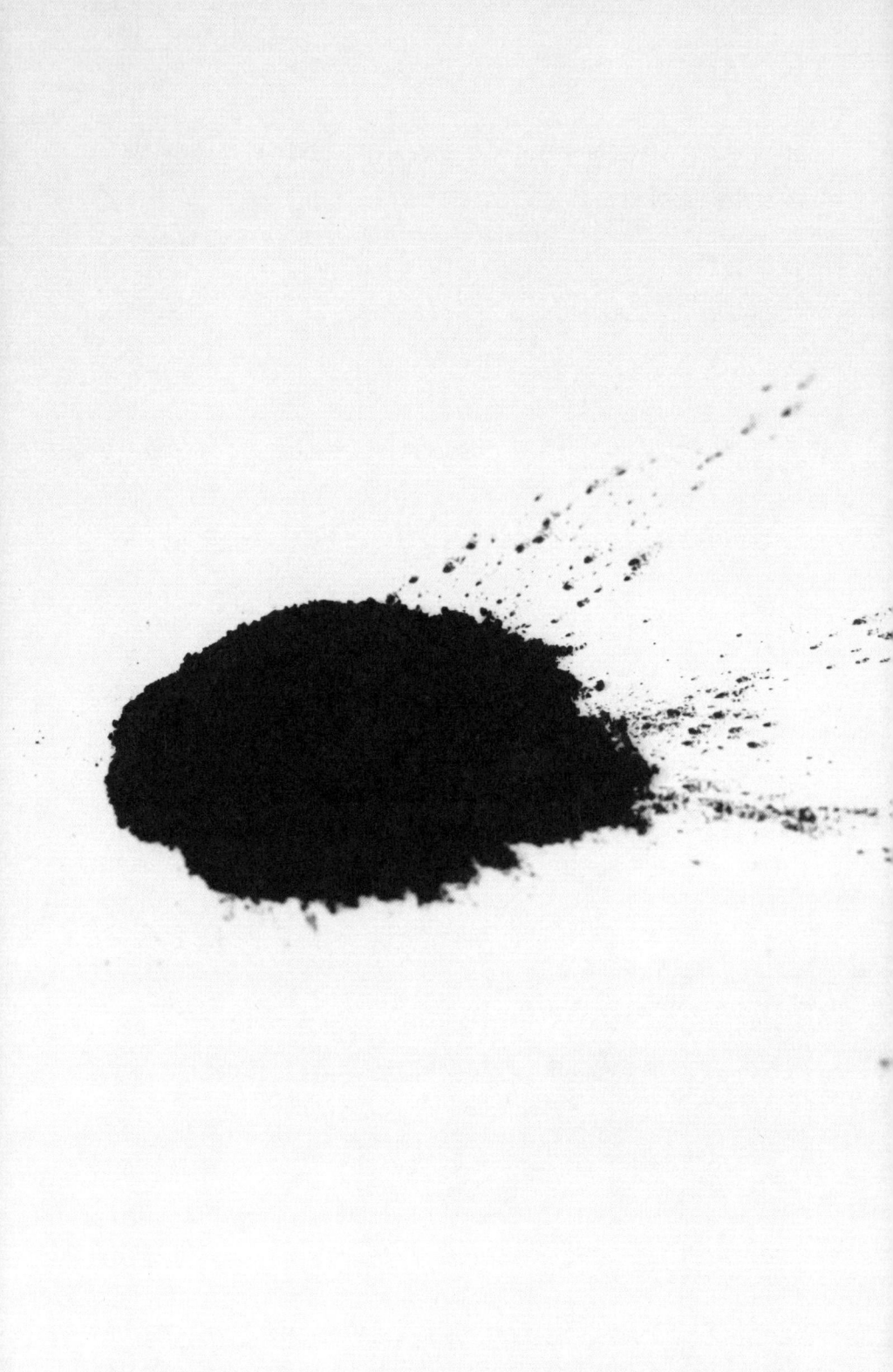

7. 산골

삼촌이 감나무에서 떨어져 팔을 다쳤을 때 할머니께서 산골을 처방한 경우를 봤다. 계곡에서 산골을 가져다 수치(修治)해 놓은 것을 삼촌에게 먹이는 것이다. 감나무는 약해서 올라가면 잘 부러지는 바람에 다치는 사람이 많았다. 얼마 전 동네 영삼이네 아버지도 감나무에서 떨어져 허리를 다치셨다. 영삼이는 숯불로 약을 달이느라 자주 놀러 나오지 못했다.

황화철광석(黃化鐵鑛石)의 일종인 산골을 '자연동(自然銅)'이라 한다. 수치법(修治法)은 하홍(煆紅)하여 초(醋)에 7회 정도 담금질한 후에 지하(地下)에 묻어 화독(火毒)을 제거하고 연말(硏末)해서 수비(水飛)하여 사용한다. 자연동 500g당 식초 250g 정도를 사용한다. 성미(性味)는 신(辛), 고(苦), 평(平)이고 귀경(歸經)은 간(肝), 신경(腎經)이다. 효능(效能)은 산어지통(散瘀止痛), 속근접골(續筋接骨)이며 주치증(主治症)은 어체동통(瘀滯疼痛), 질타골절(跌打骨折) 등이다.

이 자연동(自然銅)은 깊은 산 계곡에서 볼 수 있는 산골조개라는 광물질이며 접골(接骨)의 요약이다. 산속 습지나 계곡 물속에서 나는 뼈에 좋은 본초가 산골이다. 단일(單一) 약으로 복용이 가능하지만 다량(多量) 복용은 금(禁)한다. 용량은 수치(修治)한 것으로 하루 3~6g이다.

접골(接骨)에는 광물질뿐만 아니라 식물도 쓰인다. 접골목(接骨木)을 끓여 먹으면 뼈가 잘 붙는다. 접골목은 딱총나무의 경지(莖枝)를 말한다. 그 외 덧나무, 말오줌나무, 지렁쿠나무, 털지렁쿠나무, 엘더베리, 넓은잎 딱총나무 등의 경지(莖枝)도 접골에 이용한다. 딱총나무는 가지를 꺾으면 '딱'하고 총소리가 난다고 하여 붙여진 이름이다. 열매와 잎으로 염색을 하는데 연적갈색으로 나온다.

일반적으로 딱총나무는 지렁쿠나무, 혹은 넓은잎딱총나무를 포함한다. 딱총나무는 2~6m 정도로 자라는 낙엽관목(落葉灌木) 혹은 소교목(小喬木)이다. 잎은 마주나며 작은 잎 3~5개로 이루어진 우상복엽이다. 끝은 꼬리처럼 길게 뾰족하고 밑은 쐐기형이며 가장자리에는 뾰족한 톱니가 있다. 꽃은 4~5월에 새 가지 끝에서 나온 원추꽃차례에 황백색의 꽃이 빽빽이 모여 달린다. 열매는 핵과(核果)로 구형이며 6~7월에 적색으로 익는다.

딱총나무 경지(莖枝)의 성미(性味)는 감(甘), 고(苦), 평(平), 무독(無毒)이고 귀경(歸經)은 간(肝), 신경(腎經)이다. 효능(效能)은 거풍통락(祛風通絡), 활혈지통(活血止痛), 이수소종(利水消腫)이며 주치증(主治症)은 관절종통(關節腫痛), 근골산통(筋骨酸痛), 질타손상(跌打損傷), 어혈종통(瘀血腫痛), 근골절상(筋骨折傷), 수종(水腫), 소변불리(小便不利) 등이다.

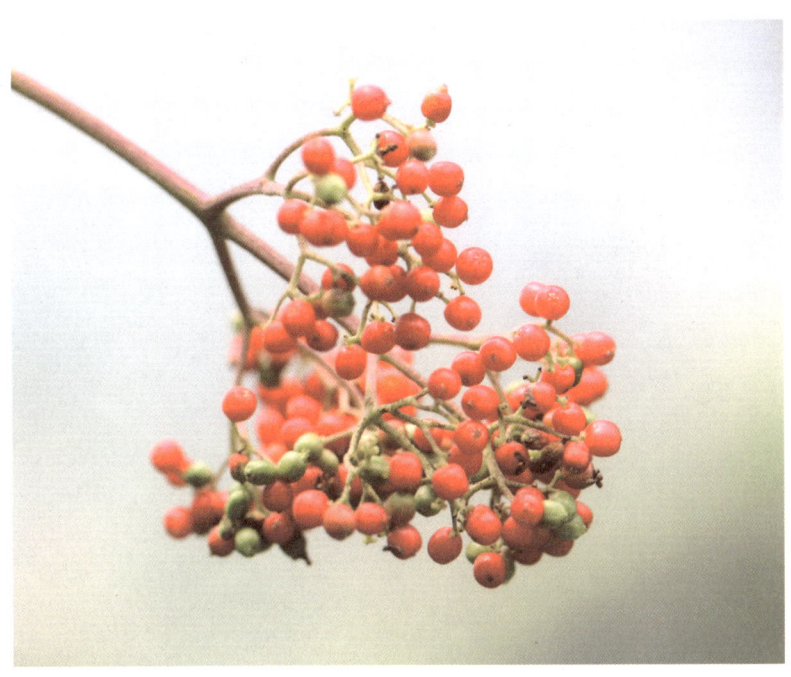

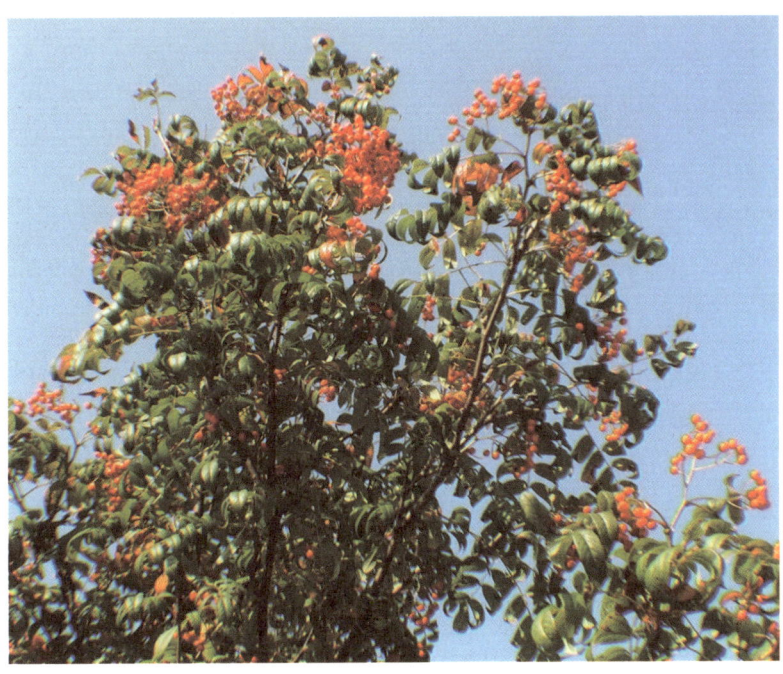

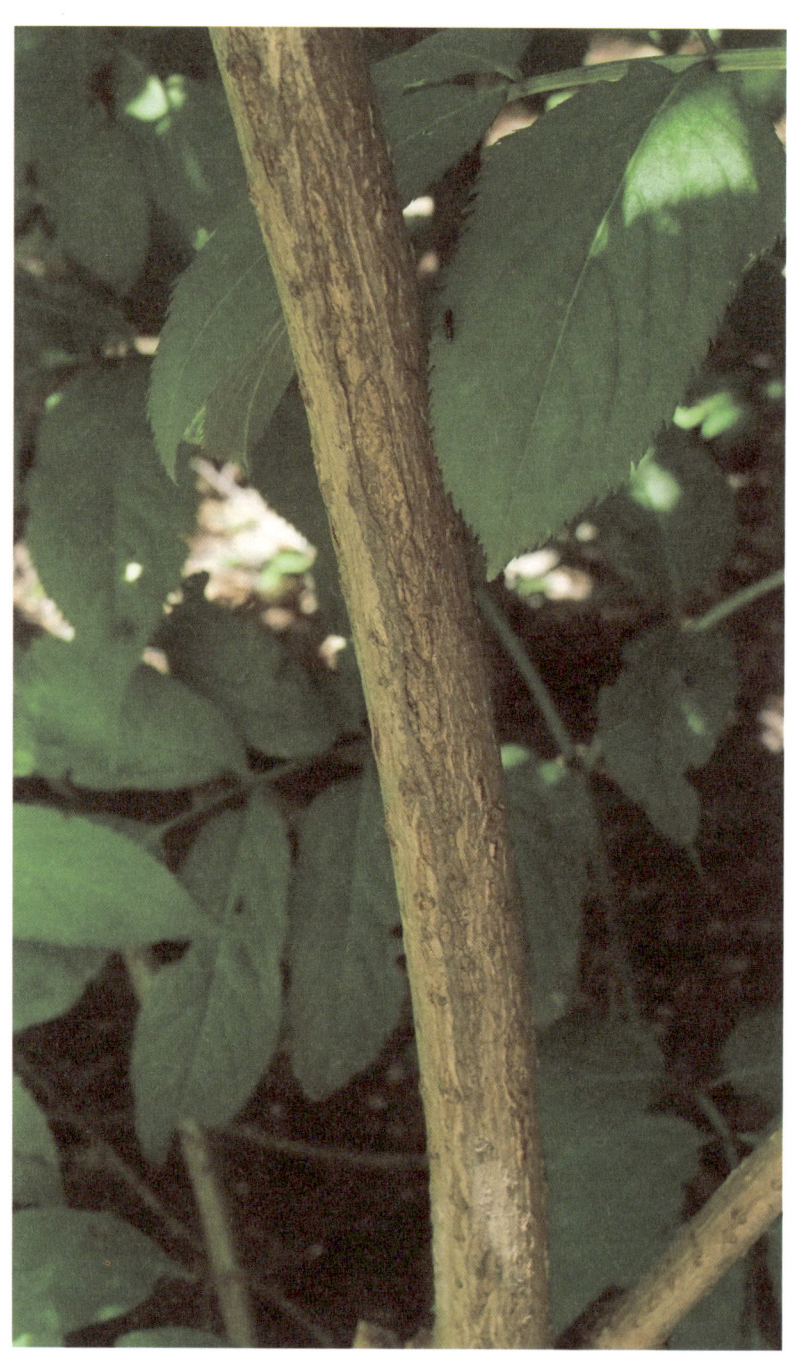

덧나무는 제주도 산야에 분포하는 낙엽관목(落葉灌木) 혹은 소교목(小喬木)이며 높이 2~6m로 자란다. 잎은 마주나며 작은 잎 5~7개로 이루어진 우상복엽이다. 꽃은 4~5월에 새 가지 끝에서 나온 지름 3~10cm의 원추꽃차례에 황백색의 양성화가 모여 달린다. 열매는 핵과로 난산 구형이다. 6~7월에 적색으로 익는다.

근골절상(筋骨酸痛)의 증(證)에 자연동(自然銅), 유향(乳香), 접골목(接骨木), 당귀(當歸), 천궁(川芎) 등의 약물을 배합하여 치료한다. 할머니는 만일에 대비하여 이 중 자연동을 수치(修治)하여 보관하고 계셨다. 참으로 놀랍다.

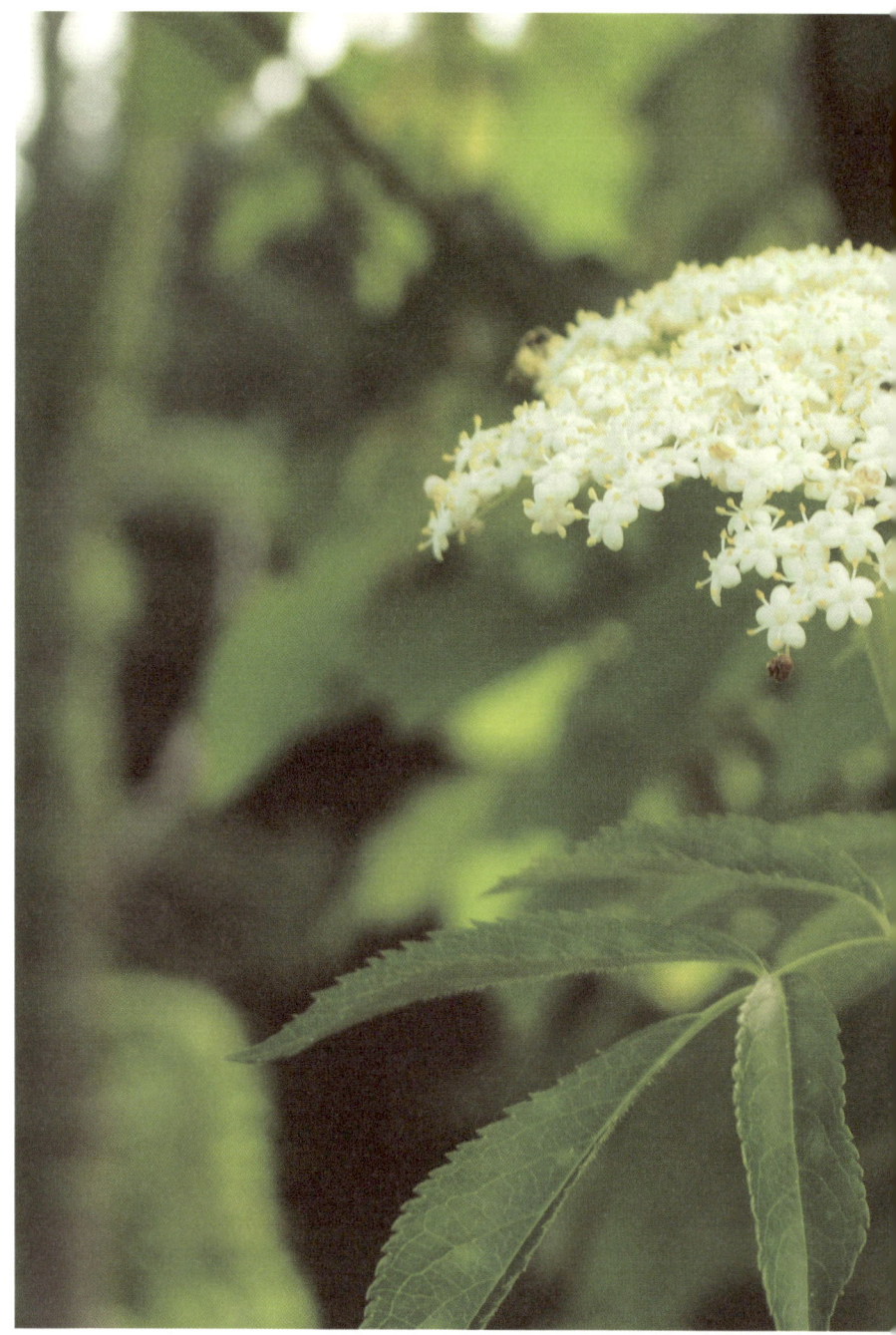

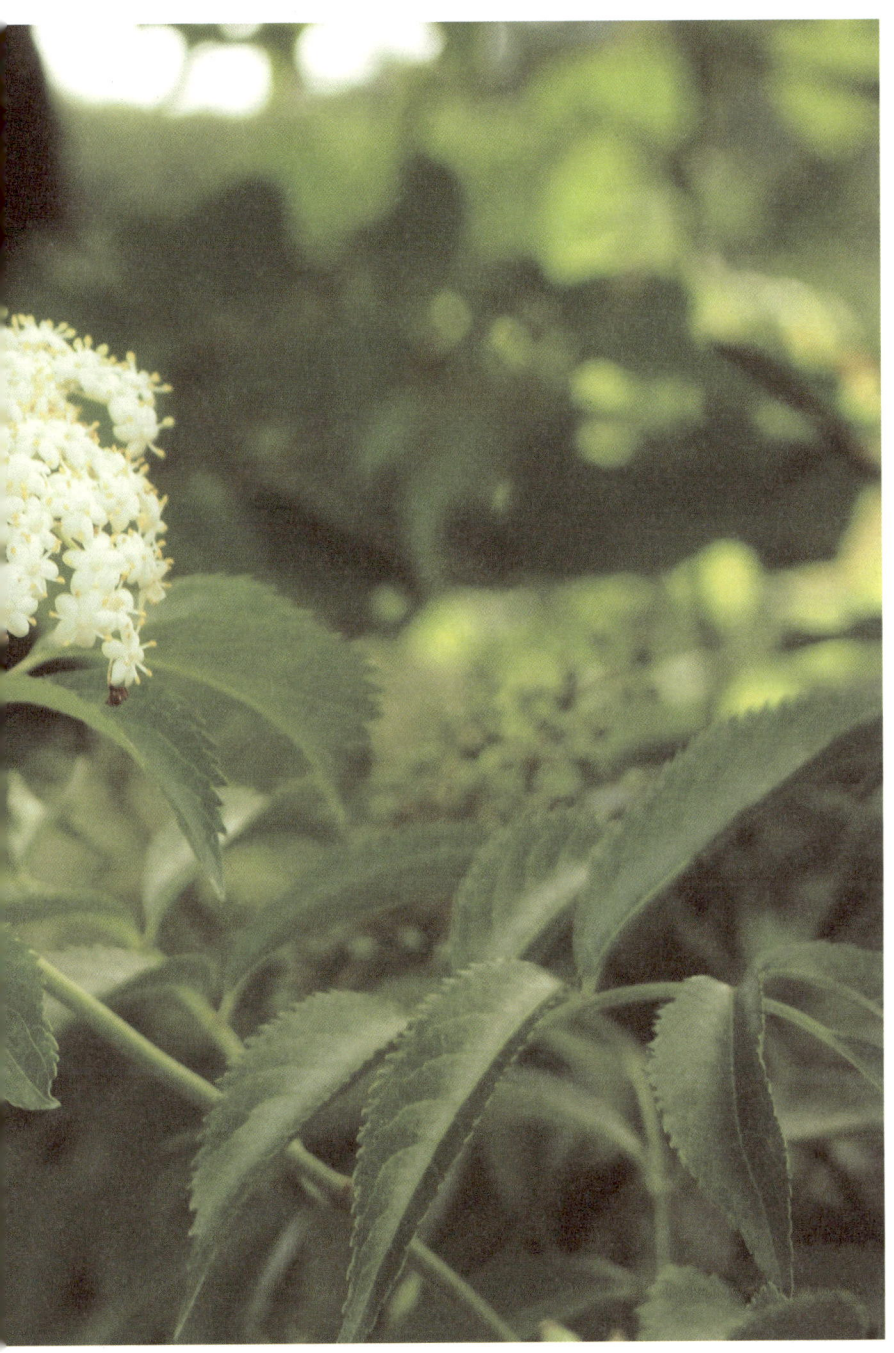

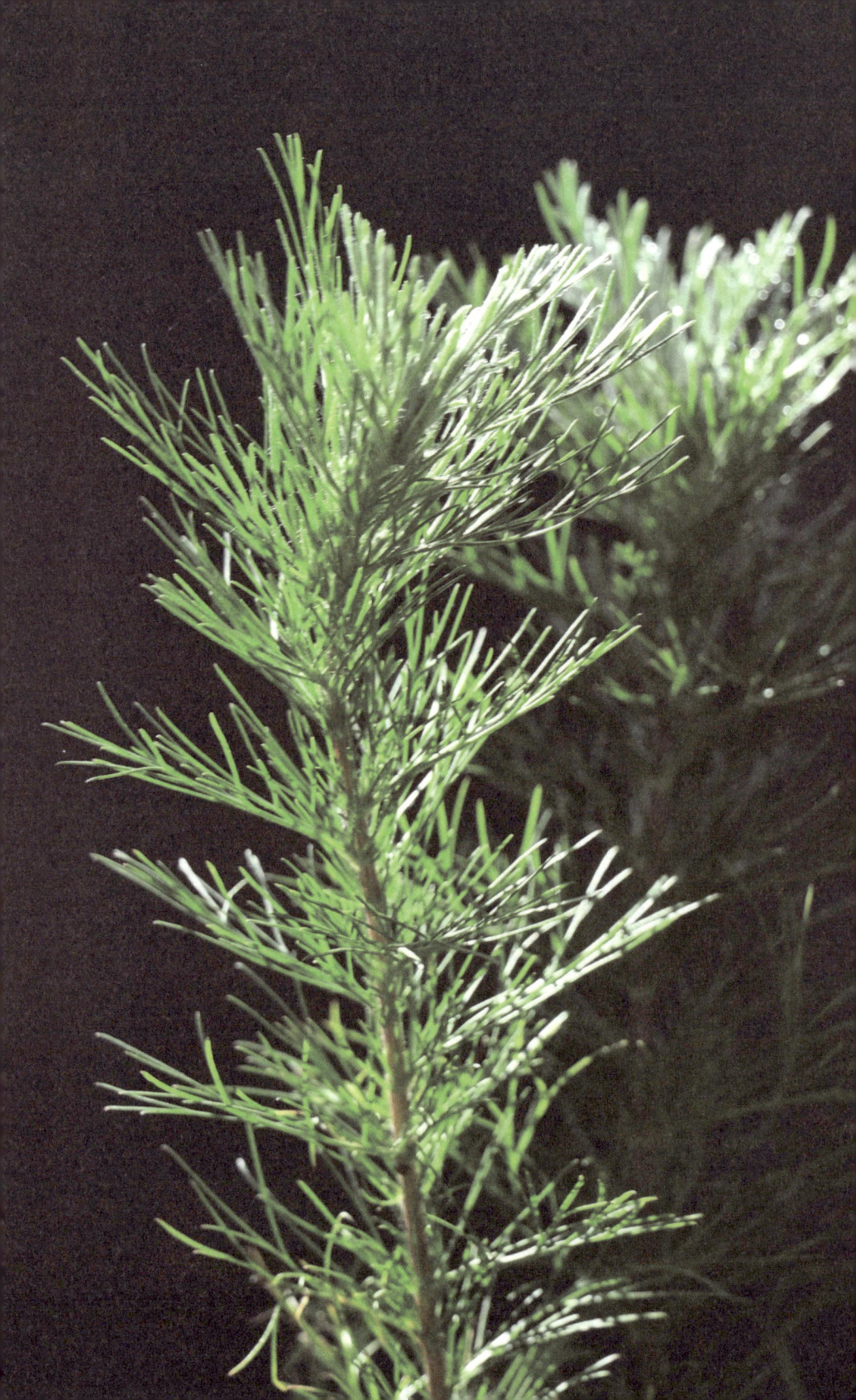

8. 인진(茵蔯)

여름방학 때 늦잠을 자고 일어나니 어머니는 "밭에 가서 아버지와 삼촌에게 진지 잡수시라고 하거라" 하신다. 새벽같이 밭에 가서 일하시고 아침밥을 드시는 모습은 맛있게 많이 드시는 모습이었다. 동생과 나는 찌뿌둥하고 밥맛이 없었다. 근데 오늘따라 삼촌이 한 숟가락 들고는 밥을 못 먹겠다고 한다. 피곤하니 잠시 눈 좀 붙이겠다고 벽에 등을 기댄다. 할머니는 삼촌한테 마루에 잠깐 나오라고 하고 햇빛에 눈을 뒤집어 깠다. 그러고는 "에미야! 사철쑥 좀 끓여주라." "삼촌 마시게요?" "응, 얼른 물 끓여라." 하신다. 그리고 나에게 광에 가서 사철쑥 한 묶음을 가져다 엄마에게 드리라고 하신다.

난 잘 못 알아들어 할머니에게 다시 물어봤다. "무슨 쑥이요?" 쑥은 아는데 사철쑥은 몰랐다. 할머니는 "사철쑥! 인진! 한 묶음!" "사철쑥 한 묶음에 인진 한 묶음요?" 할머니는 "어휴, 관둬라. 이 맨재기 같은 녀석! 내가 가마." 하시곤 일어나셨다. '왜 그러시지?' 아버지께서는 사철쑥과 인

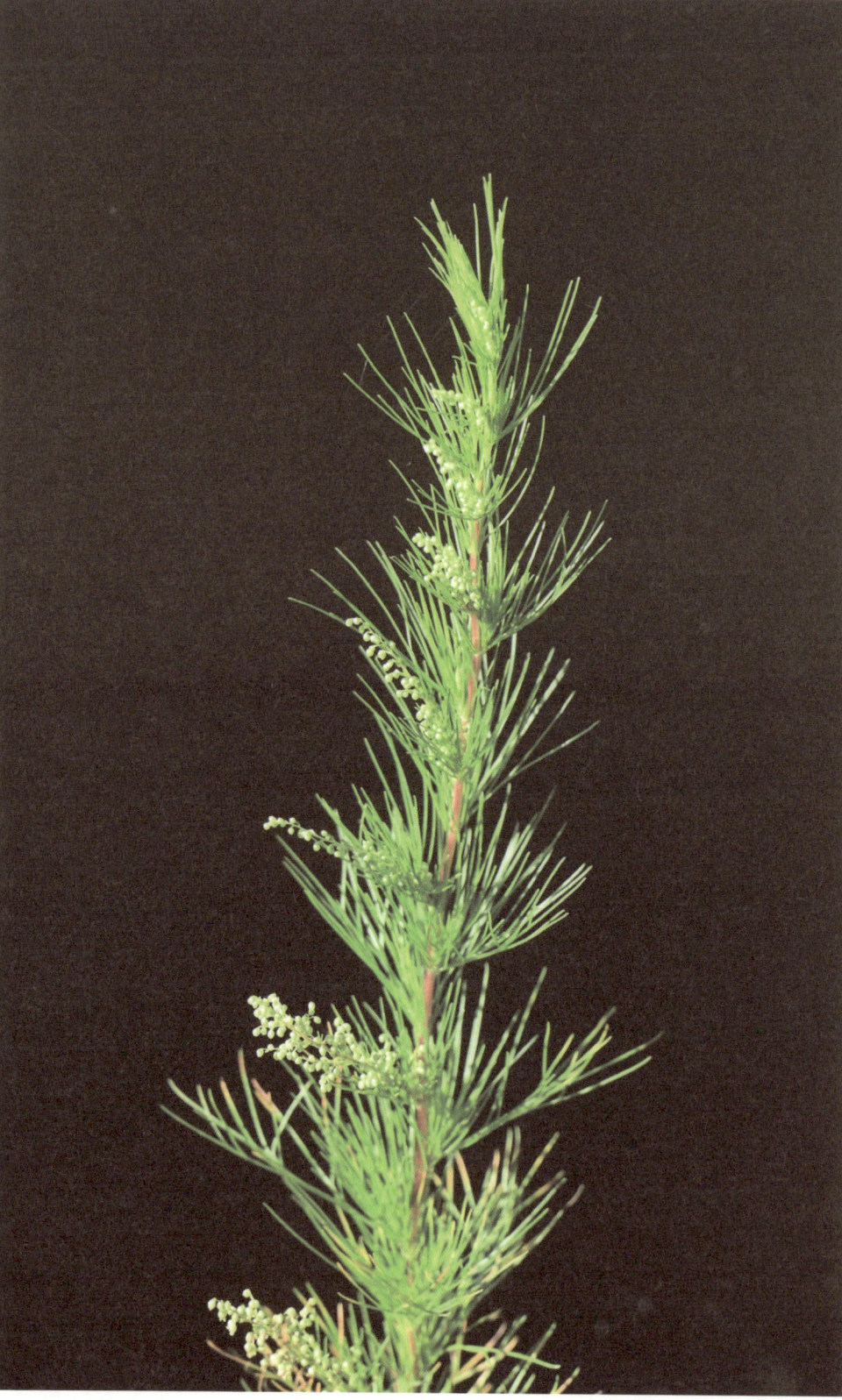

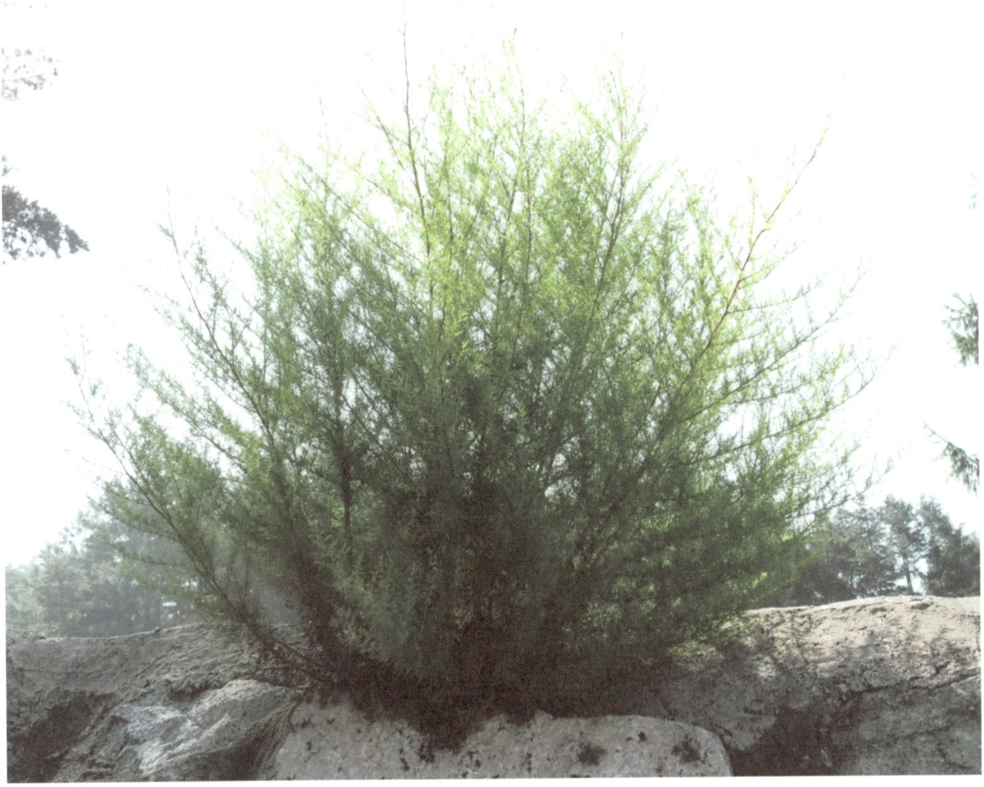

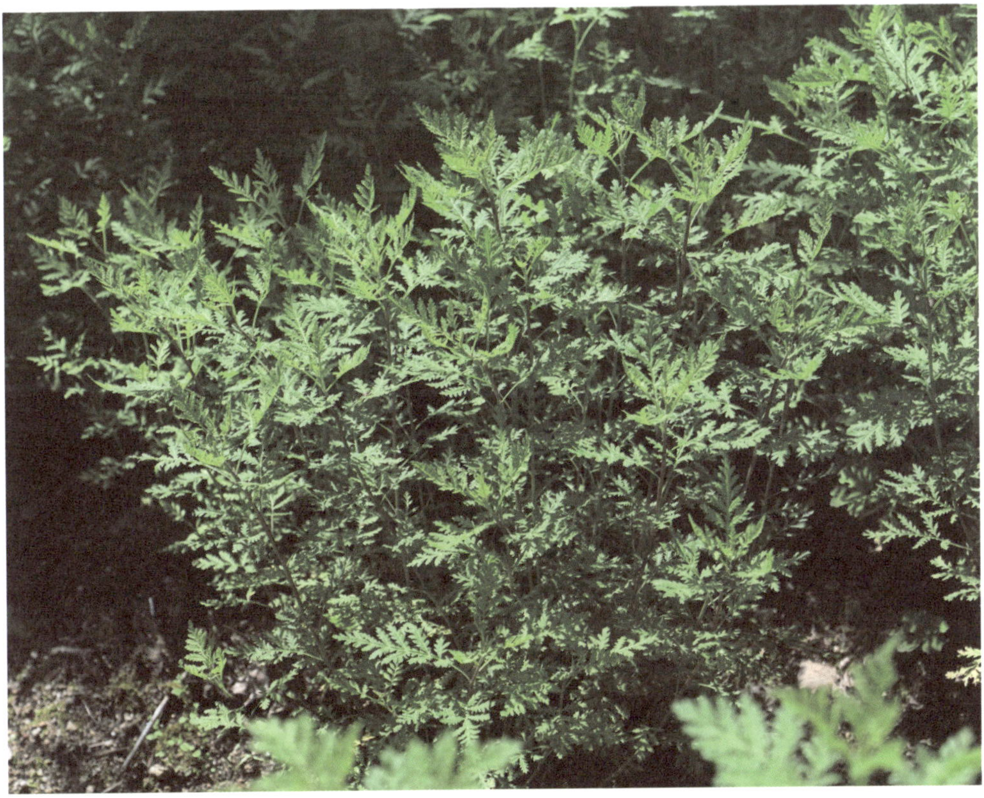

진은 같은 말이라고 내게 알려주셨다. 삼촌의 황달(黃疸) 증상에 할머니는 사철쑥을 처방한 것이다.

본초학에서 사철쑥을 인진(茵蔯), 더위지기를 한인진(韓茵蔯)이라고 한다. 시중에서 흔히 쓰는 인진쑥이라는 용어는 잘 못 됐다. 앞으로 사철쑥 혹은 인진, 한인진이라 해야 한다.

국화과 사철쑥은 높이 30~100cm로 자라는 다년생초본(多年生草本)이다. 주로 냇가나 바닷가의 모래땅에서 자란다. 줄기잎은 어긋나고 2~3회 깃꼴겹잎이며 갈래 조각은 실처럼 가늘다. 8~9월에 줄기 끝의 원뿔꽃차례에 자잘한 녹황색 꽃송이가 모여 달린다. 꽃송이는 지름 1.5~2mm로 작고 총포는 둥글며 총포조각은 3~4줄로 붙는다.

사철쑥의 유눈경엽(幼嫩莖葉)을 '인진(茵蔯)', '인진호(茵蔯蒿)'라 하고 약용, 식용한다. 성미(性味)는 고(苦), 신(辛), 량(凉), 무독(無毒)이고 귀경(歸經)은 간(肝), 비(脾), 방광경(膀胱經)이다. 효능(效能)은 청리습열(淸利濕熱), 퇴황(退黃)이며 주치증(主治症)은 황달(黃疸), 소변단적(小便短赤), 복창만(腹脹滿) 등이다.

국화과 '더위지기'는 높이 50~100cm로 자라는 낙엽 반관목(半灌木)이다. 밑동과 뿌리줄기가 목질화된다. 잎이 마주나며 줄기의 중간 잎은 길이 7~8cm의 삼각상 난형~타원상 난형이고 2회 우상으로 깊게 갈라진다. 7~8월에 황색의 꽃이 두상꽃차례에 모여 핀다. 열매는 수과(瘦果)로 길이 1.5mm 정도의 타원상 난형이다. 우리나라 쑥 종류 가운데 가장 건조한 입지에 산다.

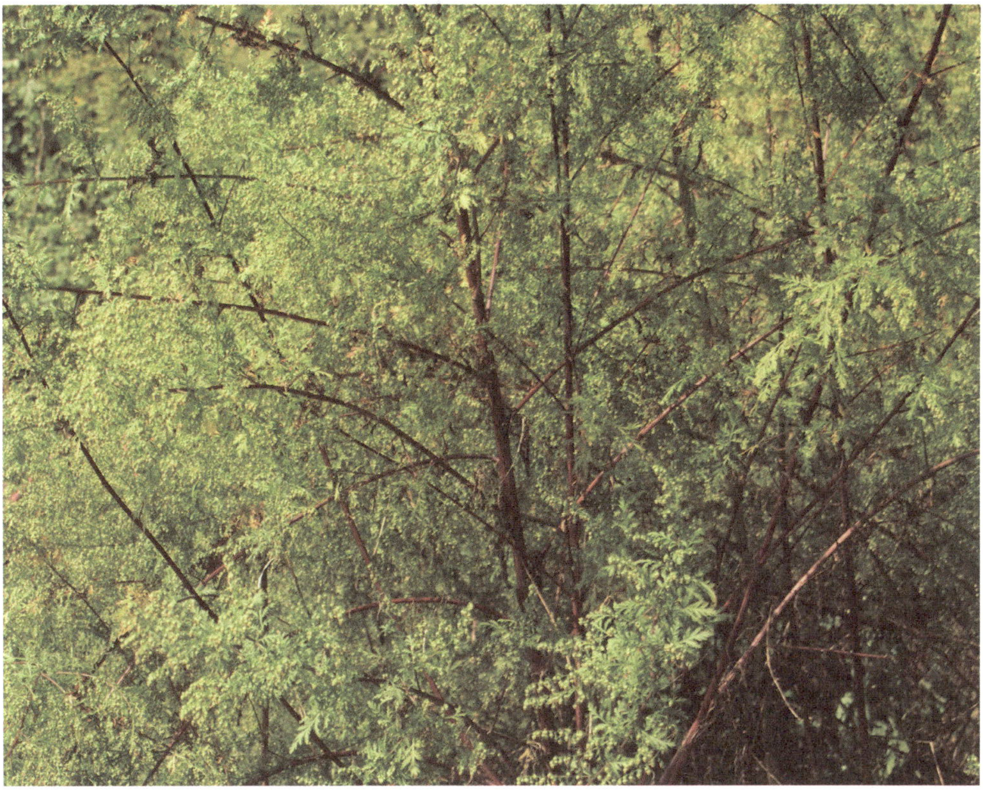

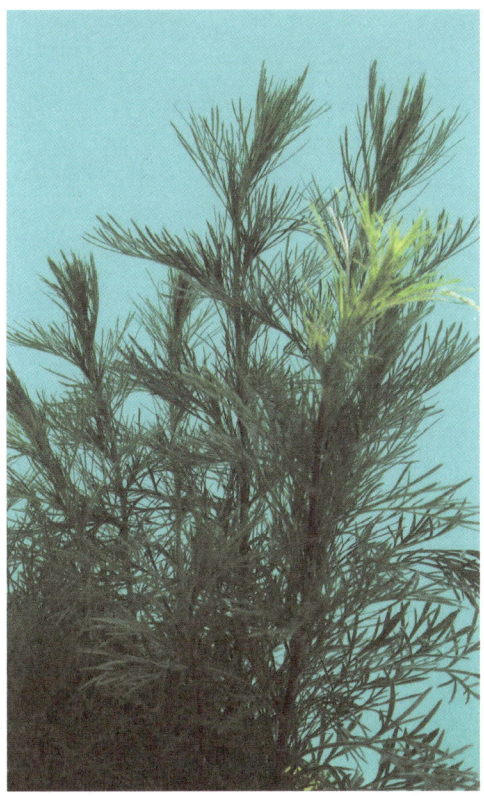
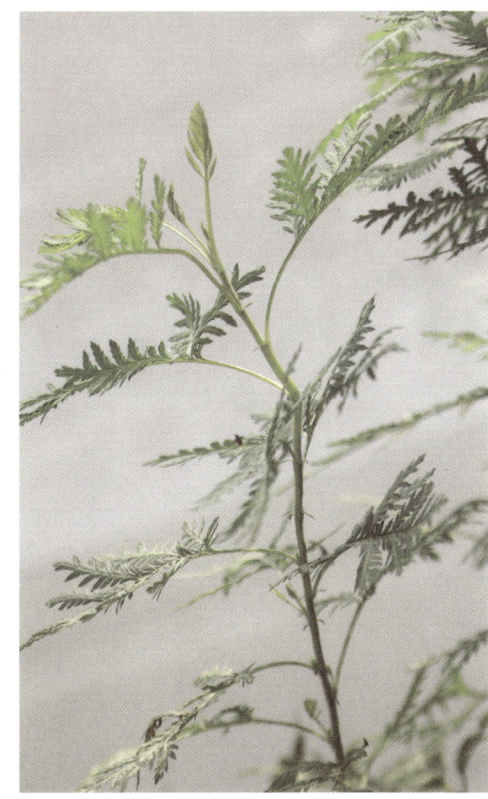

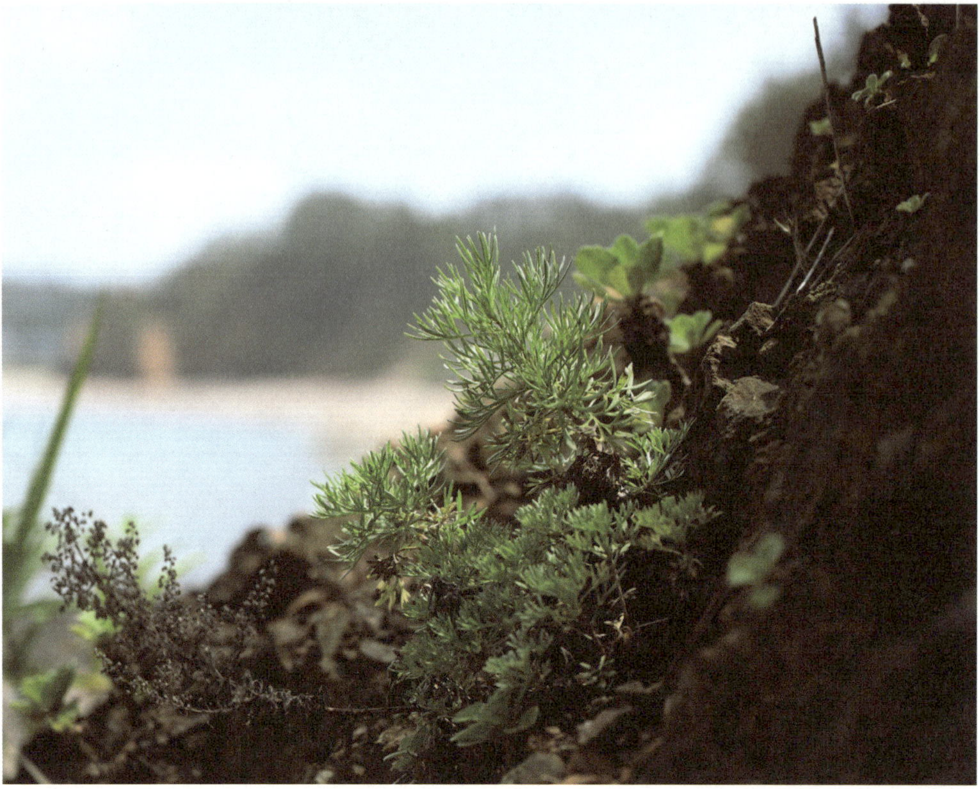

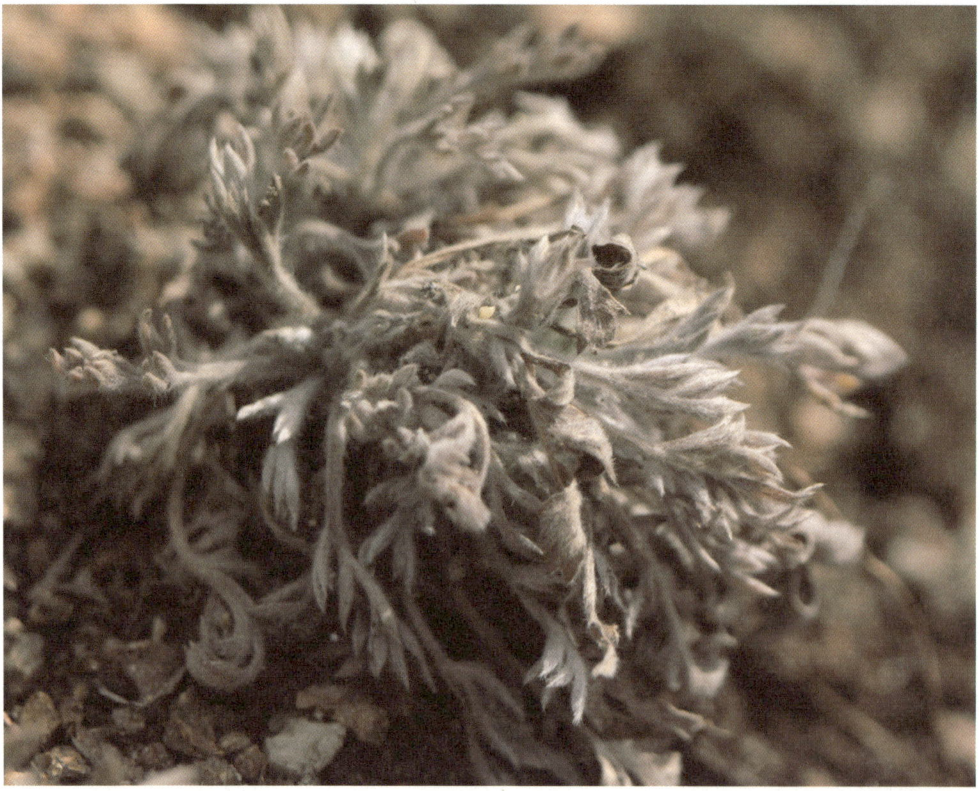

더위지기의 지상부 전초(全草)를 '한인진(韓茵蔯)'이라 하며 약용한다. 성미(性味)는 미고(微苦), 미신(微辛), 미한(微寒)이고 귀경(歸經)은 비(脾), 위(胃), 방광경(膀胱經)이다. 효능(效能)은 퇴황(退黃), 사화(瀉火), 평간(平肝), 화담(化痰), 지해(止咳), 발한(發汗)이며 주치증(主治症)은 황달(黃疸), 습창소양(濕瘡瘙痒), 소변불리(小便不利) 등이다.

쑥 종류 가운데 가장 건조하고 열악한 환경에서 사는 종(種)이 '더위지기'이고 그다음이 '사철쑥'이다. 사철쑥은 주로 중상류 하천 고수부지나 바닷가 사구(砂丘)에서 잘 자란다. 사철쑥과 더위지기는 보통 식물이 자라기 힘든 뜨거운 곳에서 자라는 강인한 면이 있다.

흔히 민가(民家)에서 사철쑥의 지상부를 가을에 채취한 것을 '인진쑥' 혹은 '인진호(茵蔯蒿)'라 하며 간병(肝病) 치료에 이용하는데 황달(黃疸) 증상에 이용하려면 단오 무렵에 채취하고 잎을 만져서 아주 보드라운 느낌이 드는 것이 약효(藥效)가 좋다. 이것이 인진쑥이 아니라 인진(茵蔯) 혹은 사철쑥이다. 사철쑥은 채취 시기가 중요하다.

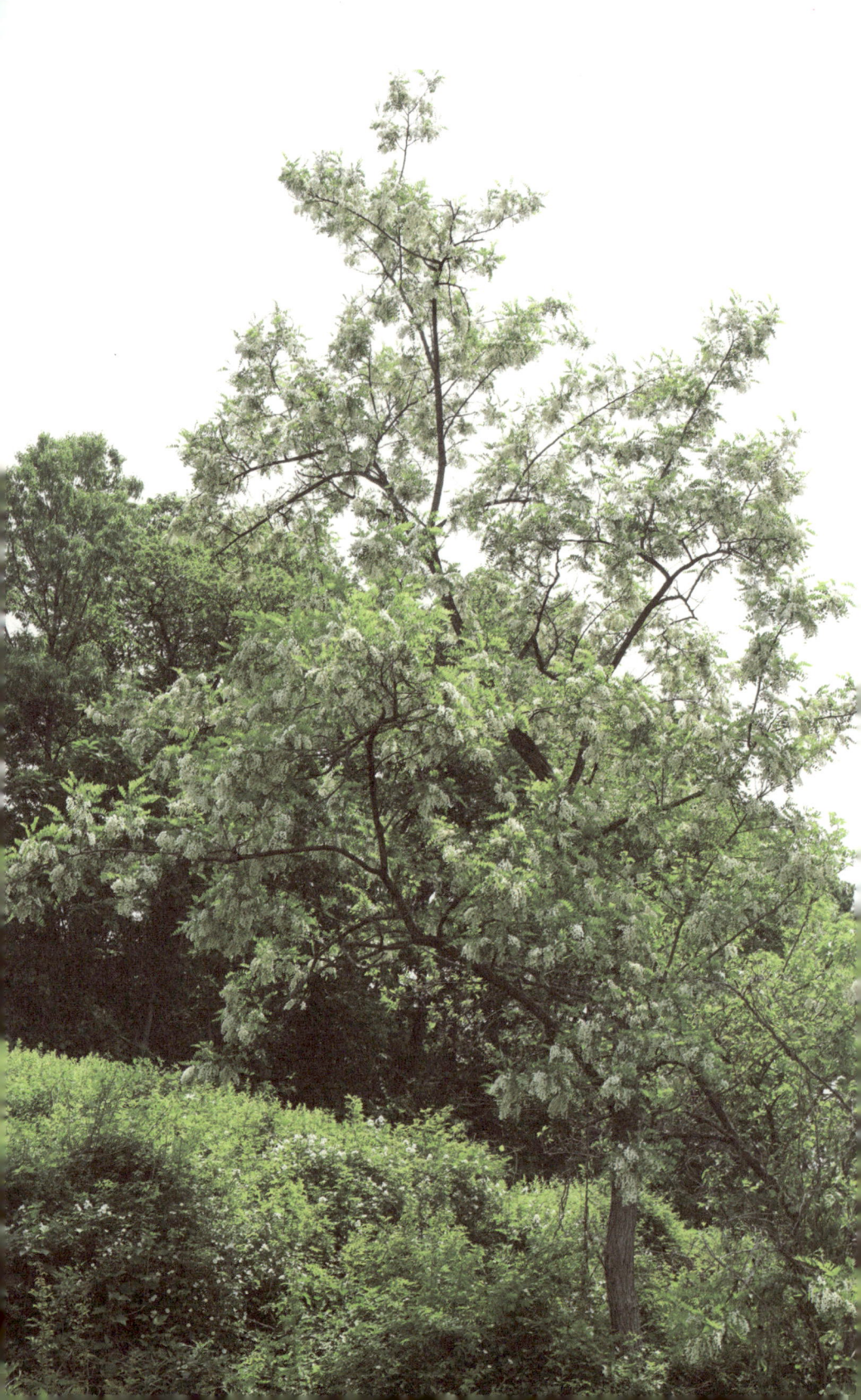

9. 아까시나무

아카시아나무로 흔히 불렀던 아까시나무에 대해 알아보자. 아까시나무는 구한말 1880년대에 우리나라에 도입되었을 것으로 추정한다. 1911년 이전에도 서울 시내 가로수로 식재되었다는 기록이 있다. 20세기 초까지 한반도에서 아까시나무는 무척 낯선 외국 식물이었다.

콩과 '아까시나무'는 북아메리카 원산의 낙엽교목으로 높이 10~25m 정도로 자란다. 잎은 어긋나며 4~9쌍의 작은 잎으로 이루어진 우상복엽이다. 5~6월에 새 가지의 잎겨드랑이에서 나온 총상꽃차례에 백색의 양성화가 모여 달린다. 꽃은 길이 1.5~2cm의 나비 모양이며 향기가 진하다. 열매는 협과(莢果)로 길이 5~12cm의 납작한 선상 장타원형이며 9~10월에 갈색으로 익는다.

아까시나무의 꽃과 뿌리를 '자괴화(刺槐花)', '자괴근(刺槐根)'이라 하

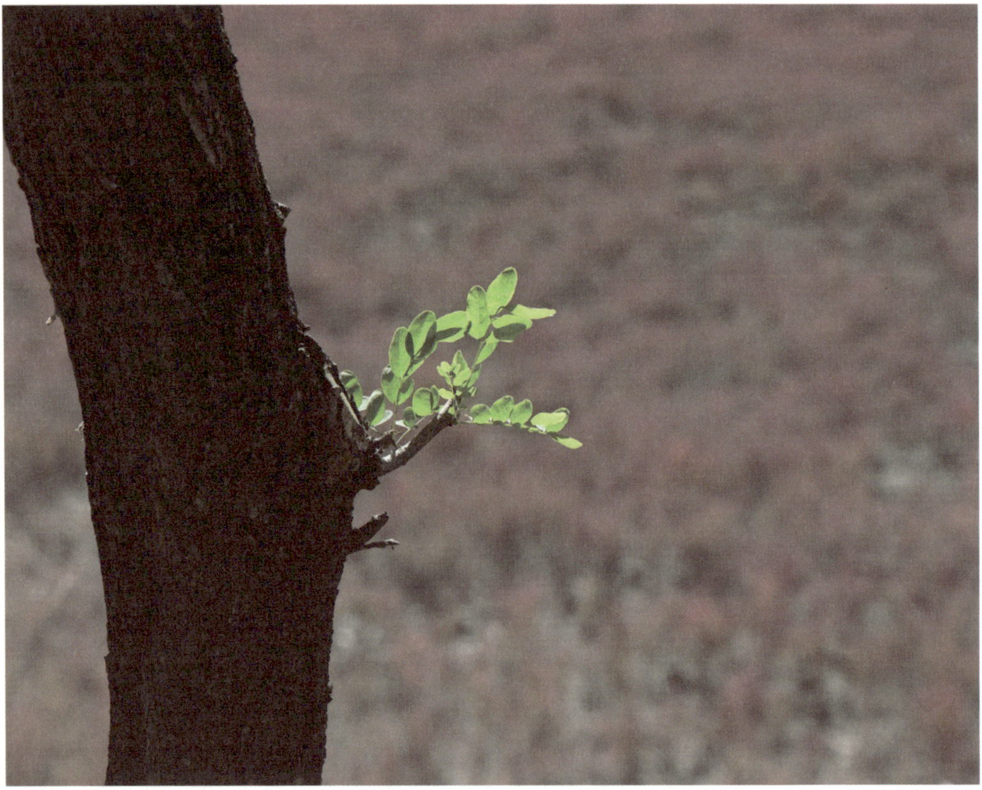

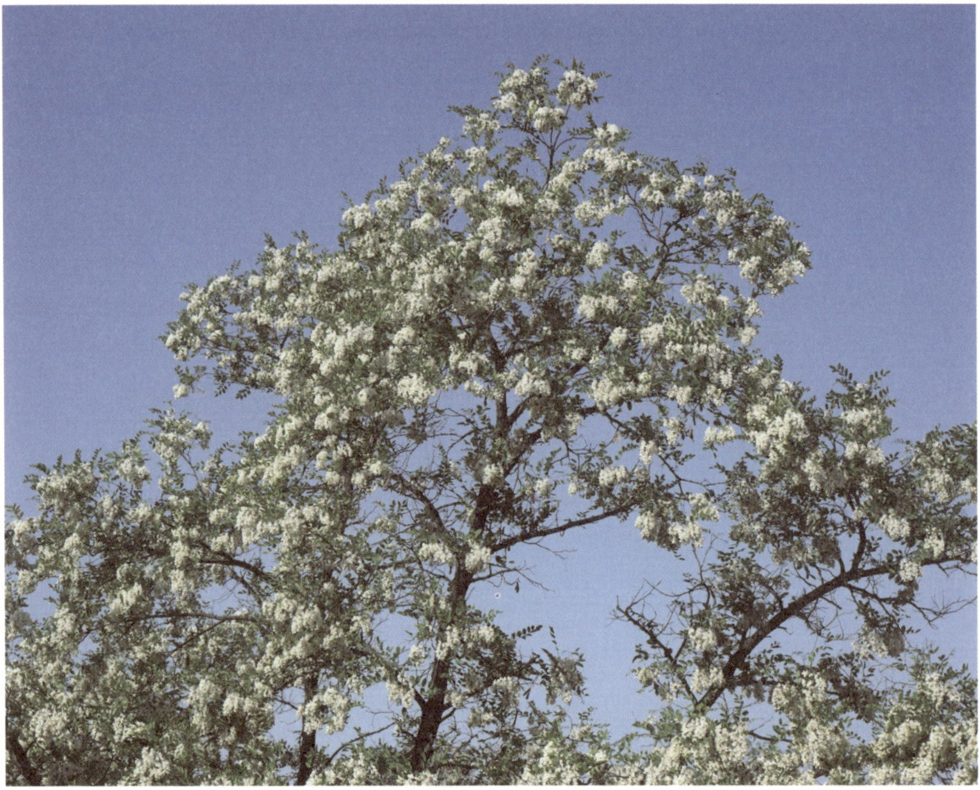

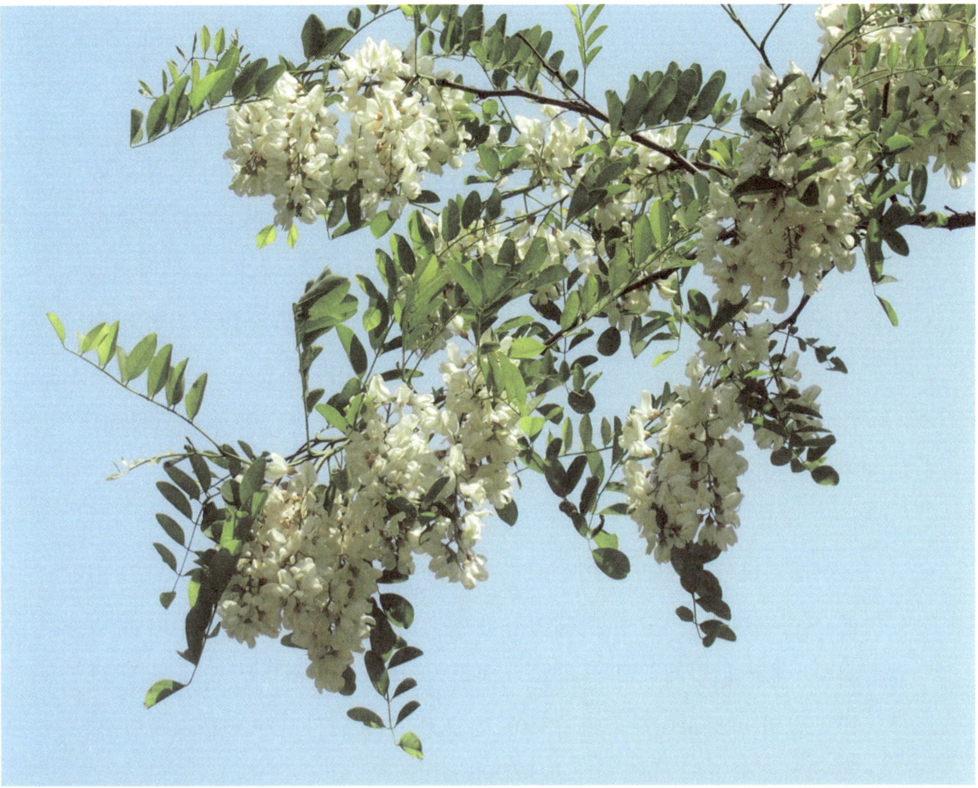

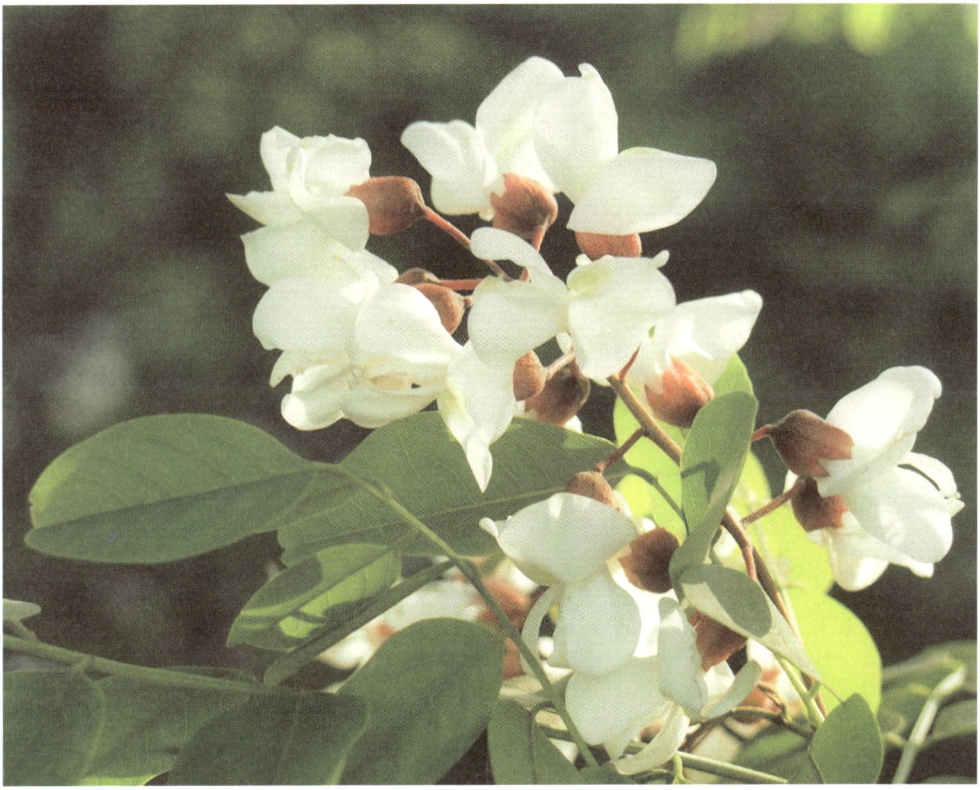

며 약용한다. 자괴화(刺槐花)의 성미(性味)는 감(甘), 평(平)이고 효능(效能)은 평간(平肝), 지혈(止血)이며 주치증(主治症)은 두통(頭痛), 장풍하혈(腸風下血), 객혈(喀血), 토혈(吐血), 혈붕(血崩) 등이다. 자괴근(刺槐根)의 성미(性味)는 고(苦), 미한(微寒)이고 효능(效能)은 량혈지혈(凉血止血), 서근활락(舒筋活絡)이며 주치증(主治症)은 변혈(便血), 객혈(喀血), 붕루(崩漏), 토혈(吐血), 노상핍력(勞傷乏力), 풍습골통(風濕骨痛), 질타손상(跌打損傷) 등이다.

아까시나무는 척박한 땅에서도 잘 자라는 질소고정 식물이자 밀원(蜜源)식물이다. 질소고정 박테리아와 공존하면서 맹아력(萌芽力)이 탁월하다. 예전에 황폐했던 산지를 녹화하기 위해 전국적으로 식재했다. 사방조림의 공로자이다. '아카시아'로 불렸지만 원산지가 열대지방인 진짜 아카시아와는 다른 식물속(植物屬)이다.

아까시나무 학명(Robinia pseudoacacia L.)의 종소명도 아카시아를 닮았다는 뜻이다. pseudo란 가짜, 유사품(類似品)이란 뜻이다. 진짜 아카시아는 상록성이고 이스라엘 호주 등지에서 자란다. 개아카시아라고 명명(命名)했어야 옳았는데 그만 실수로 아카시아라고 부르게 된 것이다. 아까시나무는 16세기 스페인의 로빈 대령이 갖고 온 아카시아와 닮았다는 의미를 담고 있다.

요즘 식물학계에서는 그냥 '아까시나무'라 부르고 있다. 20m 높이까지 자라지만 산중에 있는 아까시나무는 오래 자라지 못하는 경향이 있다. 30년쯤 되면 쓰러지는 것을 자주 목격한다. 그런데 지상부 식물체가 쓰러져도 땅속뿌리가 남아 있으면 다시 살아나는 특성이 있다. 일시적으로 황폐해진 국토에 도움을 주지만 장기적으로는 맞지 않는다. 이 나무

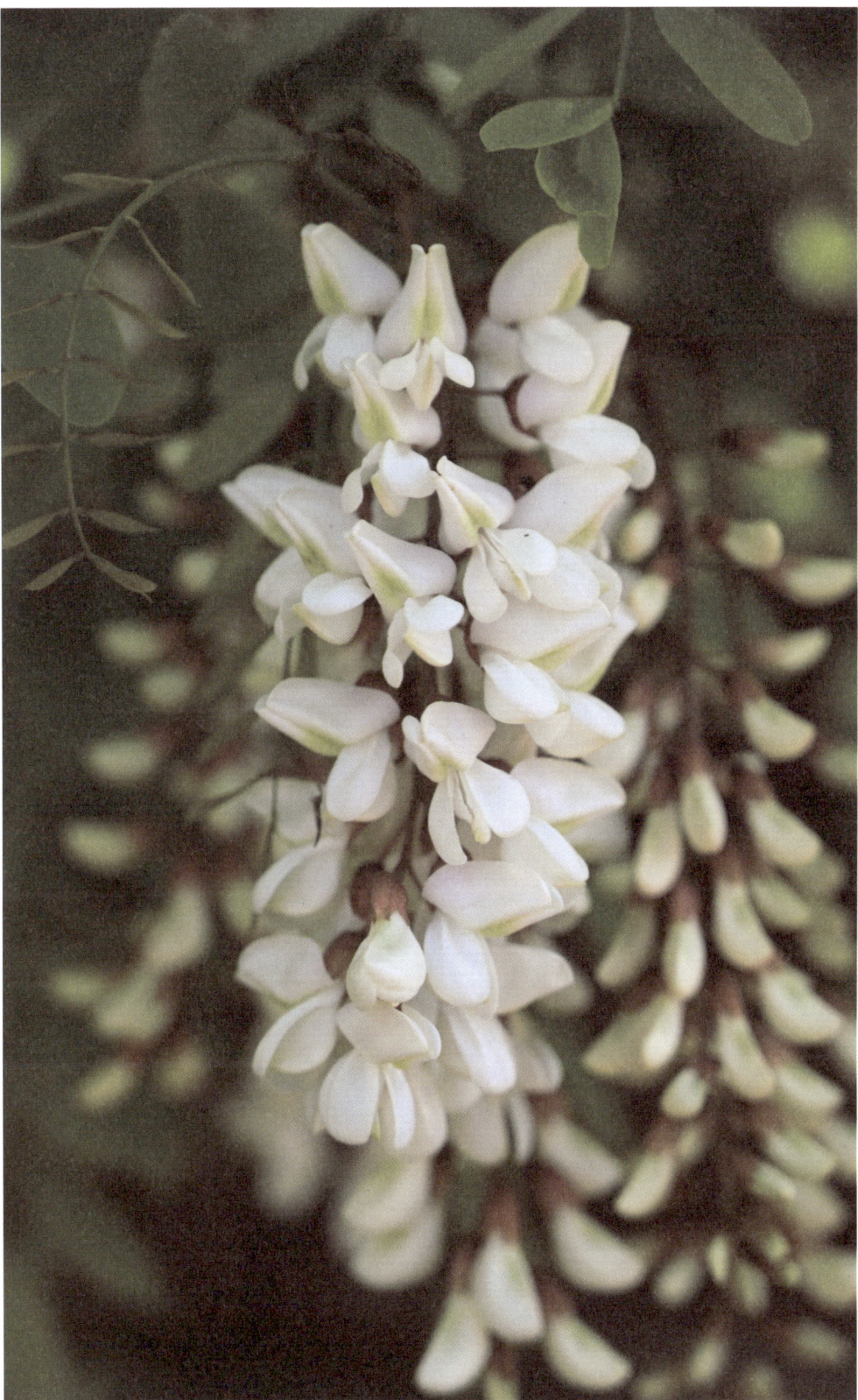

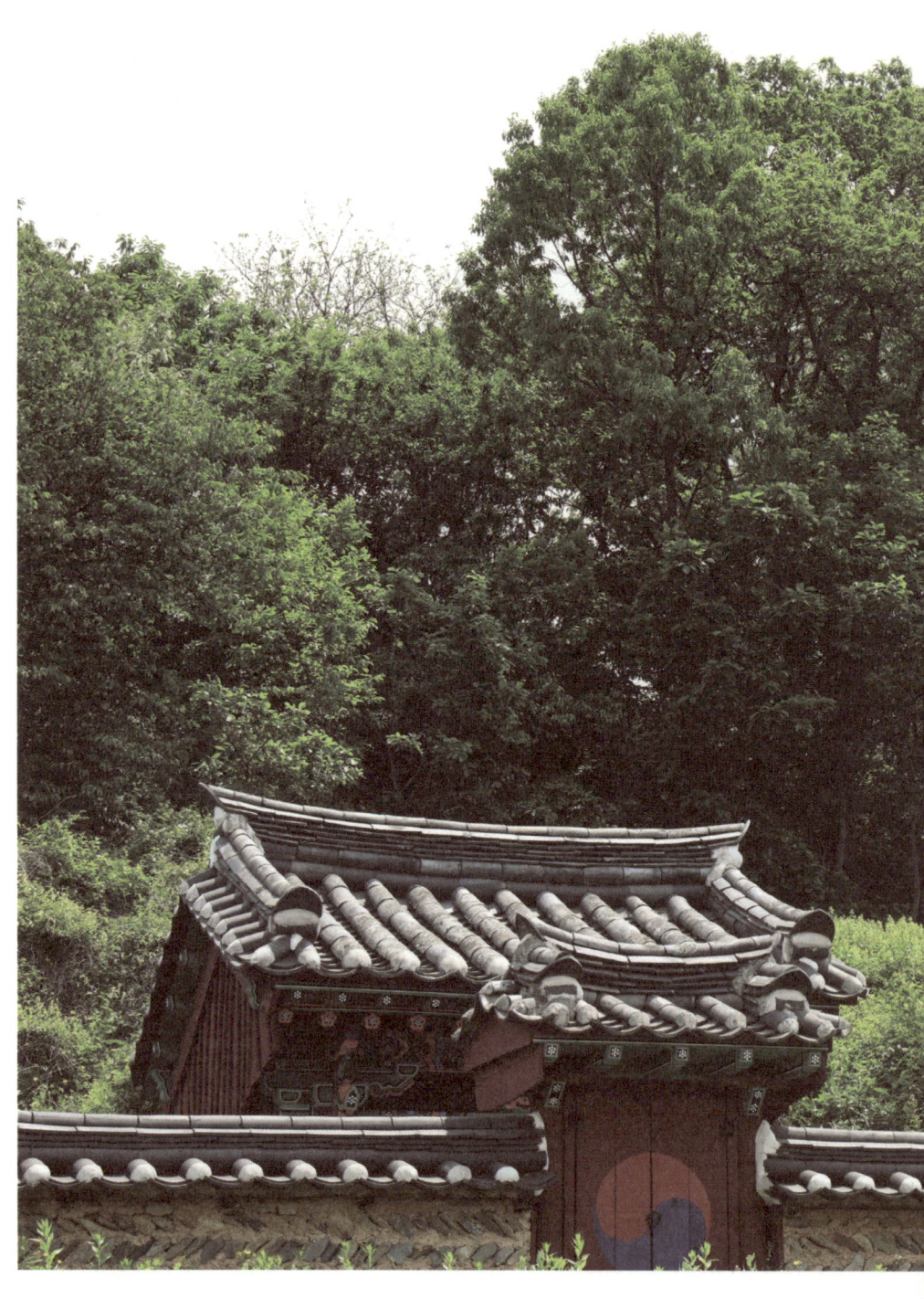

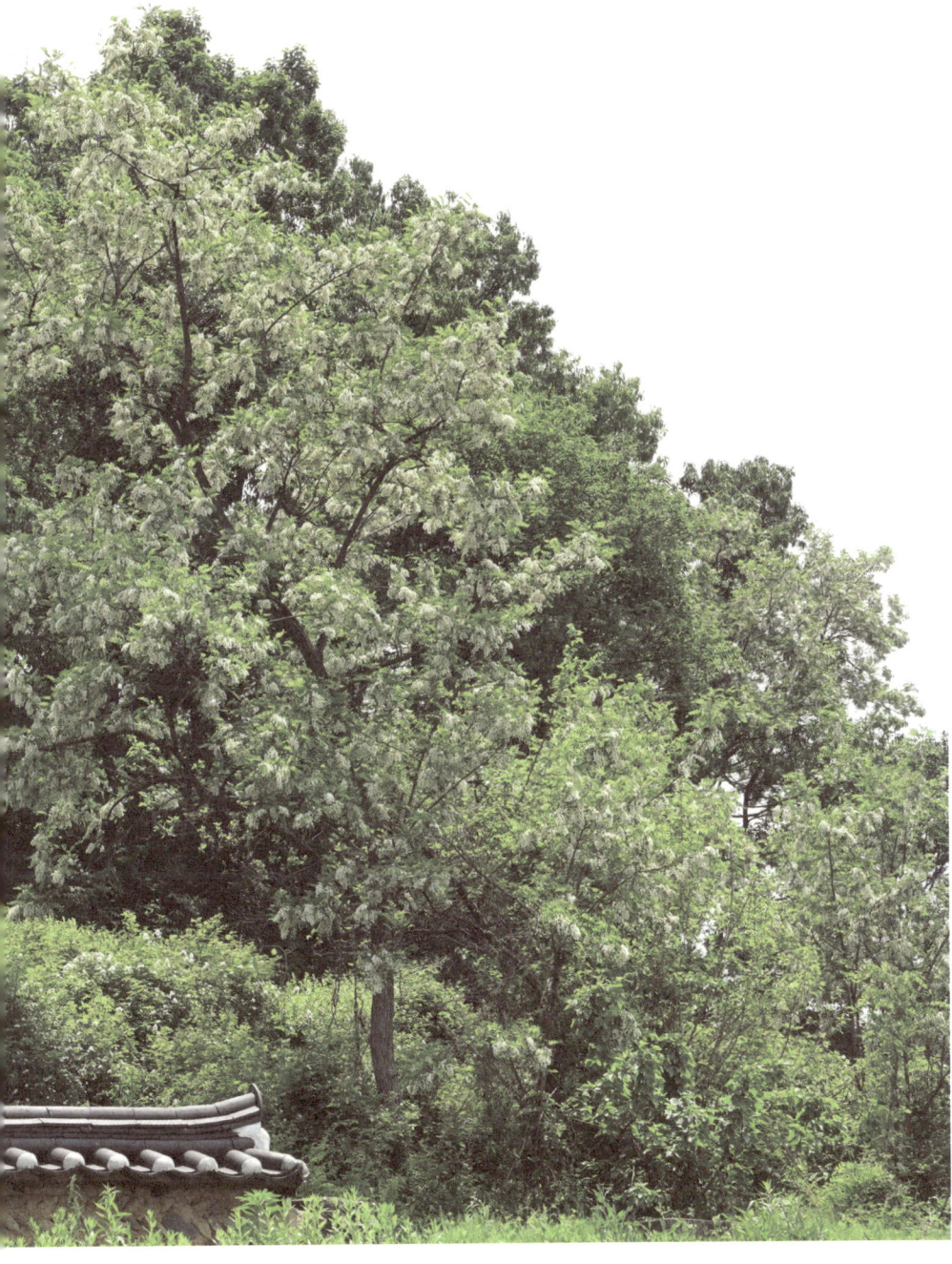

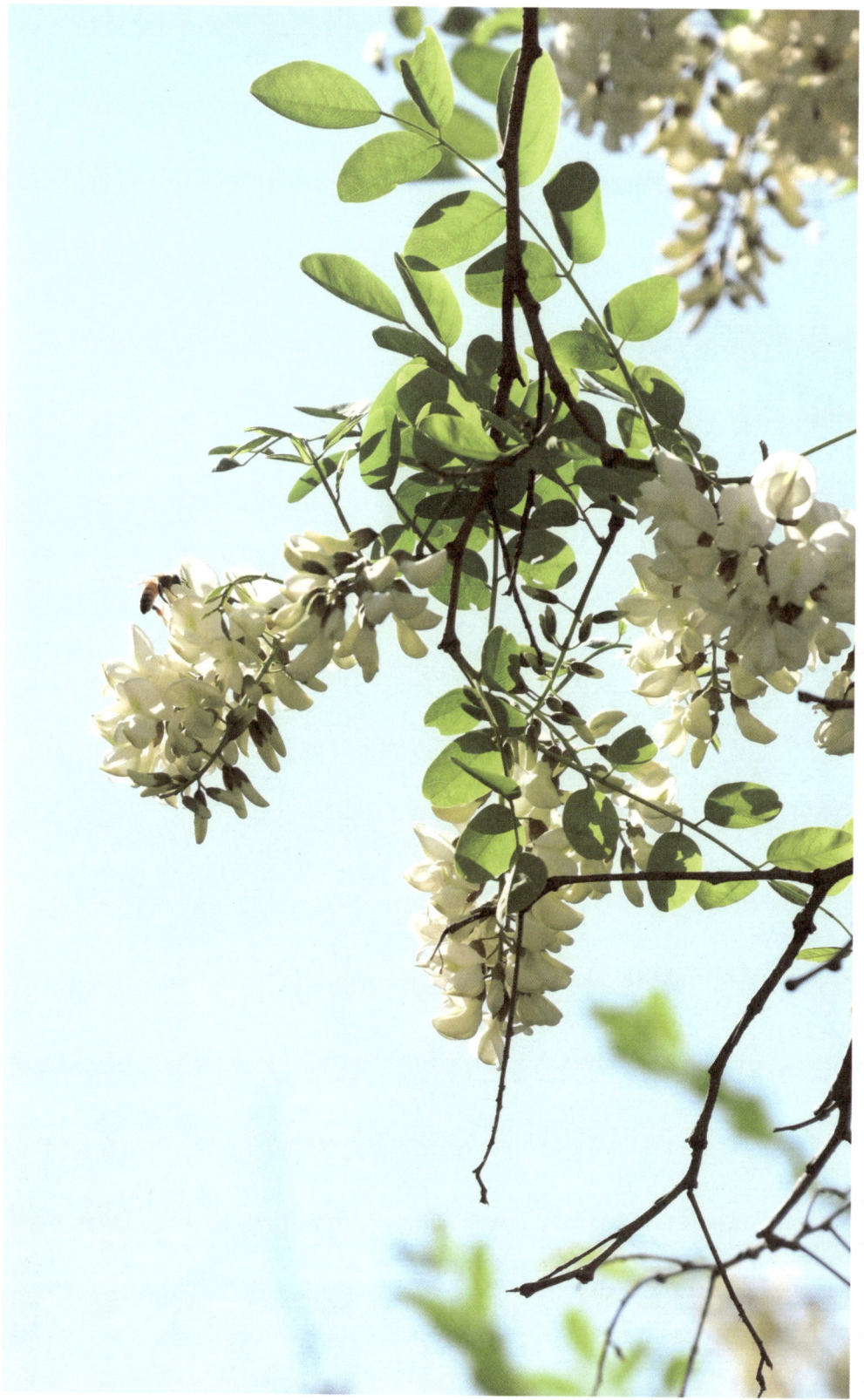

는 은근과 끈기가 없이 거칠고 성급한 특성이 있어서 조경수로는 좋지 못하다.

요즘 아까시 꿀을 먹을 때에 어렸을 적 들척지근한 아까시나무 꽃을 따먹고 작은 잎을 하나씩 따면서 놀던 시절이 생각난다. 아까시꽃으로 튀김을 해 먹거나 비빔밥에 고명으로 올려놓는 경우도 있다.

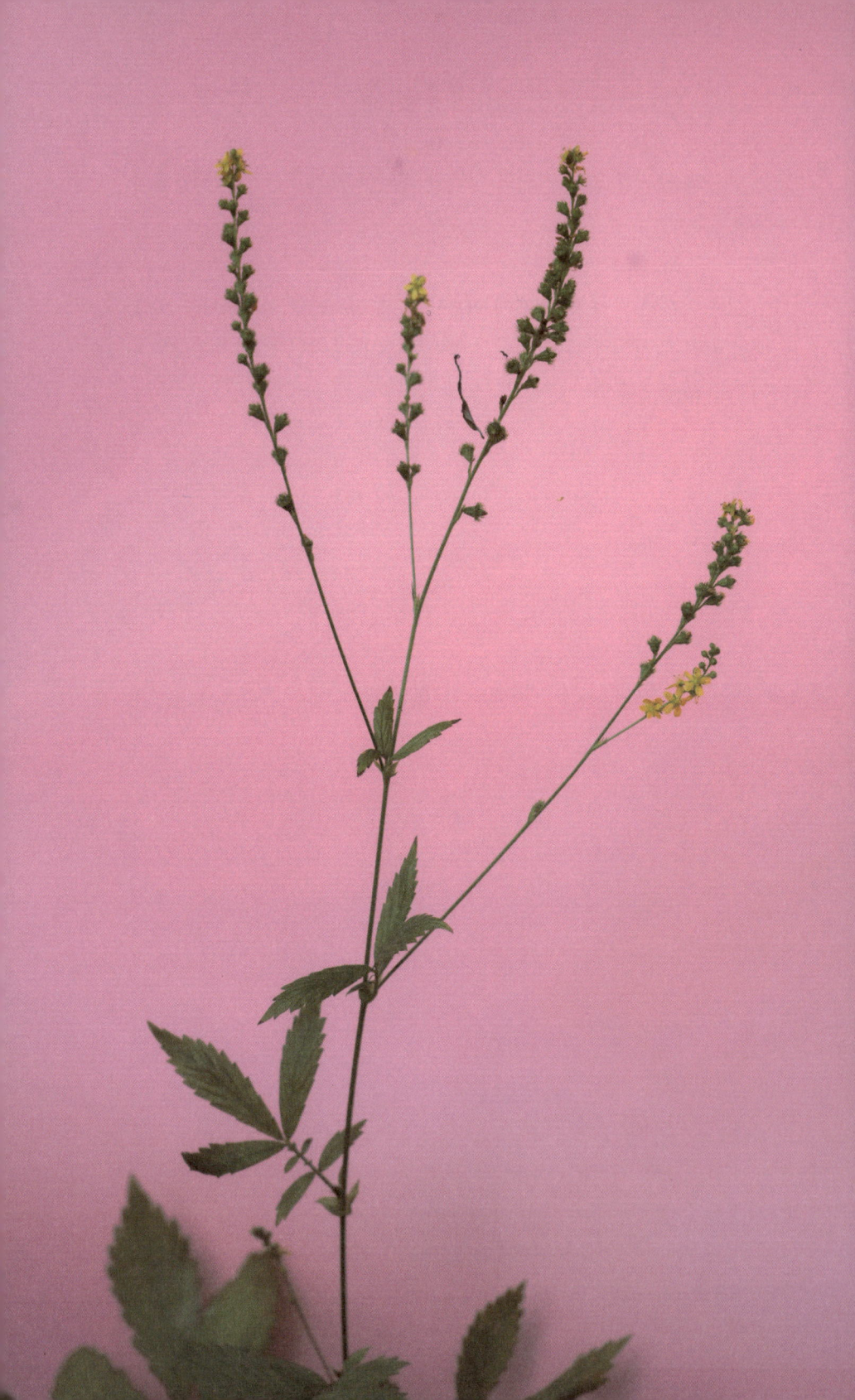

10. 짚신나물

고등학교 때 복싱 도장에 다닌 적이 있다. 줄넘기만 오지게 한 기억이 난다. 그리고 1분이 무척 긴 시간인 것을 알았다. 초보 때 링 위에서 일방적으로 얻어맞을 때 1분이 한 시간 같았다. 그 일이 있고 난 후 아침마다 세수할 때 코피가 났다. 오래 지속되었다. 늦게나마 아버지에게 말씀드렸다. 아버지는 짚신나물을 산에서 캐와 달여 주셨다. 이튿날부터 감쪽같이 코피는 멎었다. 짚신나물의 지혈(止血) 효과는 탁월했다.

우리나라에는 짚신나물속(屬) 식물로 산짚신나물과 짚신나물 2종이 있다. 이들은 땅속줄기가 발달한 여러해살이로써, 건조한 서식처에서 살지 않는 공통점이 있다. 씨앗에 갈고리 털이 있어 야생 동물에 의해 그들의 이동통로에서 자주 발견된다. 열매가 짚신에 붙고, 어린 순은 나물과 약재로 이용하며 나무꾼이나 약초꾼이 다니는 산길이나 임도를 따라 나 있는 숲 언저리가 서식처이다. 산짚신나물은 짚신나물에 비해 해발고도

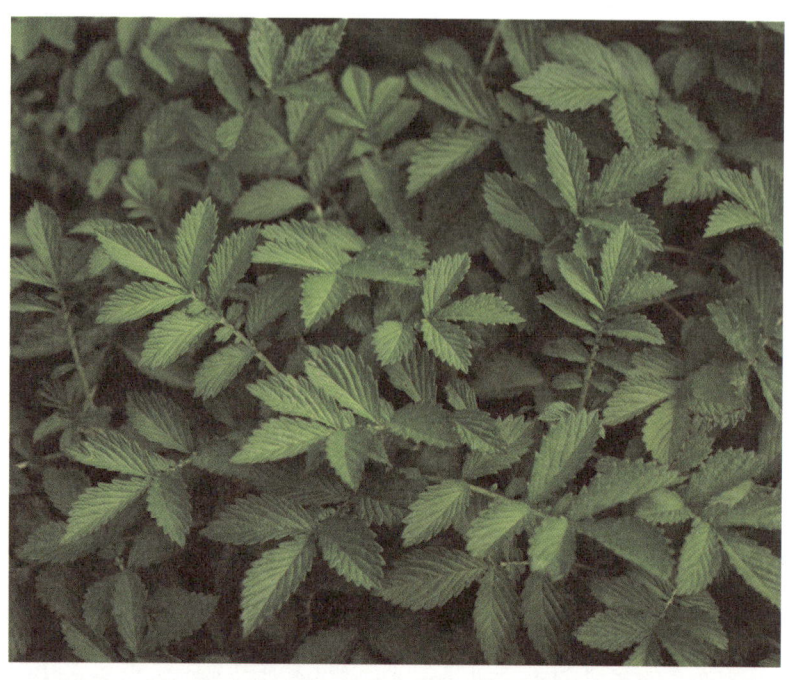

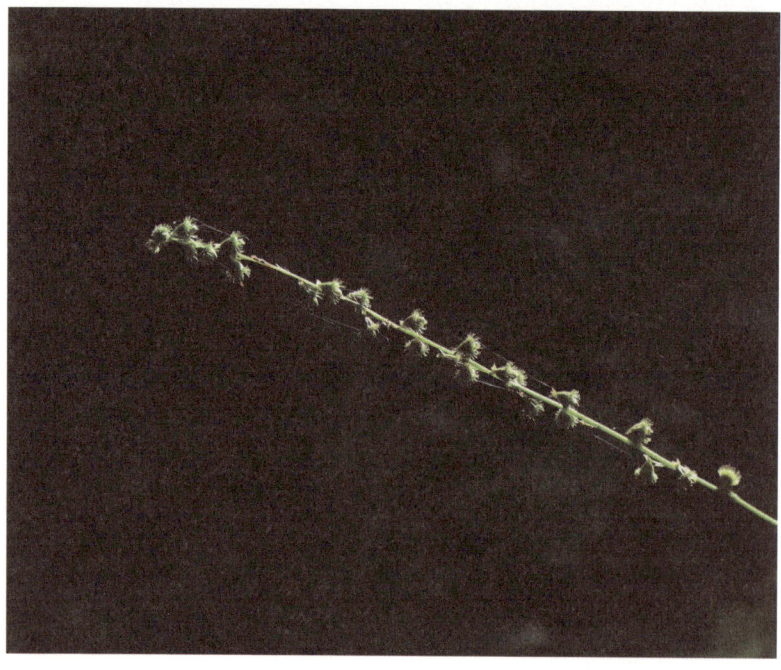

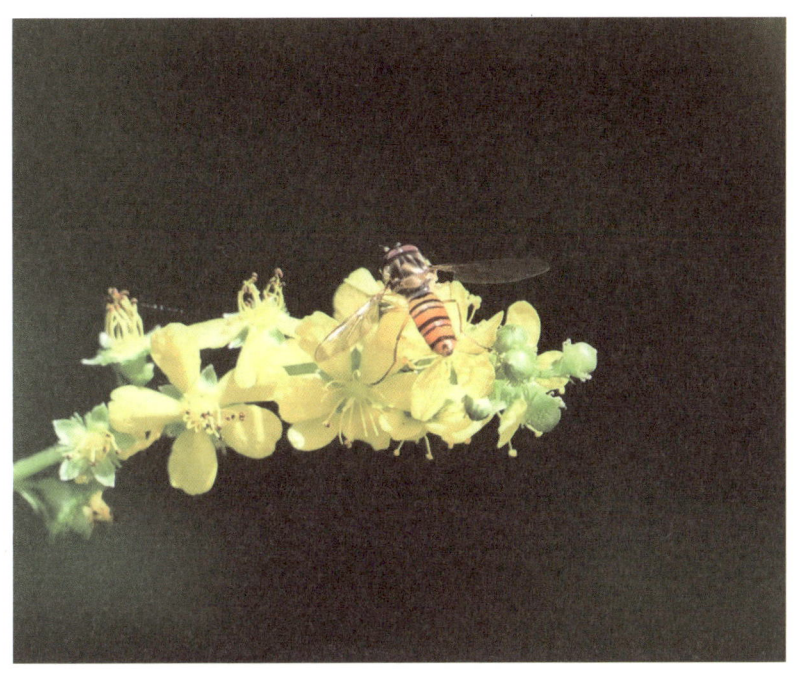

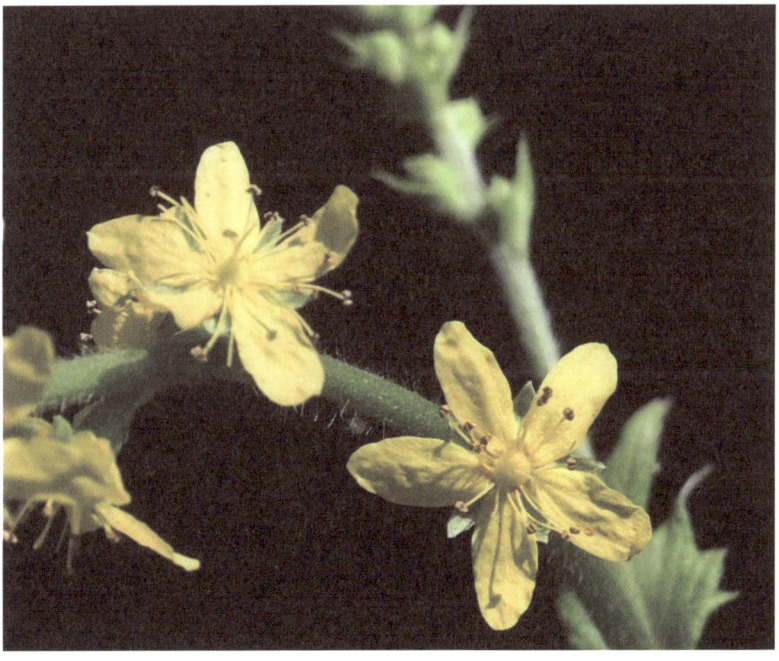

가 높은 지역에 치우쳐 분포한다. 짚신나물이 범 아시아적 광분포종이라면, 산짚신나물은 한반도를 중심으로 하는 대륙의 협분포종으로 평양 이남에 주로 분포하는 우리나라 반 특산종이다.

장미과 짚신나물은 높이 30~100cm로 산과 들에서 자라는 다년생초본(多年生草本)이다. 잎은 어긋나고 깃꼴겹잎이며 작은 잎은 5~7장이다. 턱잎은 긴 달걀형이다. 6~8월에 가지 끝의 송이차례에 노란색 꽃이 피는데 수술은 12개이다. 종 모양의 열매 끝부분에는 갈고리 같은 억센 털이 많아서 잘 달라붙는다.

짚신나물 및 산짚신나물의 전초(全草)를 '선학초(仙鶴草)'라 하며 약용한다. 성미(性味)는 고(苦), 삽(澁), 평(平)이고 귀경(歸經)은 폐(肺), 간(肝), 비경(脾經)이다. 효능(效能)은 수렴지혈(收斂止血), 소적지리(消積止痢), 해독소종(解毒消腫)이며 주치증(主治症)은 객혈(喀血), 토혈(吐血), 육혈(衄血), 뇨혈(尿血), 변혈(便血), 붕루(崩漏), 외상출혈(外傷出血), 복사(腹瀉), 이질(痢疾), 탈력노상(脫力勞傷), 학질(瘧疾), 정창옹종(疔瘡癰腫), 음도염(陰道炎) 등이다.

짚신나물의 이명(異名)은 다양하다. '선학초(仙鶴草)', '용아초(龍芽草)', '황용미(黃龍尾)', '탈력초(脫力草)' 등등 다양하다. 짚신나물은 수렴지혈(收斂止血) 작용이 탁월해 신체의 각 부분의 출혈증(出血症)에 아주 유용할 뿐만 아니라 노상(勞傷)을 다스리기도 한다. 과로상(過勞傷)에는 대조(大棗)를 배합한다. 이 경우는 '탈력초(脫力草)'라 부른다.

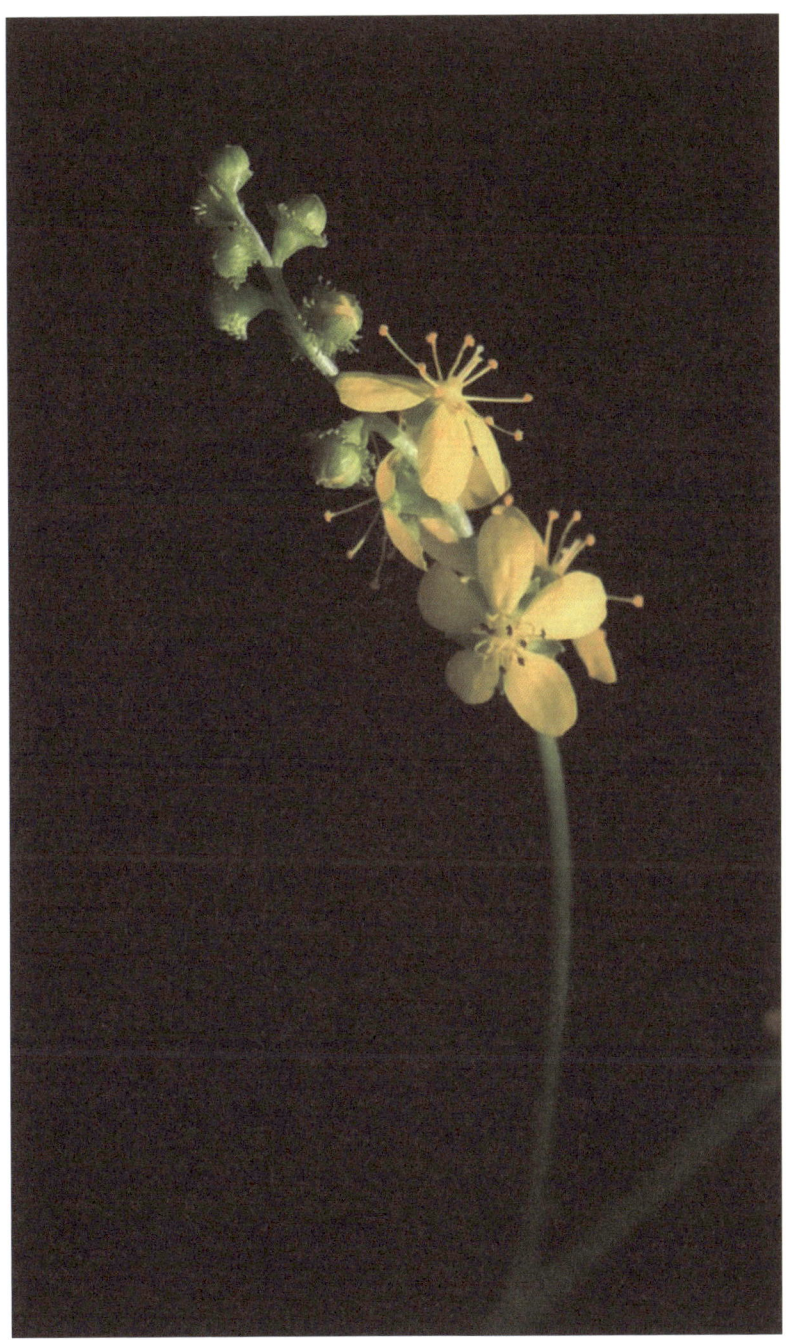

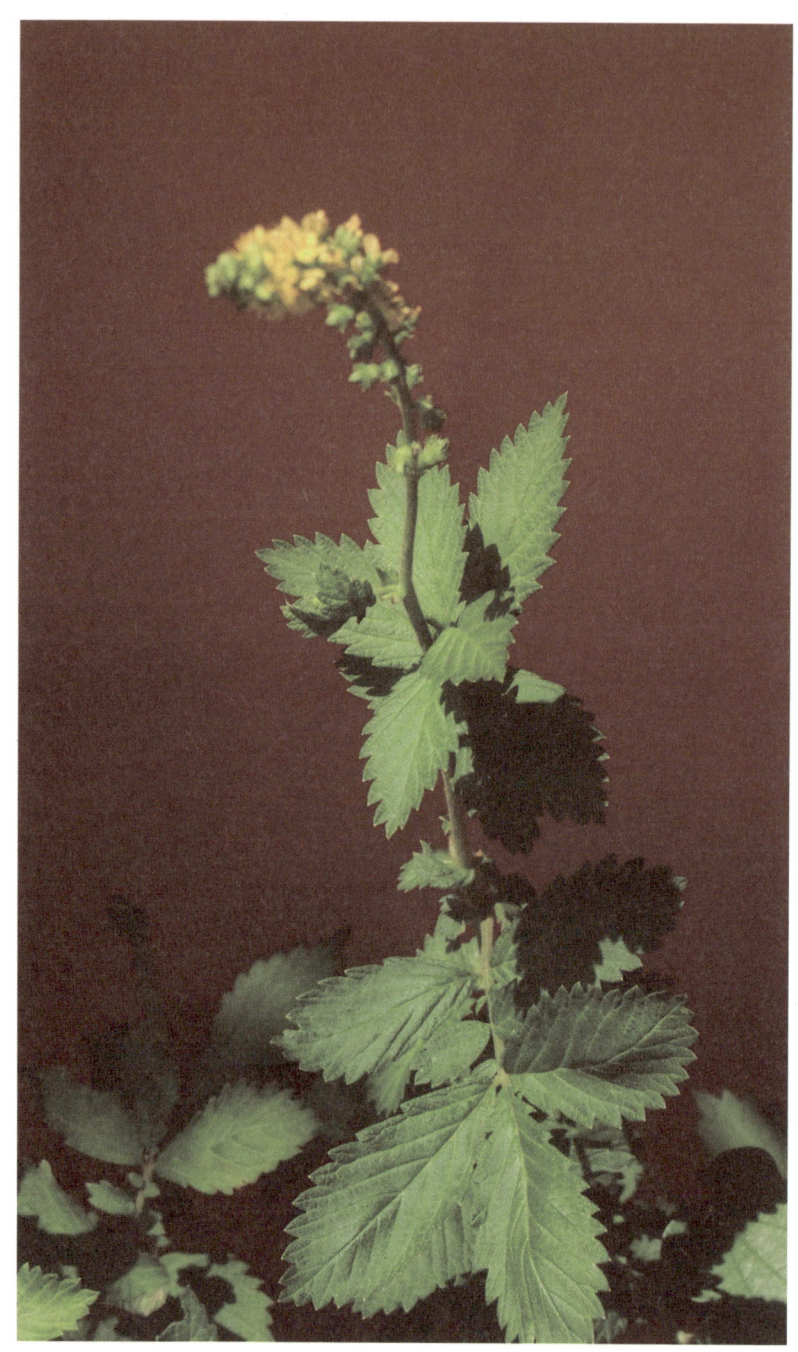

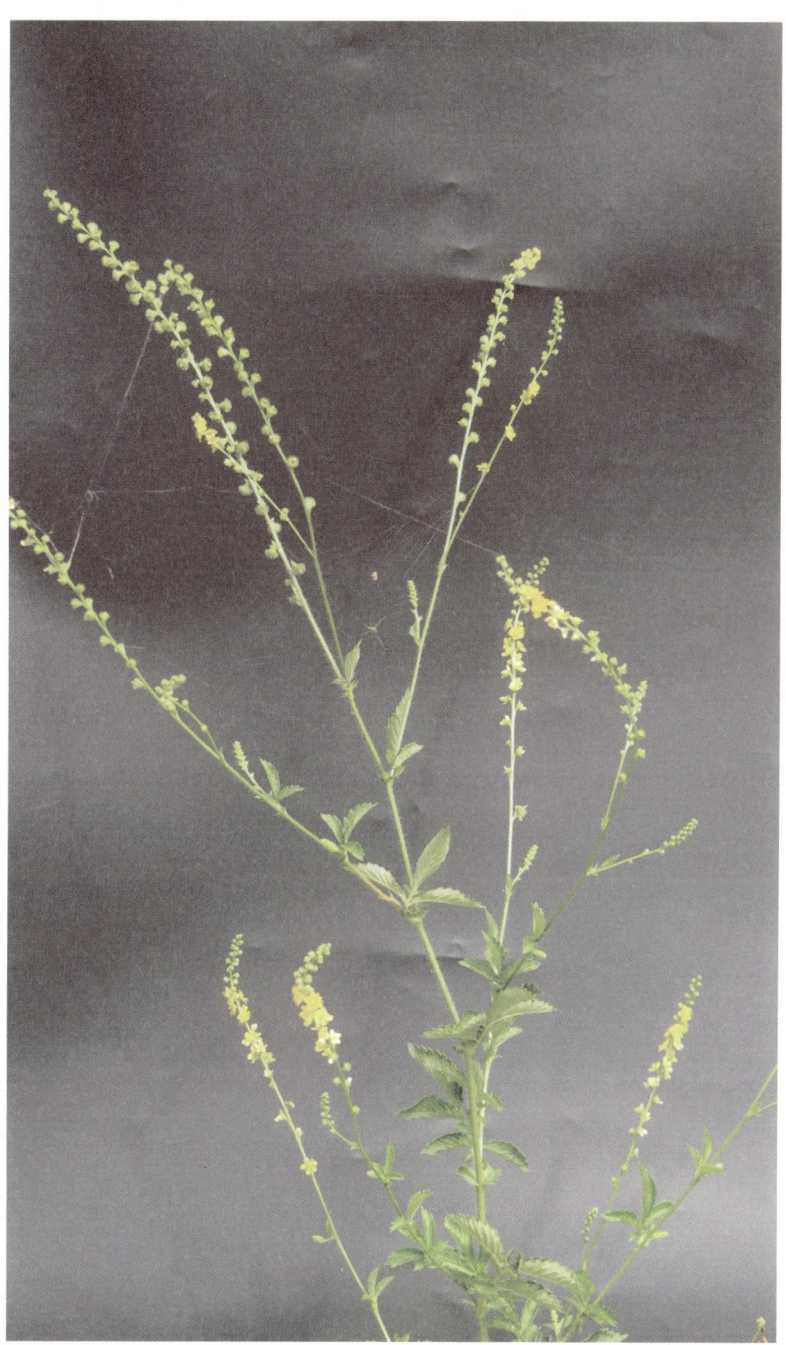

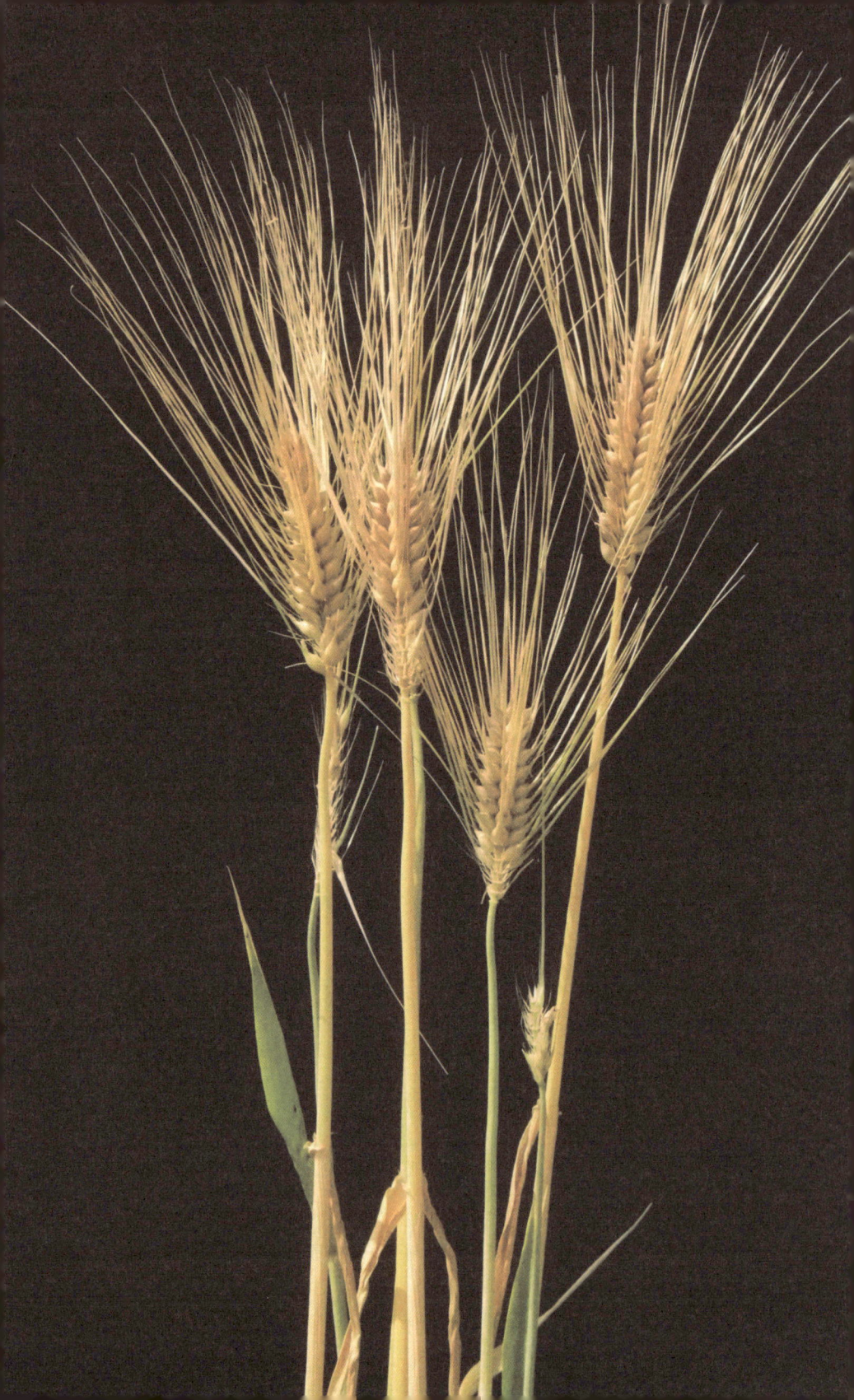

11. 대맥(大麥), 소맥(小麥), 교맥(蕎麥)

우리가 흔히 잡곡(雜穀)으로 즐겨 사용하는 대맥, 소맥, 교맥에 대해 알아보자. 대맥은 보리를 뜻한다. 보리에 대한 자세한 내용은 졸저 "인곡본초 2권 '망개떡'"의 '보리밥' 챕터를 참조 바란다. 대맥(大麥)은 '보리', 소맥(小麥)은 '밀', 교맥(蕎麥)은 '메밀'을 뜻한다.

벼과 '보리'는 재배식물로 대략 1m 정도로 자라는 이년초(二年草)이다. 원줄기는 속이 비고 원주형(圓柱形)이다. 잎은 호생(互生)하며 넓은 선상(線狀) 피침형(披針形)으로서 뒤로 젖혀지지 않는다. 꽃은 4~5월에 총상화서로 핀다. 쌀보리는 영과(穎果)가 잘 떨어진다.

보리의 영과(穎果)를 '대맥(大麥)'이라 한다. 성미(性味)는 감(甘), 량(凉)이고 귀경(歸經)은 비(脾), 신경(腎經)이다. 효능(效能)은 건비화위(健脾和胃), 관장(寬腸), 이수(利水)이며 주치증(主治症)은 복창(腹脹), 식체설사(食滯泄瀉), 소변불리(小便不利) 등이다.

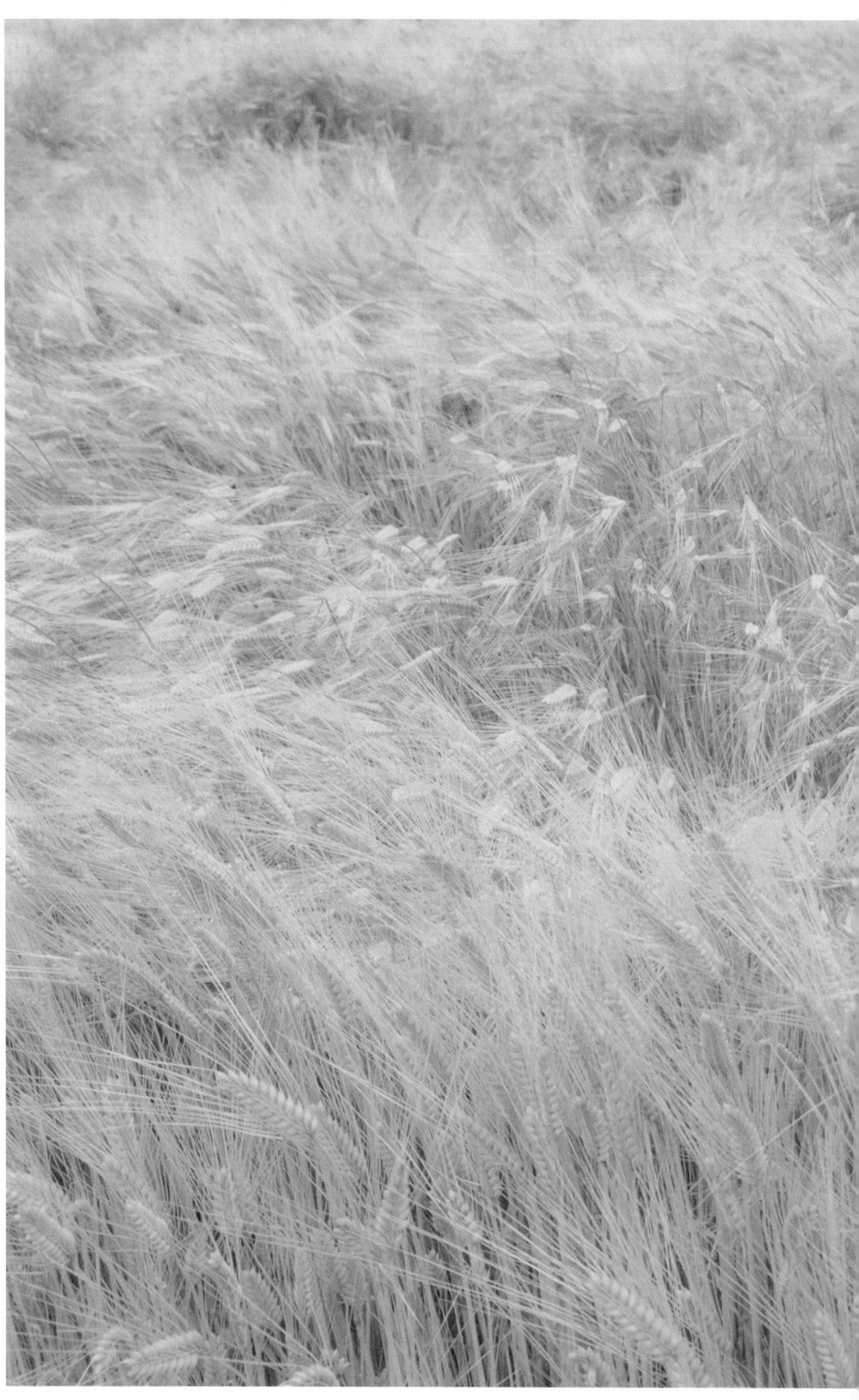

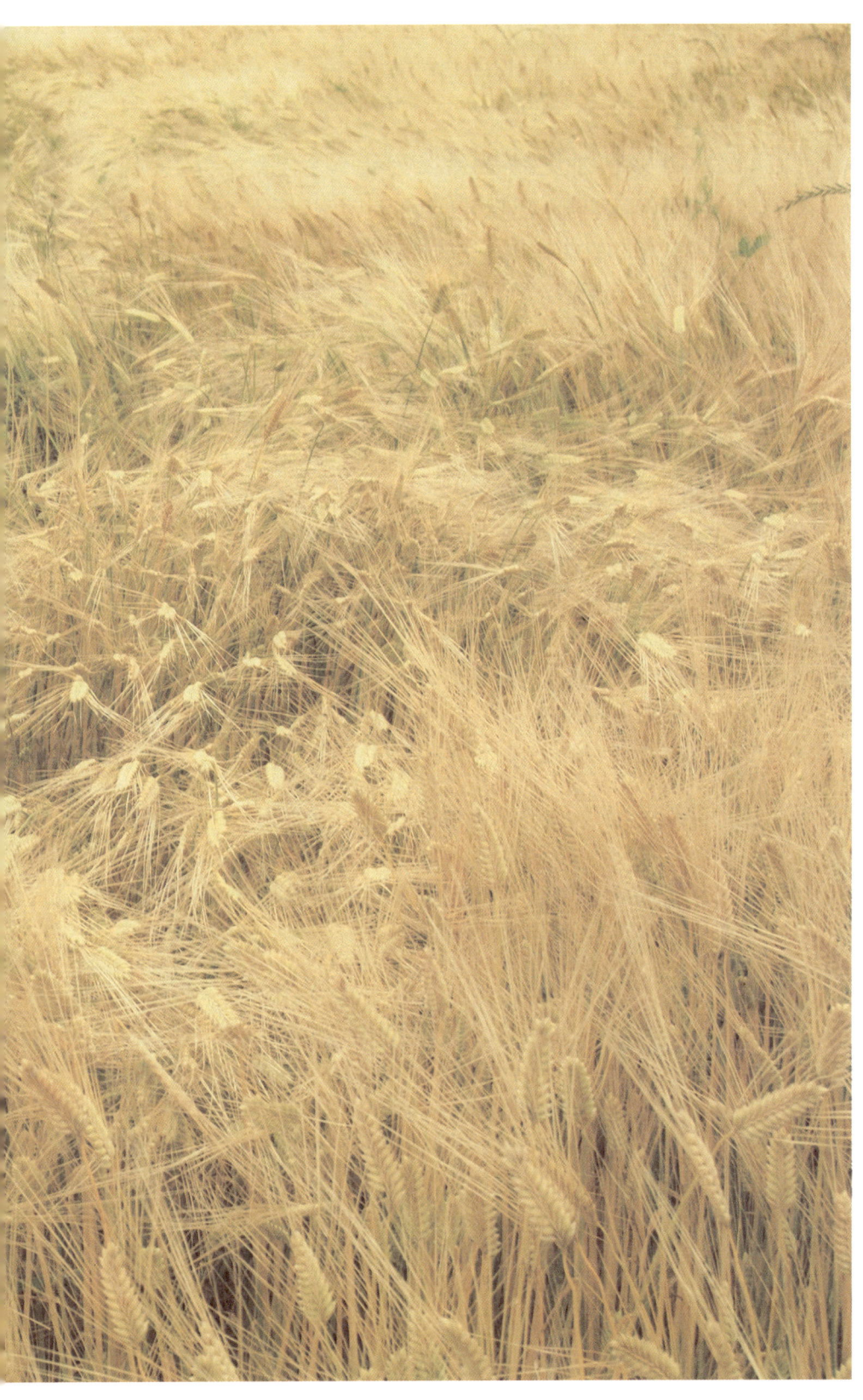

보리의 발아영과(發芽穎果) 즉 보리싹을 틔운 것을 약용·식용하는데 이를 '맥아(麥芽)'라고 한다. 성미(性味)는 감(甘), 평(平)이고 귀경(歸經)은 비(脾), 위경(胃經)이다. 효능(效能)은 소식화적(消食化積), 회유(回乳)이며 주치증(主治症)은 식적(食積), 복만설사(服滿泄瀉), 오심구토(惡心嘔吐), 식욕부진(食慾不振), 유즙욱적(乳汁郁積), 유방창통(乳房脹痛) 등이다.

벼과 '밀'은 재배작물이며 2~3대가 같이 나와서 높이 1m 정도 자라고 마디가 길다. 잎은 넓은 피침형이고 끝이 점차 좁아지며 뒤로 처진다. 꽃은 5월에 핀다. 영과(穎果)는 넓은 타원형이며 영(穎)에서 잘 떨어진다.

밀의 종자(種子)를 '소맥(小麥)'이라 한다. 성미(性味)는 감(甘), 미한(微寒)이고 귀경(歸經)은 심(心), 비경(脾經)이다. 효능(效能)은 양심(養心), 제열(除熱), 지갈(止渴), 렴한(斂汗)이며 주치증(主治症)은 장조(臟躁), 번열(煩熱), 허한(虛汗), 소갈(消渴), 설리(泄痢), 옹종(癰腫), 외상출혈(外傷出血), 탕상(燙傷) 등이다.

밀의 종피(種皮) 즉 밀기울을 '소맥부(小麥麩)'라 하며 약용한다. 성미(性味)는 감(甘), 량(凉)이고 효능(效能)은 제열(除熱), 지갈(止渴), 렴한(斂汗), 소종(消腫)이며 주치증(主治症)은 소갈(消渴), 허한(虛汗), 도한(盜汗), 질타손상(跌打損傷), 풍습비통(風濕痹痛), 구창(口瘡) 등이다.

마디풀과 '메밀'은 높이 60~90cm로 자라는 일년생초본(一年生草本)이다. 밭에서 재배하며 들로 퍼져 나가 자란다. 잎은 어긋나고 하트형~좁은 하트형이며 가장자리가 밋밋하다. 7~10월에 잎겨드랑이와 가지 끝에 달리는 송이꽃차례에 자잘한 흰색 꽃이 모여 피는데 꽃에는 꿀

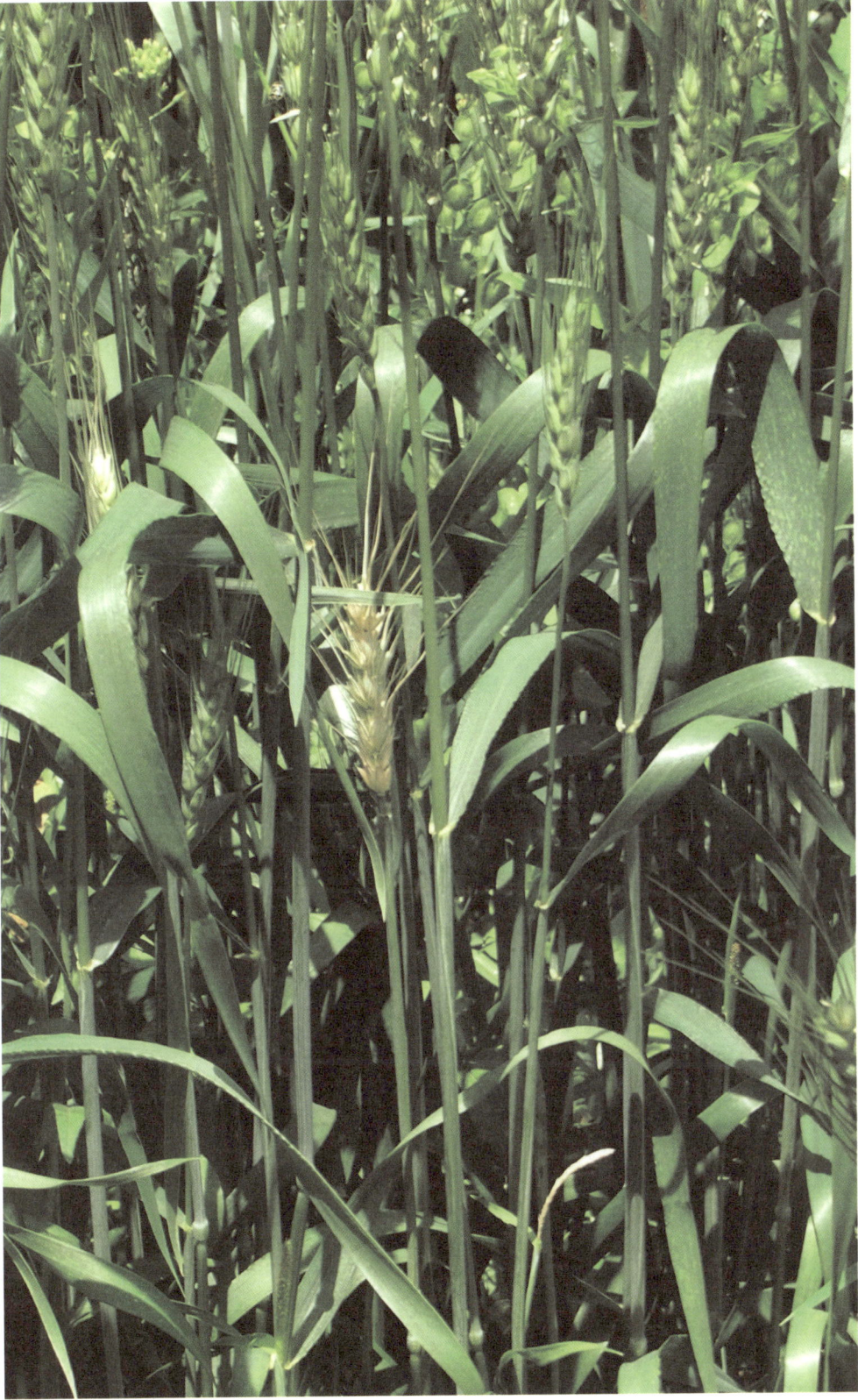

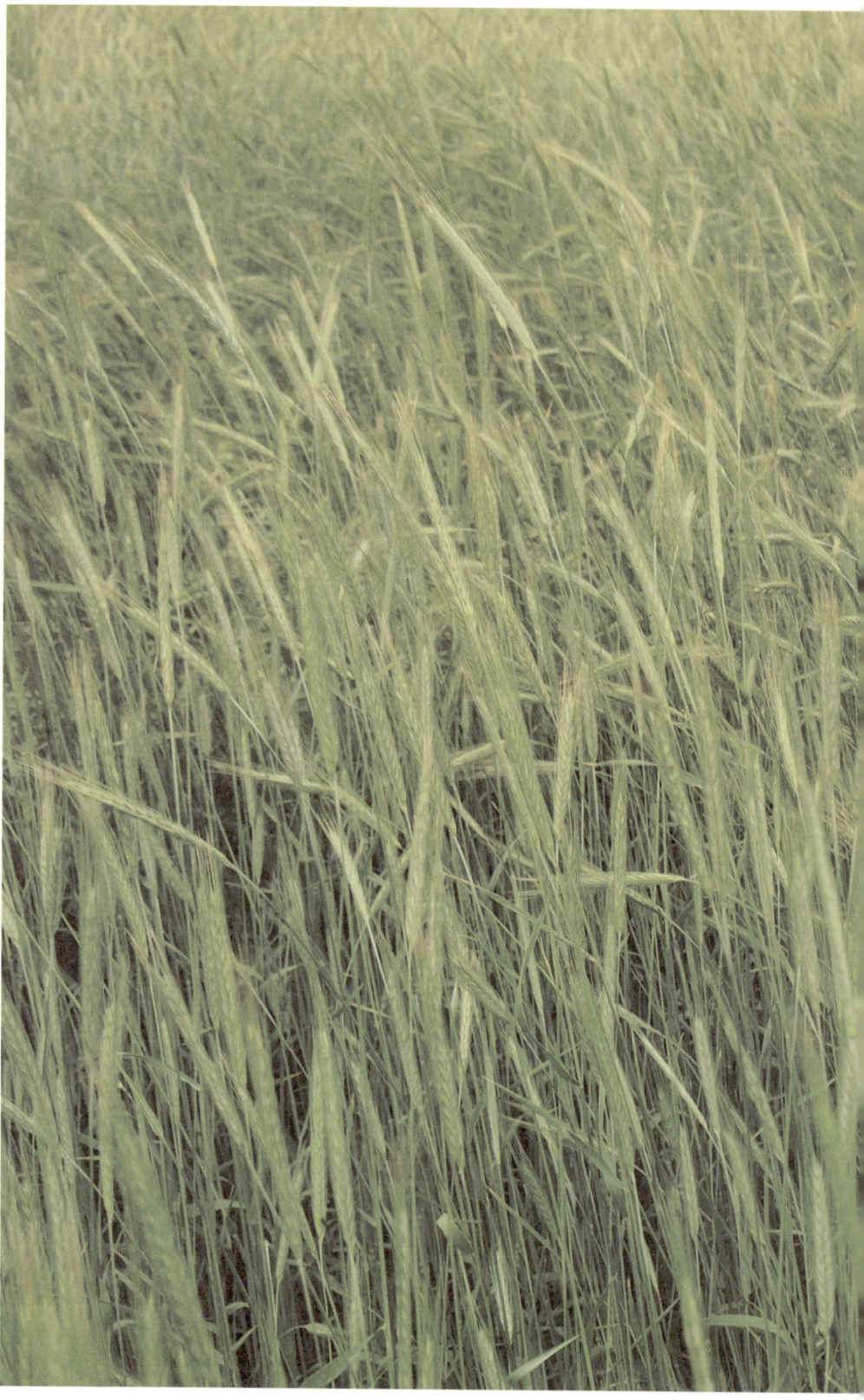

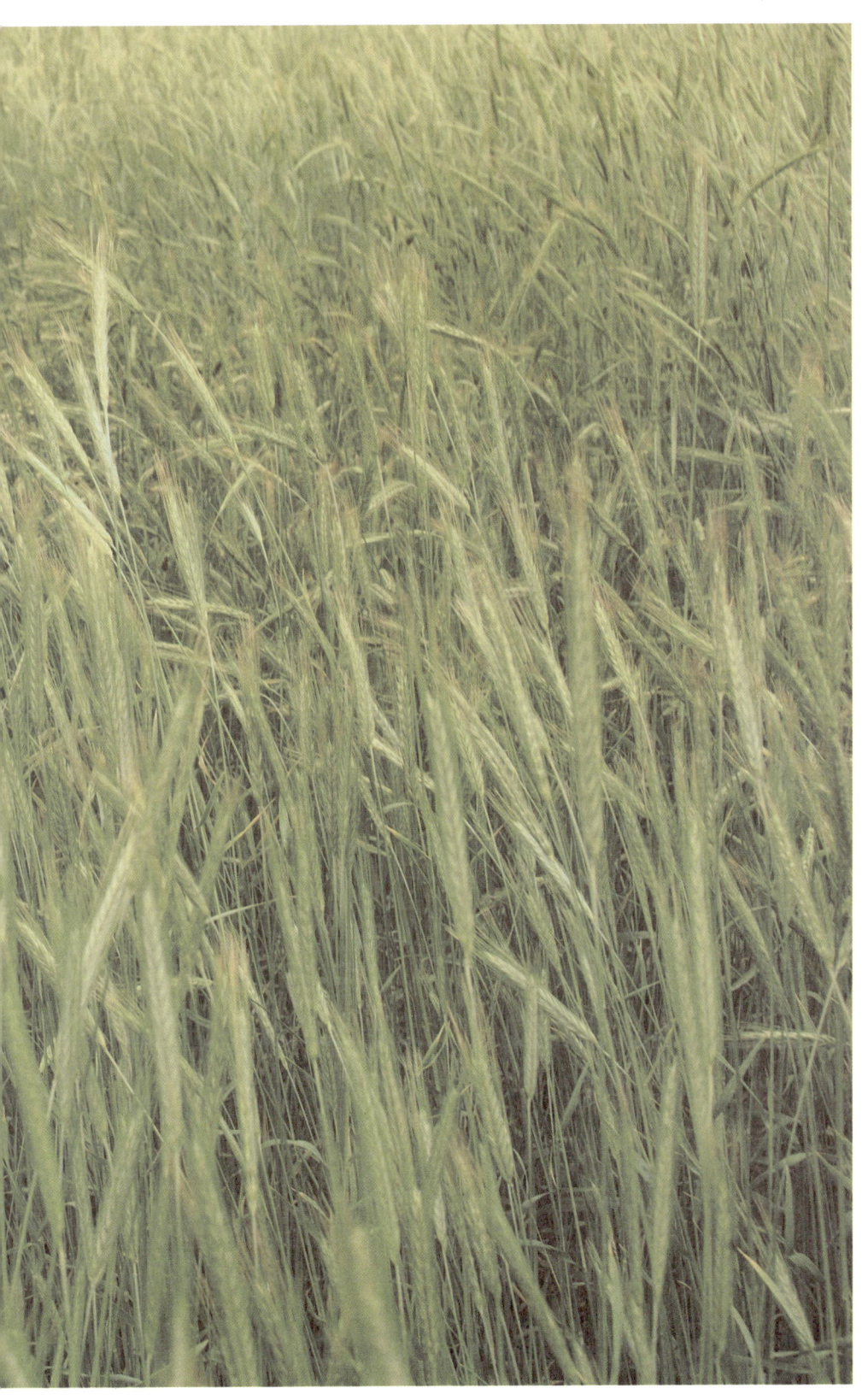

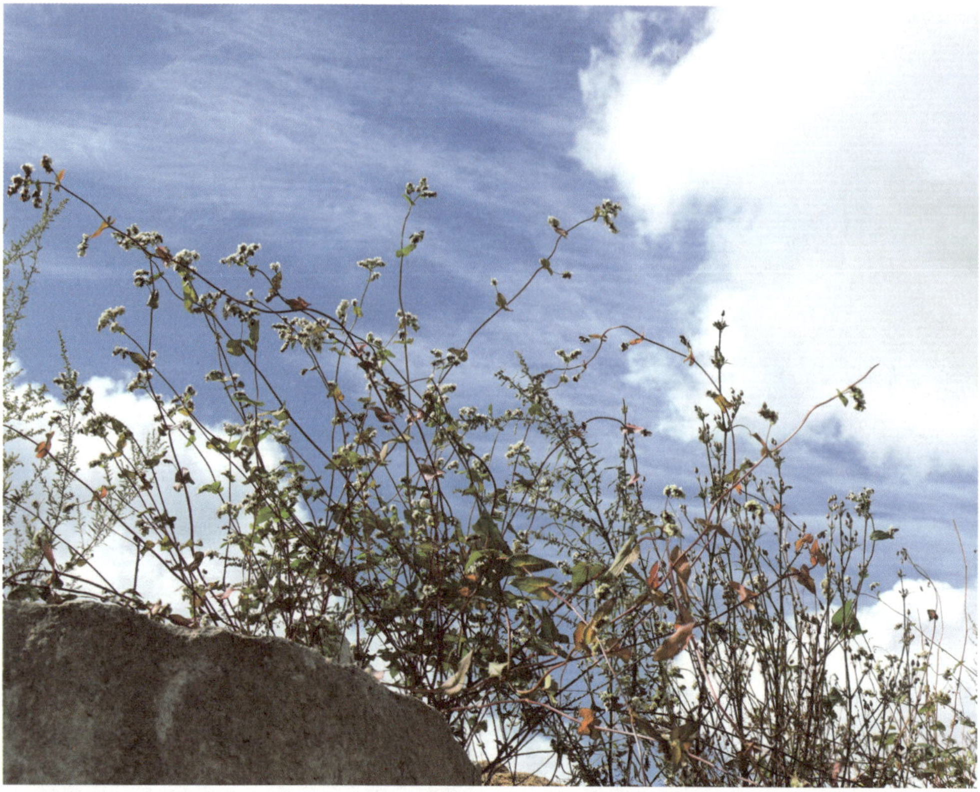

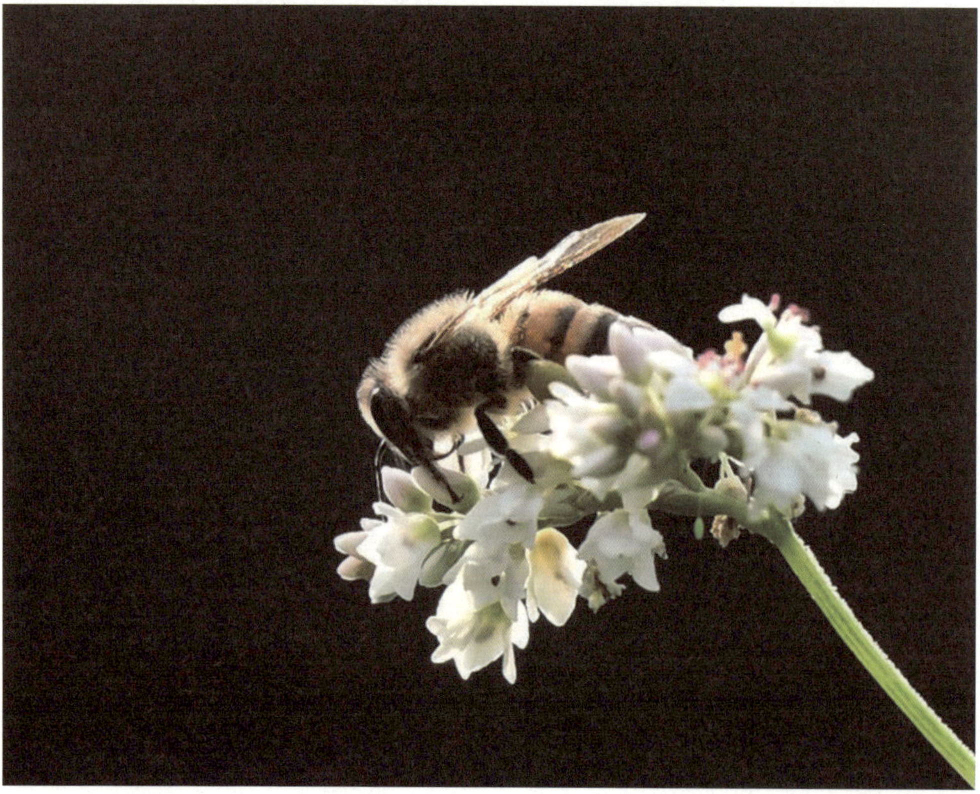

이 많다. 세모진 열매는 진한 갈색으로 익는다. 가뭄에 강하고 씨 뿌리고 100일쯤이면 수확해 먹을 수 있다.

메밀의 종자(種子)를 '교맥(蕎麥)'이라 하고 식용·약용한다. 성미(性味)는 감(甘), 미산(微酸), 한(寒)이고 귀경(歸經)은 비(脾), 위(胃), 대장경(大腸經)이다. 효능(效能)은 건비소적(健脾消積), 하기관장(下氣寬腸), 해독렴창(解毒斂瘡)이며 주치증(主治症)은 장위적체(腸胃積滯), 설사(泄瀉), 이질(痢疾), 백탁(白濁), 자한(自汗), 도한(盜汗), 대하(帶下), 포진(疱疹), 단독(丹毒), 옹저(癰疽), 발배(發背), 나력(瘰癧), 탕화상(燙火傷) 등이다.

메밀의 잎도 '교맥엽(蕎麥葉)'이라 하며 식용·약용한다. 효능(效能)은 이이목(利耳目), 하기(下氣), 지혈(止血), 강압(降壓)이며 주치증(主治症)은 안목혼호(眼目昏糊), 이명(耳鳴), 애기(噯氣), 고혈압병(高血壓病) 등이다.

선조들은 보릿고개에는 덜 익은 보리를 채취하여 죽을 쑤어 먹었으며, 소나무 속 껍질도 먹었다. 또한 뚝새풀을 훑어 죽을 쑤어 먹으며 생명을 연장했다. 뚝새풀에 대해 알아보자. 옛 문헌에 구황식물로 기재되어 있는 뚝새풀은 물기 머금은 땅에 사는 화본형(새)의 풀을 뜻한다고 기재되어 있다. 지금도 전라도에서는 보리가 익기 전에 논밭에 바가지를 들고 나가 뚝새풀의 화분을 훑어 죽을 쑤어 먹는 사람들이 있다. 뚝새풀까지 구황식물이라니 얼마나 처절했는지 알 수 있다.

벼과 뚝새풀은 높이 20~40cm로 자라는 두해살이풀로 논밭에서 자란다. 줄기는 흰빛이 도는 녹색이고 여러 대가 모여난다. 4~5월경에 줄기

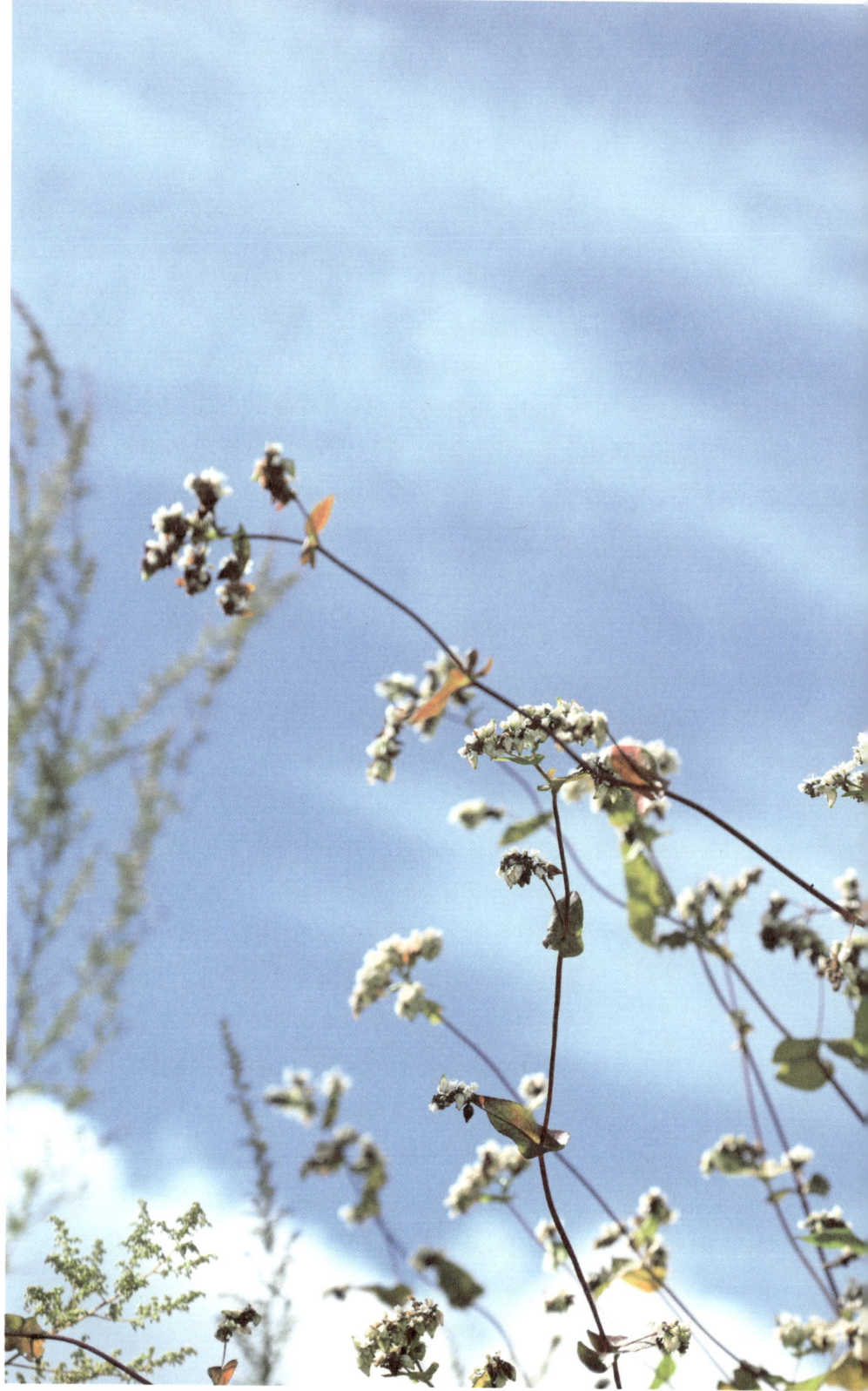

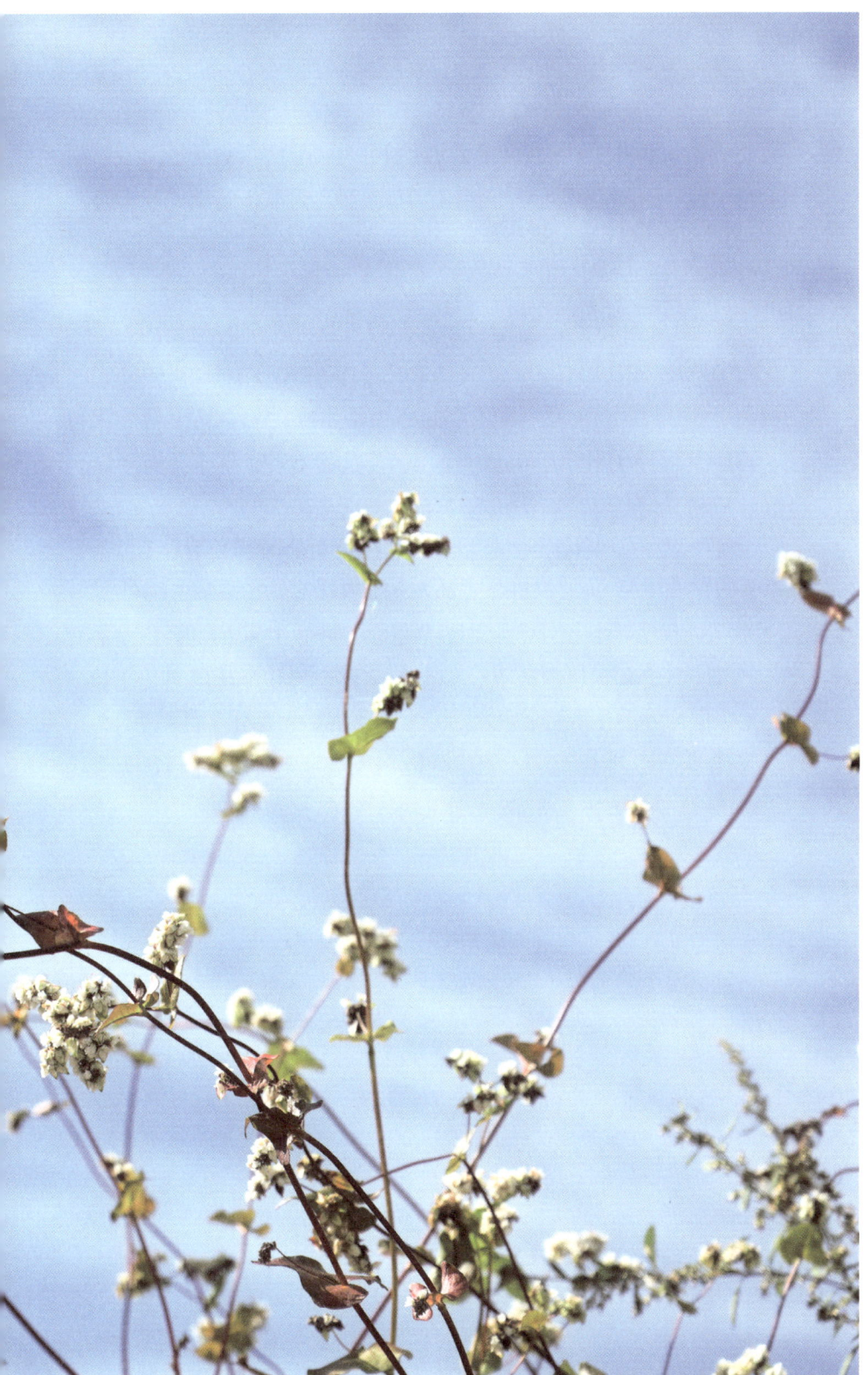

끝에서 곧게 서는 원통형의 꽃이삭은 길이 30cm, 너비 3~5mm 정도이다. 작은 꽃이삭은 꽃이 1개이며 납작하고 짧은 자루가 있다. 연두색 꽃밥은 점차 갈색으로 변한다.

뚝새풀의 전초(全草)를 '간맥낭(看麥娘)'이라 하며 식용, 약용한다. 성미(性味)는 담(淡), 량(凉)이고 효능(效能)은 청열이습(淸熱利濕), 지사(止瀉), 해독(解毒)이며 주치증(主治症)은 수종(水腫), 수두(水痘), 설사(泄瀉), 간염(肝炎), 적안(赤眼), 독사교상(毒蛇咬傷) 등이다.

쌀과 찹쌀을 제외한 곡식을 잡곡(雜穀)이라 한다. 우리는 쌀과 찹쌀을 주식(主食)으로 한다. 그러나 본인 체질에 따라 잡곡이 주식(主食)이 될 수 있다고 생각한다. 나한테 맞는 잡곡 중 하나를 주식(主食) 혹은 부주식(副主食)으로 먹는 것도 건강에 좋다. 오장 중 폐장(肺臟)의 기운이 상승되게 태어난 사람은 대맥(大麥)이나 소맥(小麥)을 주식 혹은 부주식으로 즐겨 먹는 게 좋고, 간장(肝臟) 기능이 상승되게 태어난 사람은 교맥(蕎麥)을 주식 혹은 부주식으로 즐겨 먹는 게 좋다.

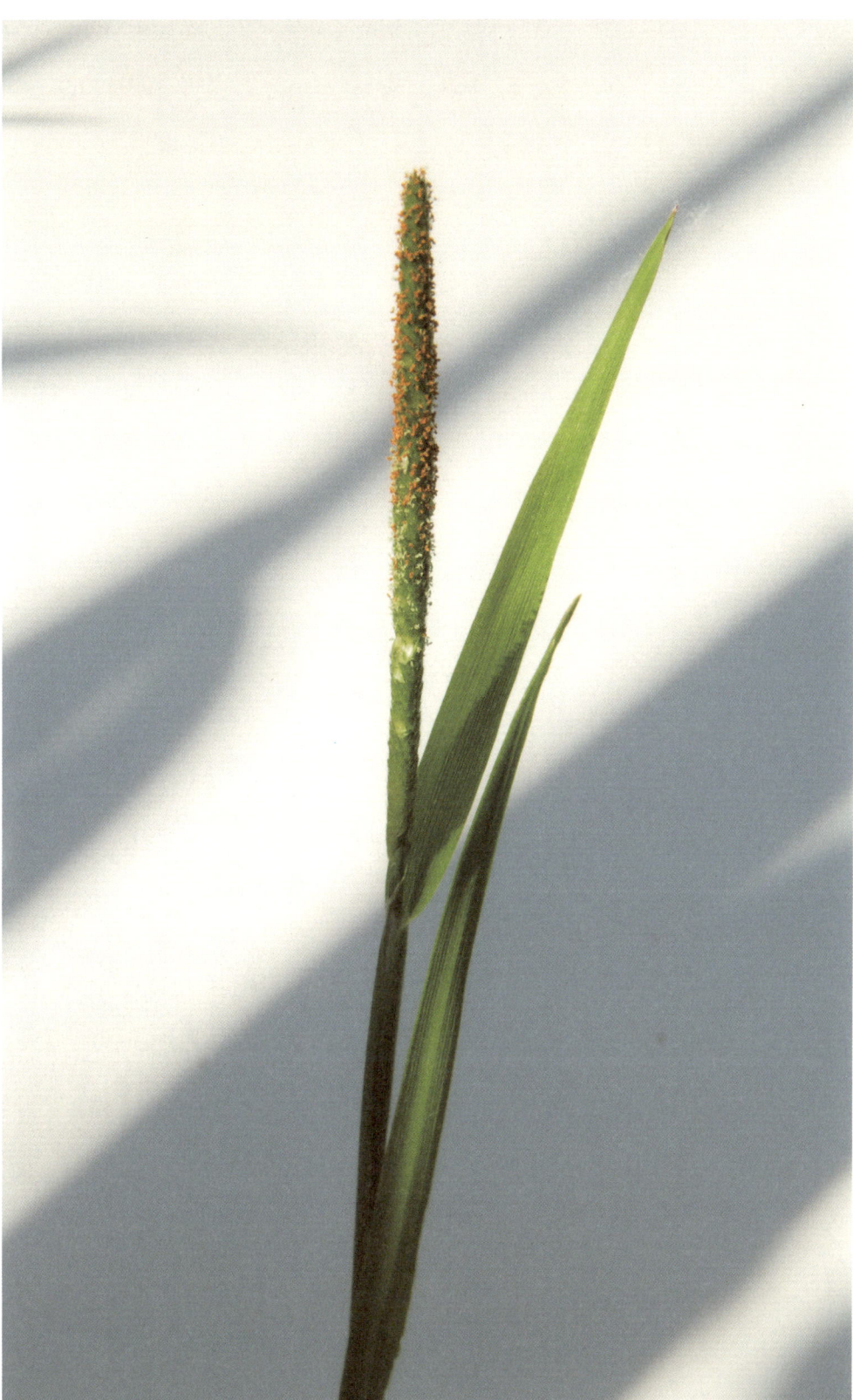

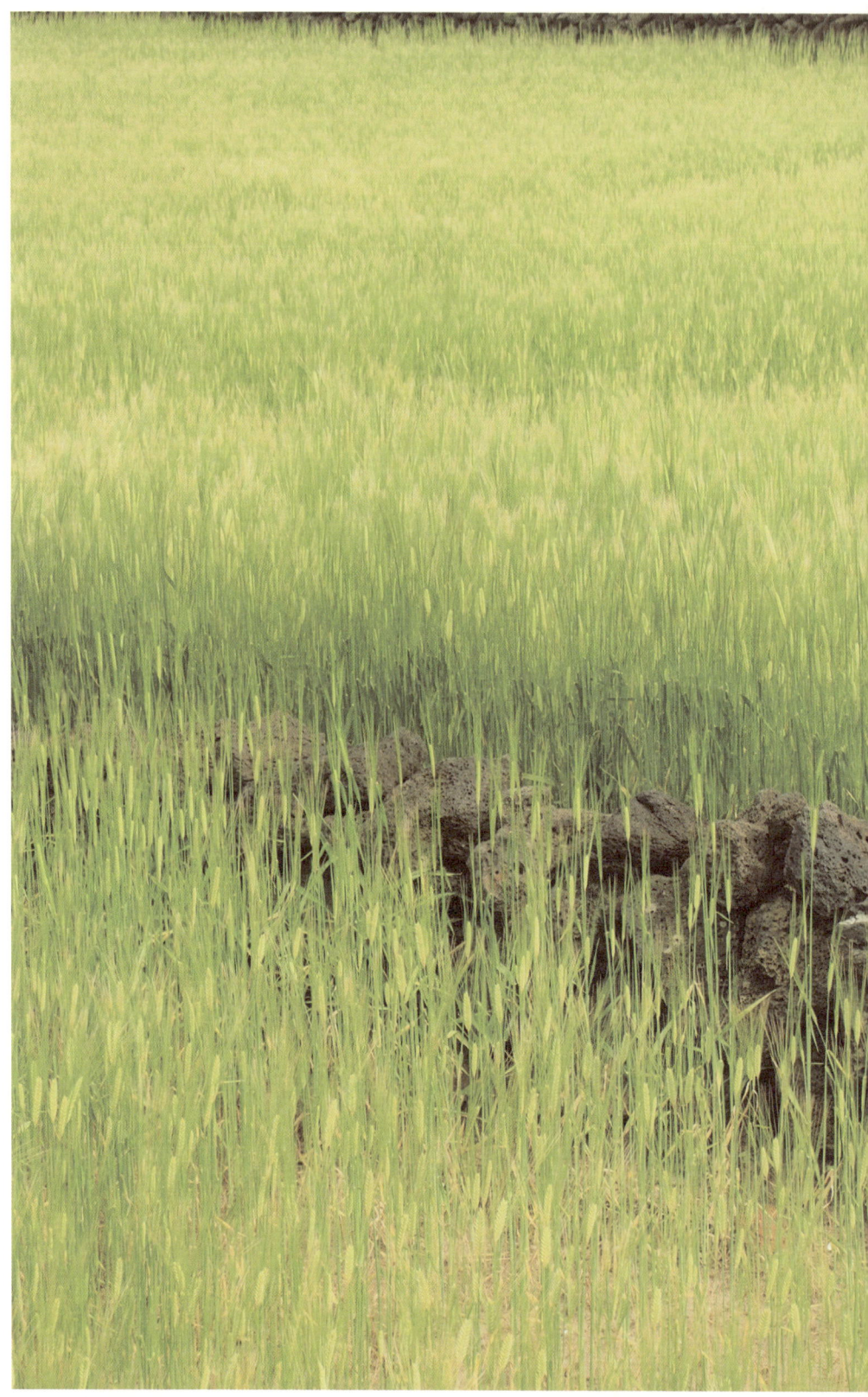

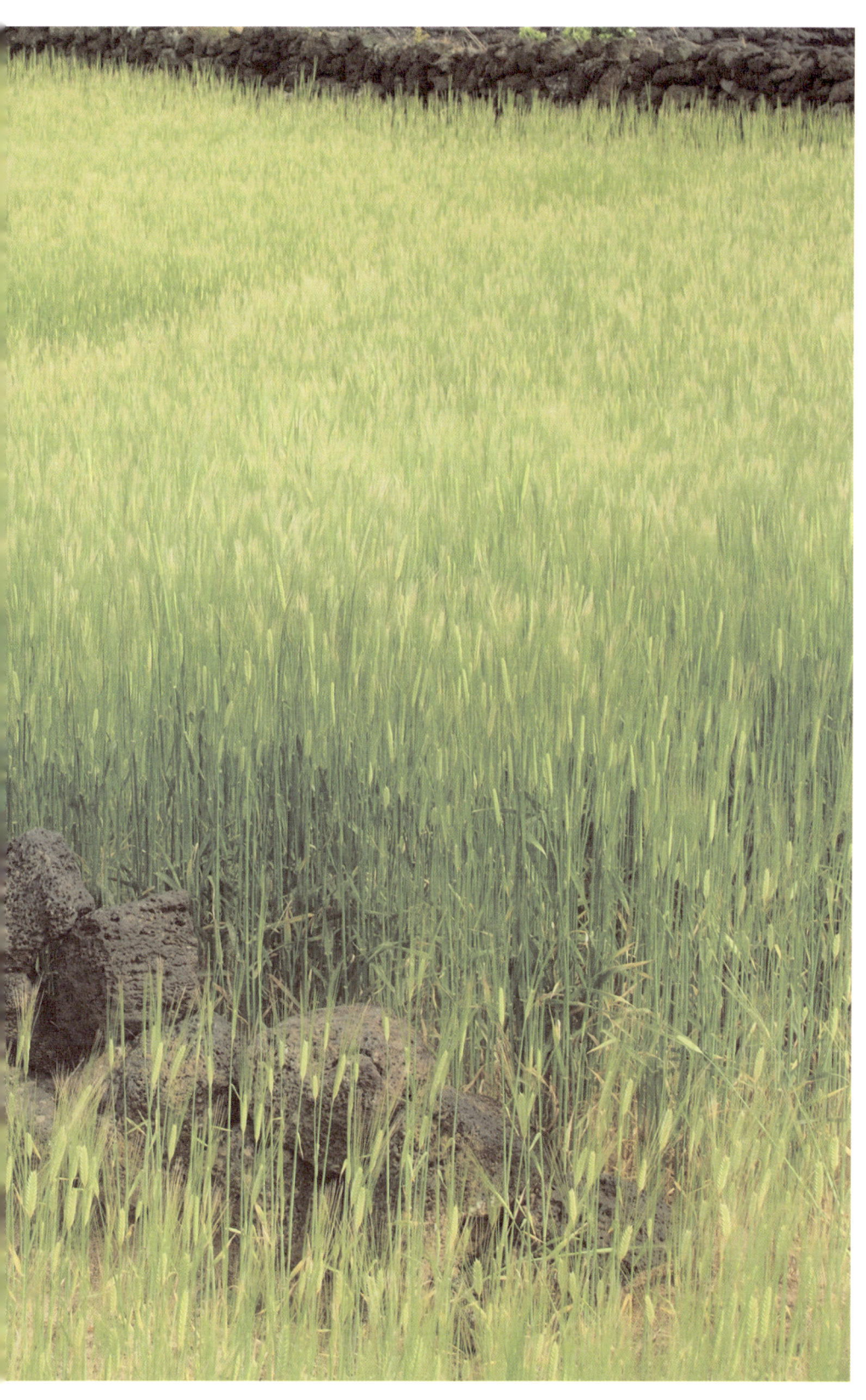

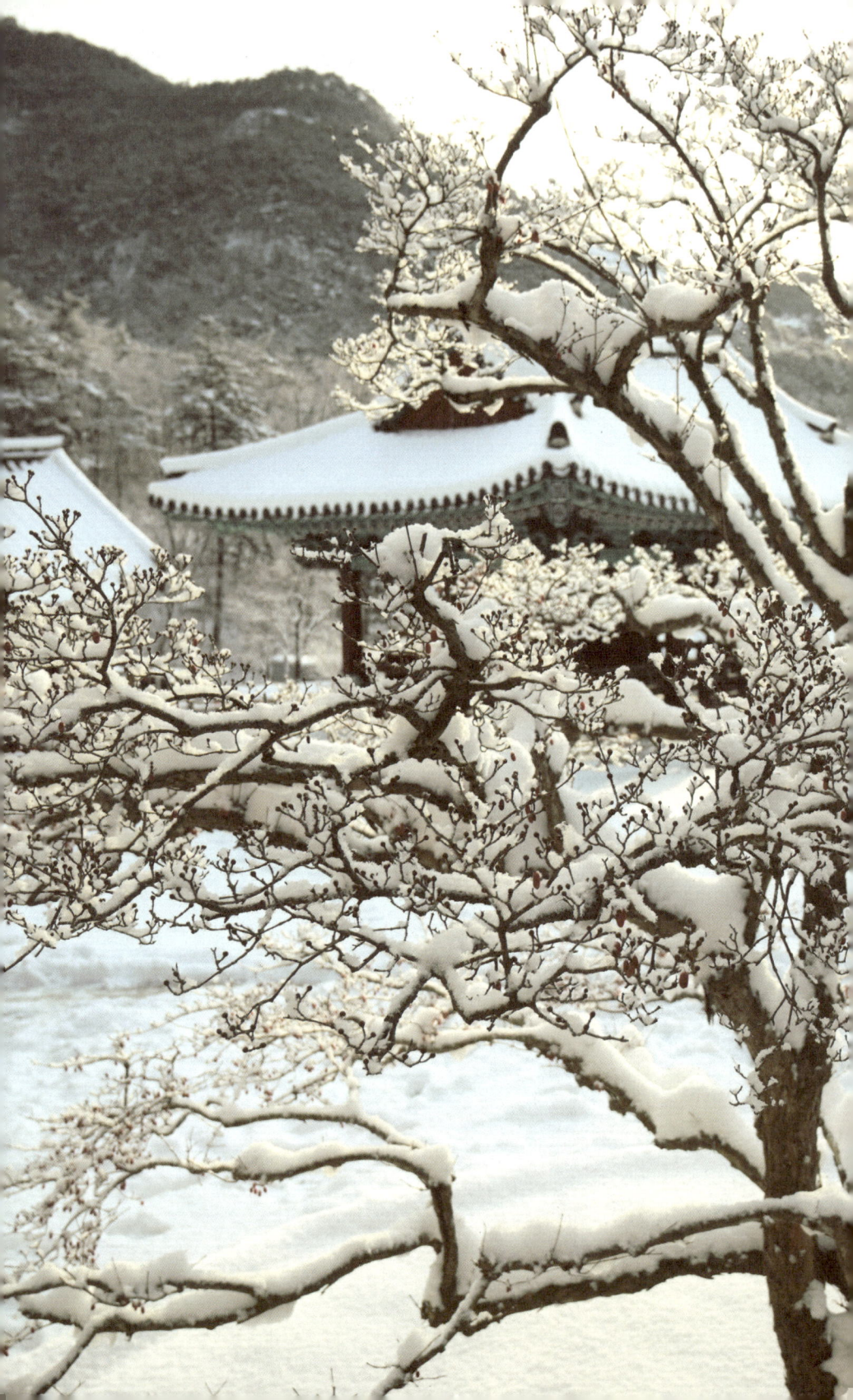

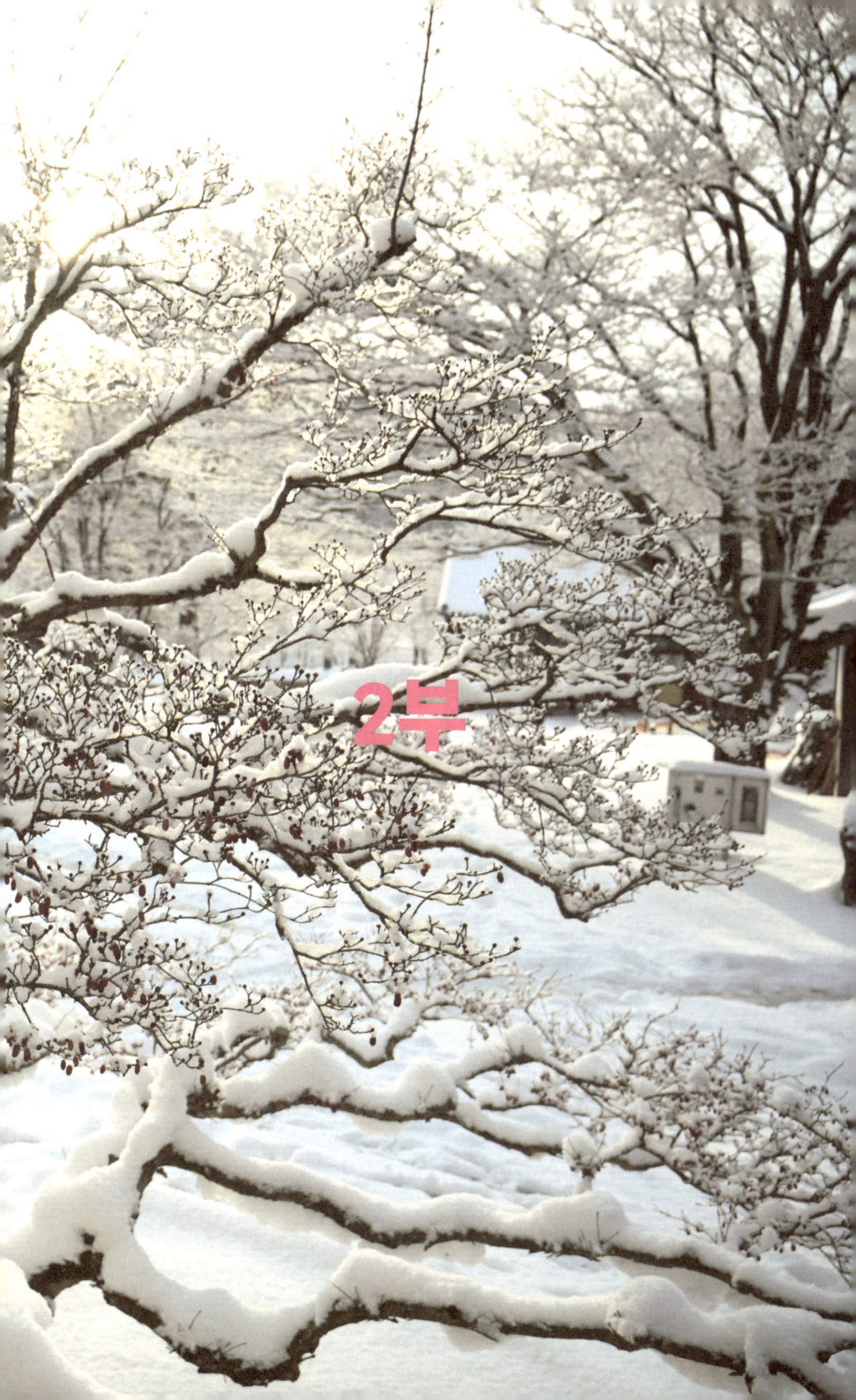

2부

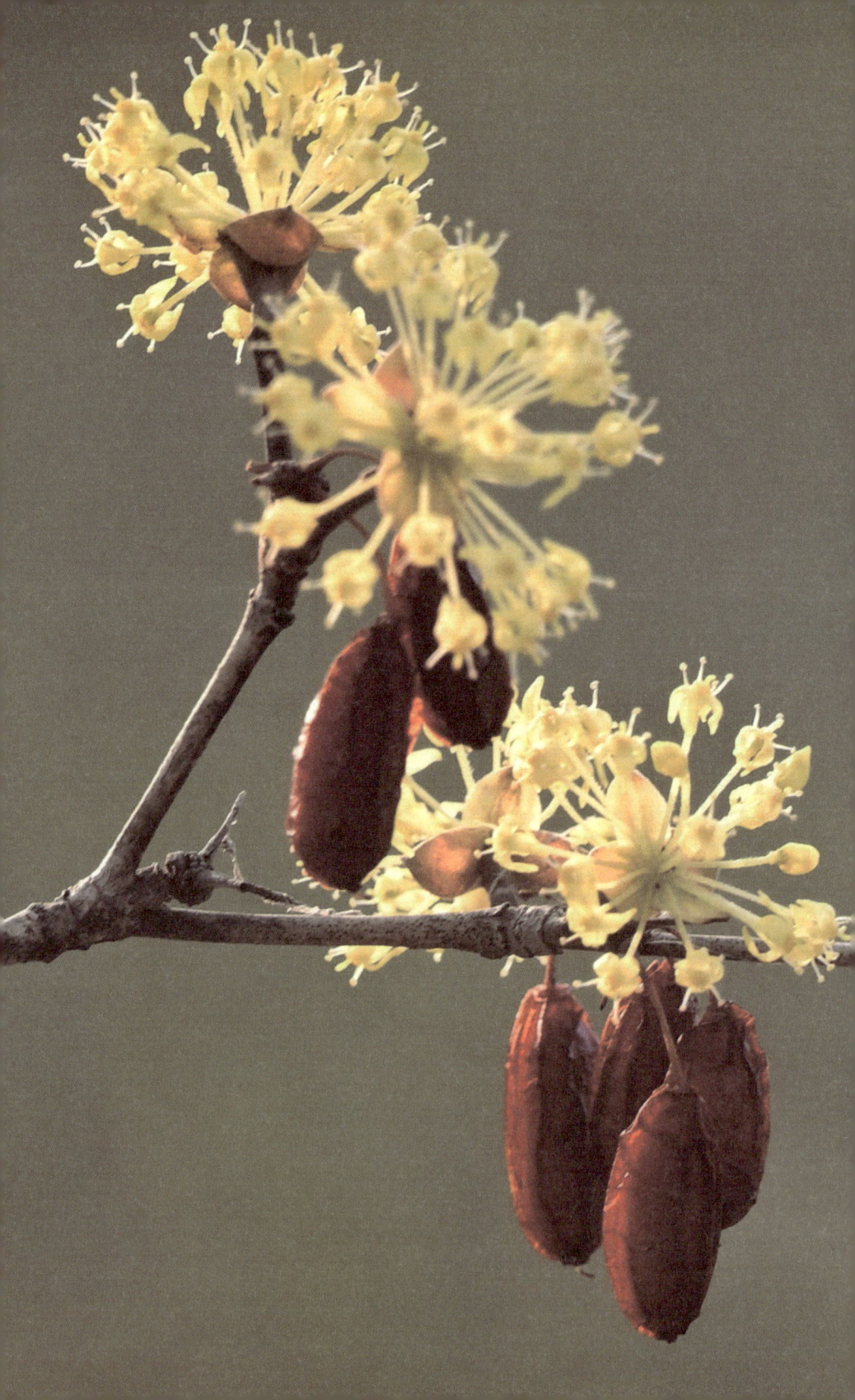

2부

포토에세이 – '산수유 꽃'

층나무과 '산수유(山茱萸)'는 중국 산둥반도 이남이 원산지다. 높이 4~8m로 자라는 낙엽 소교목(小喬木)이다. 수피는 연한 갈색 또는 회갈색이며 얇은 조각으로 불규칙하게 떨어진다. 붉은 빛깔도 보인다. 잎은 마주나고 난형이다. 끝은 꼬리처럼 뾰족하고 밑부분은 둥글며, 가장자리가 밋밋하다. 뒷면은 분백색이고 누운 털이 있으며 맥 겨드랑이에는 갈색 털이 밀생한다.

꽃은 3~4월에 잎이 나오기 전 산형꽃차례에 황색의 양성화가 20~30개씩 달린다. 꽃잎은 뒤로 젖혀진다. 열매는 핵과(核果)로 지름 1.2~2.0cm의 타원형이며 9~10월에 적색으로 익는다. 한겨울에도 나무에 달려 있다. 핵은 지름 8~12mm의 타원형이며 표면이 평활하고 중앙에 세로로 능선이 있다. 이 열매를 산수유(山茱萸)라 한다. 산에서 자라는 '수유(茱萸)'가 달리는 나무라는 뜻이다.

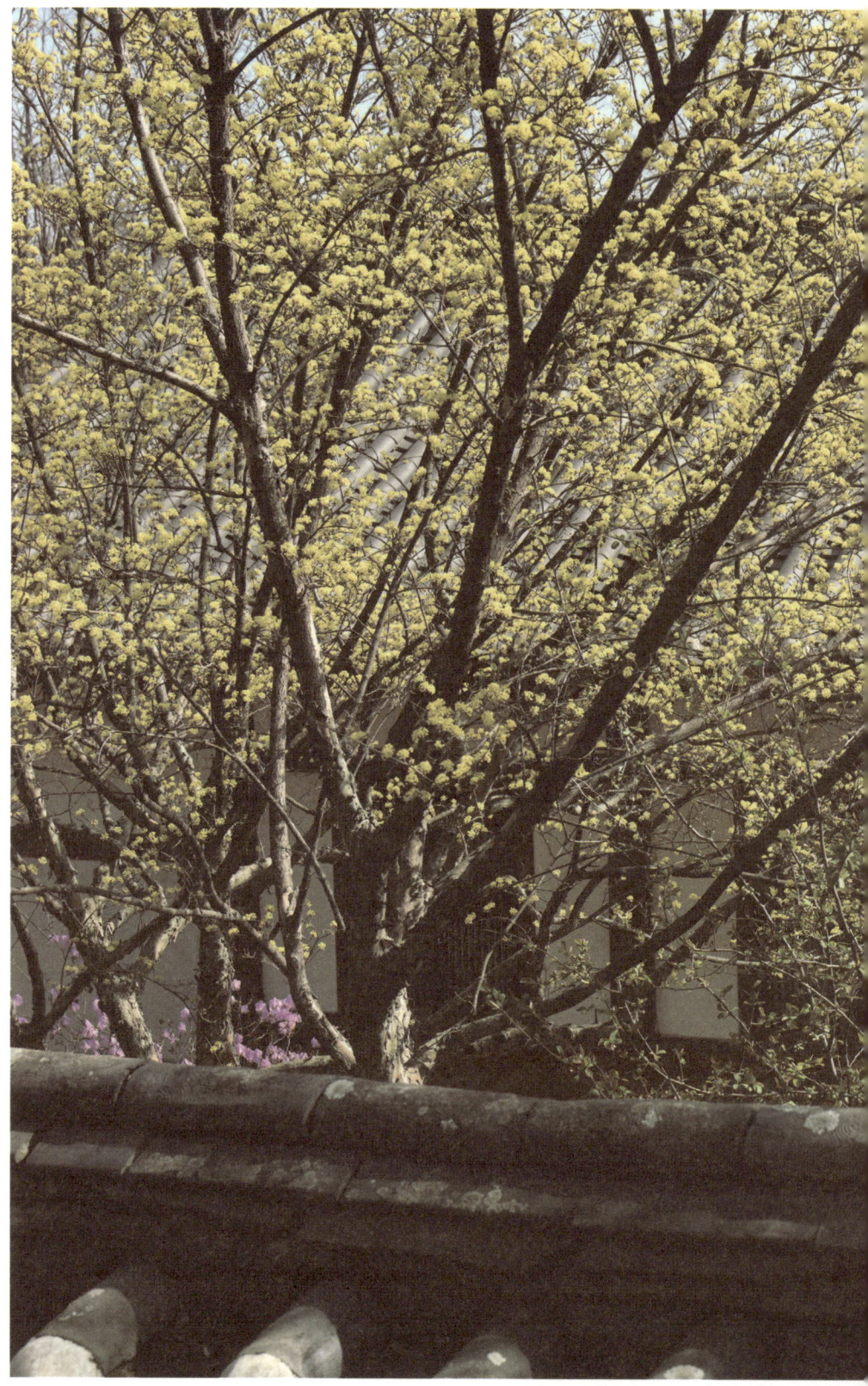

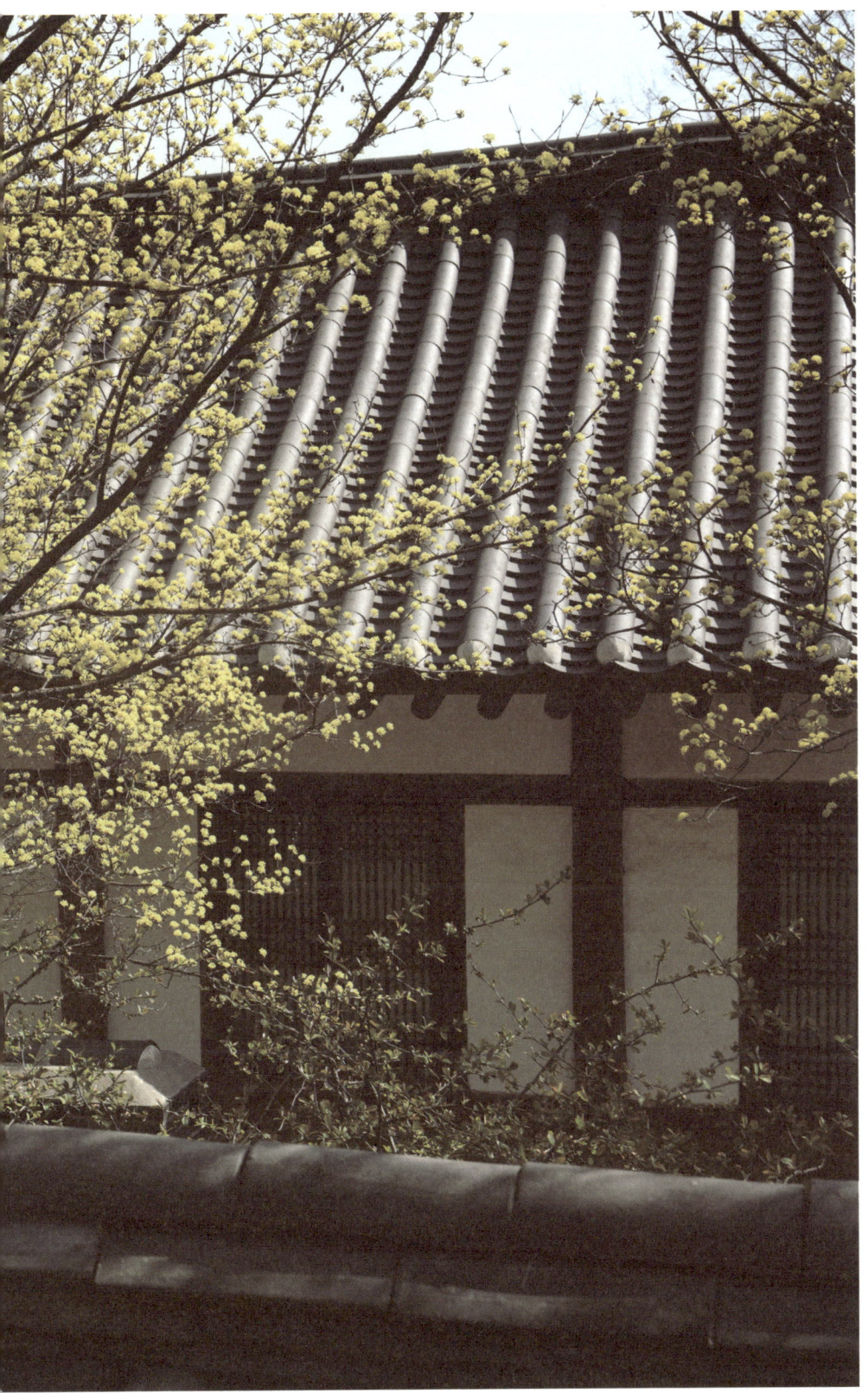

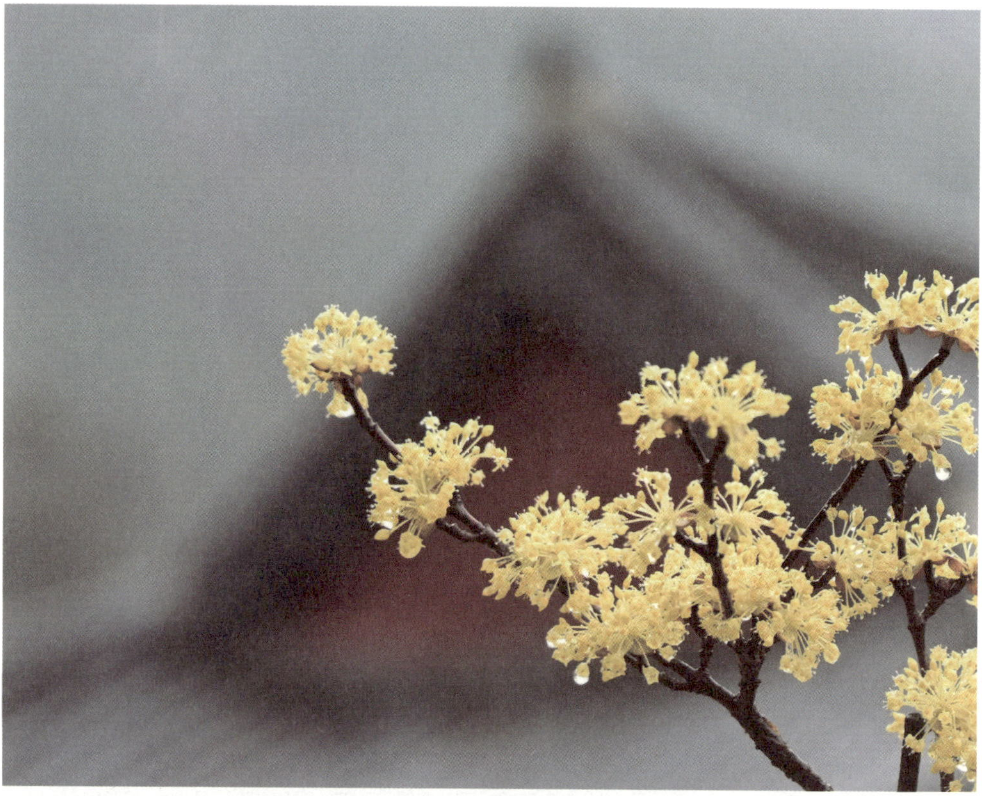

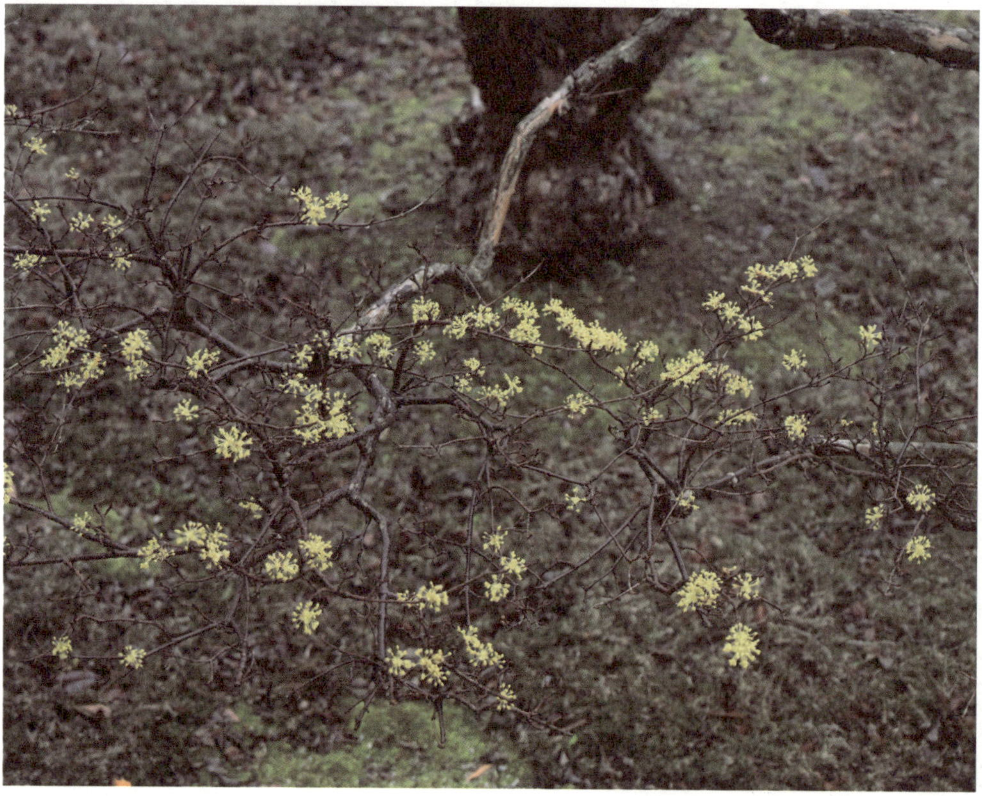

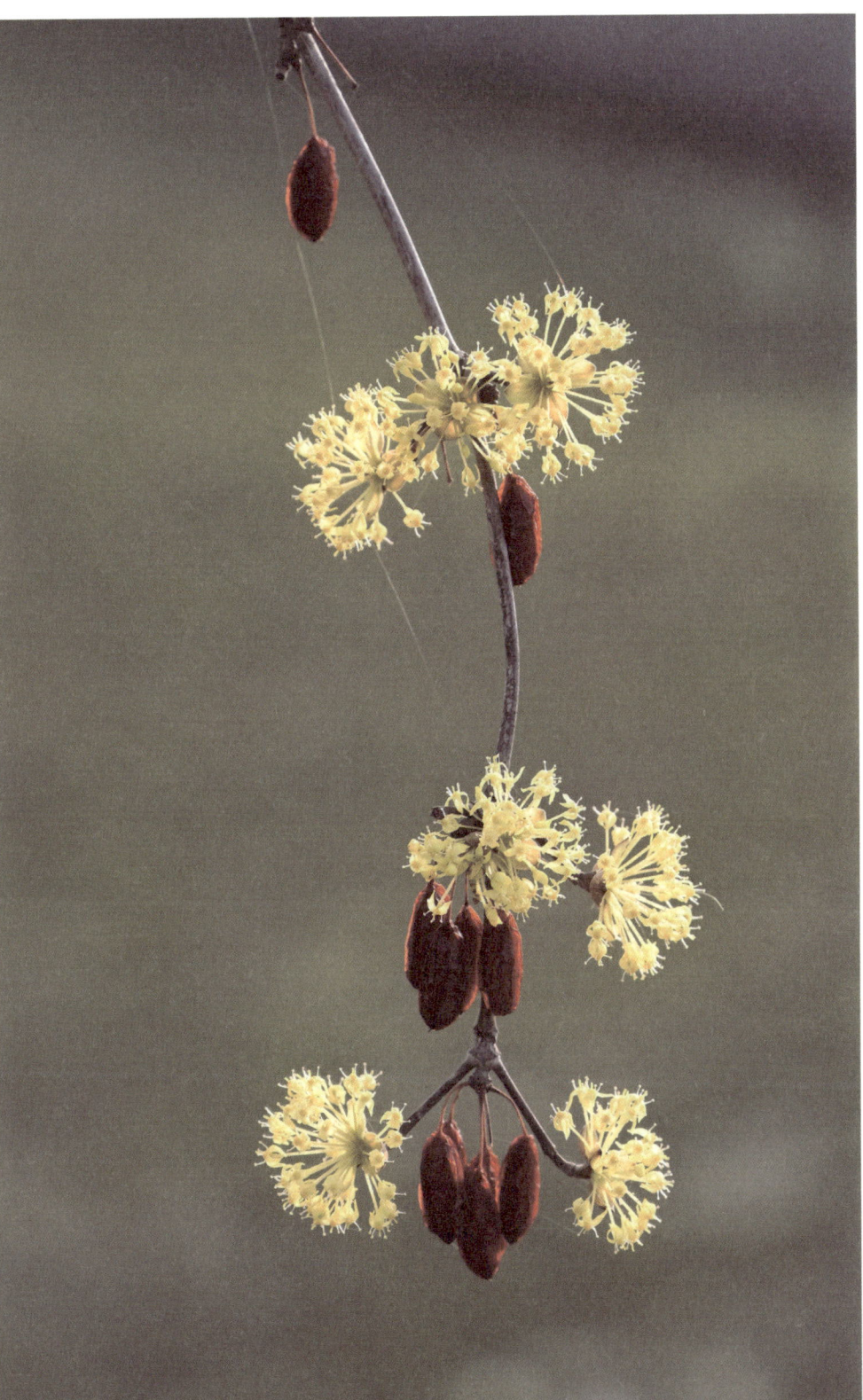

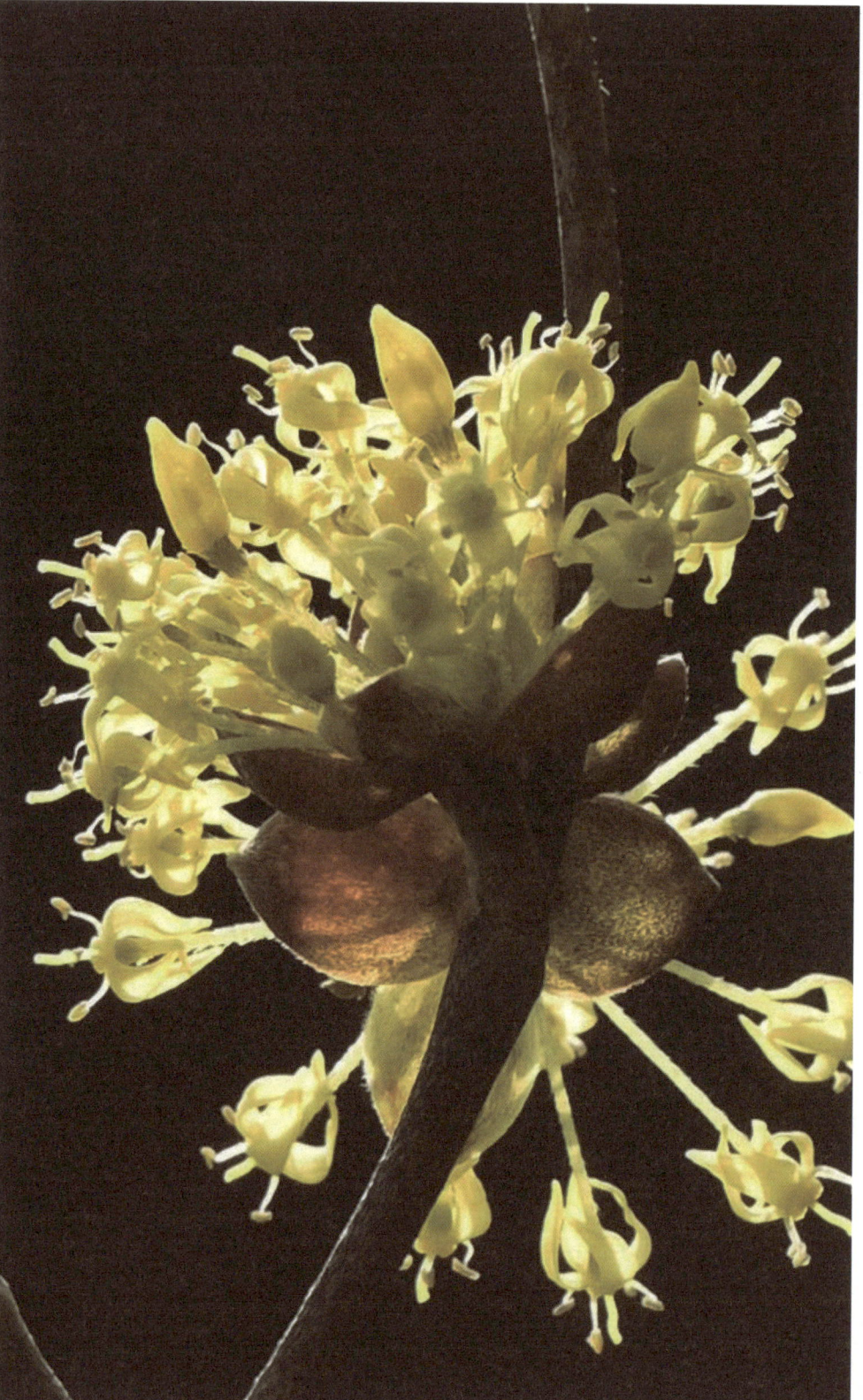

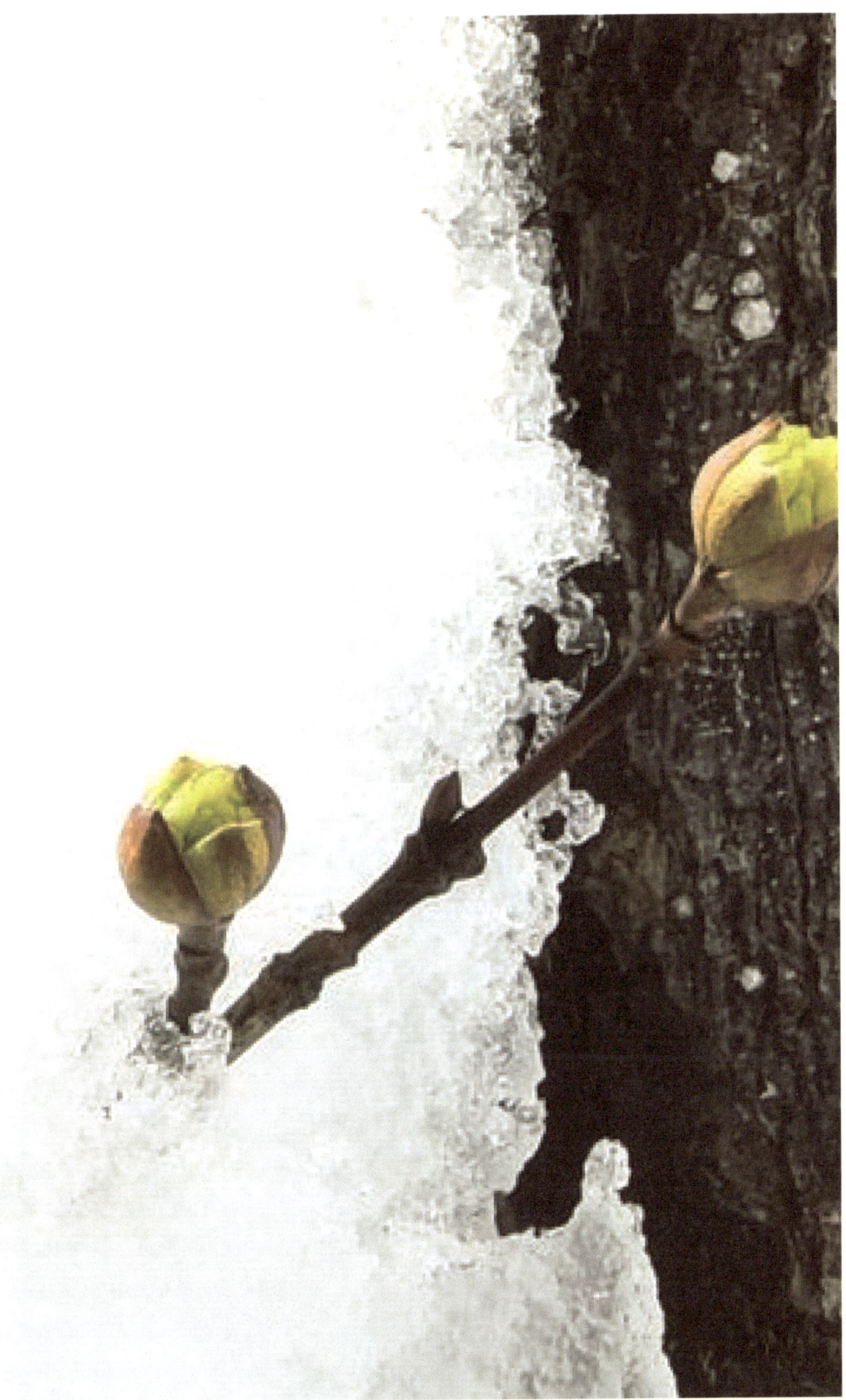

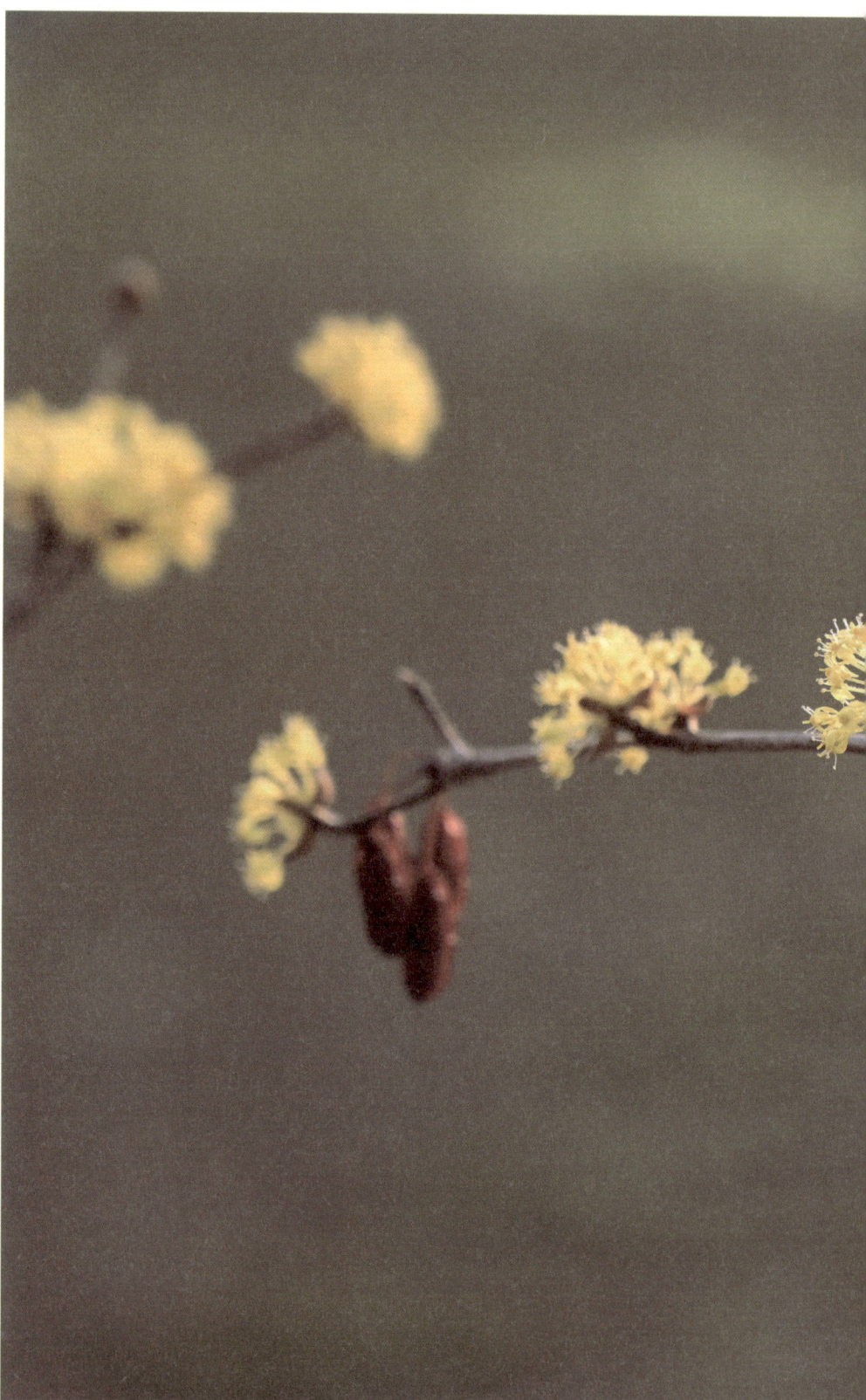

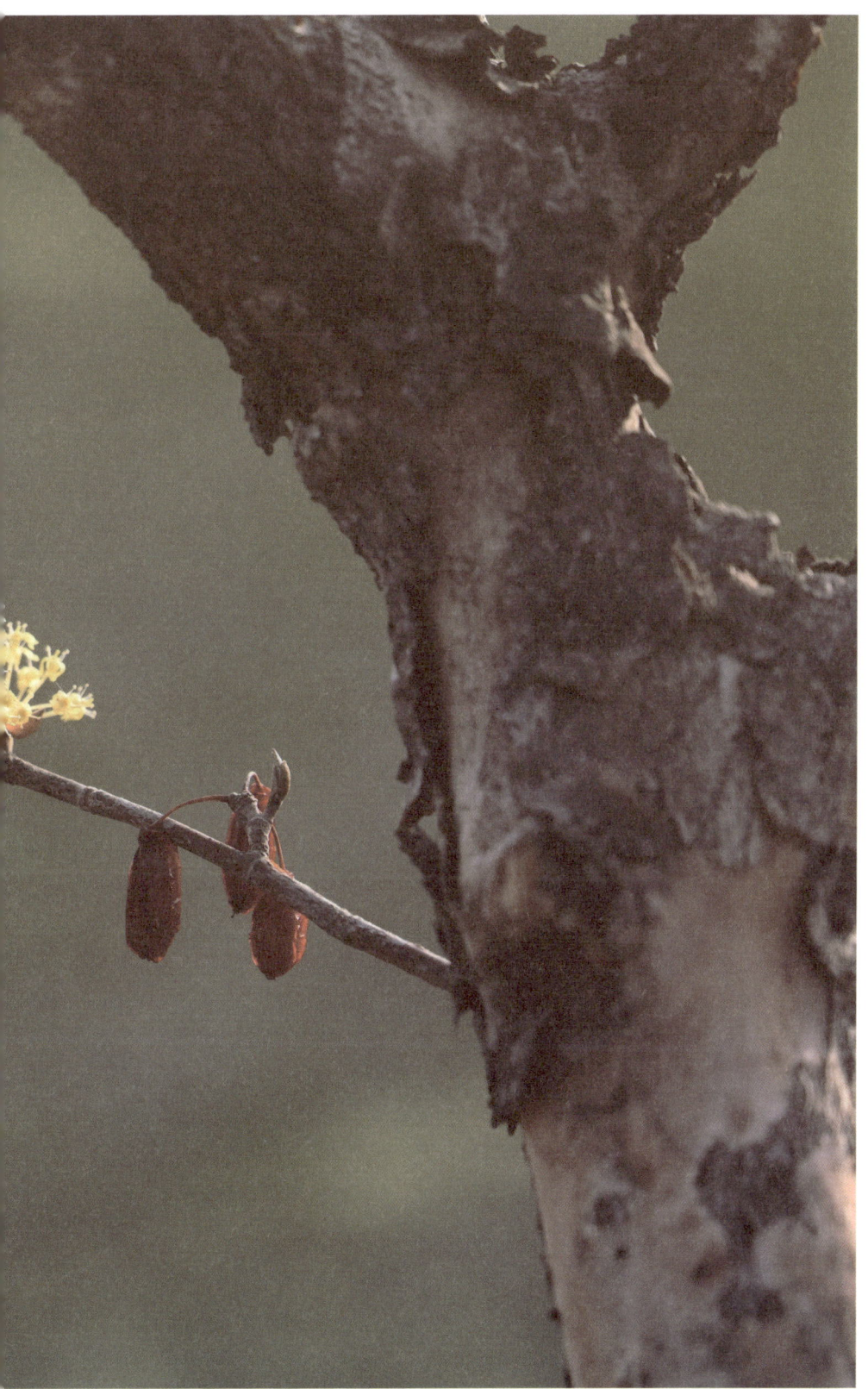

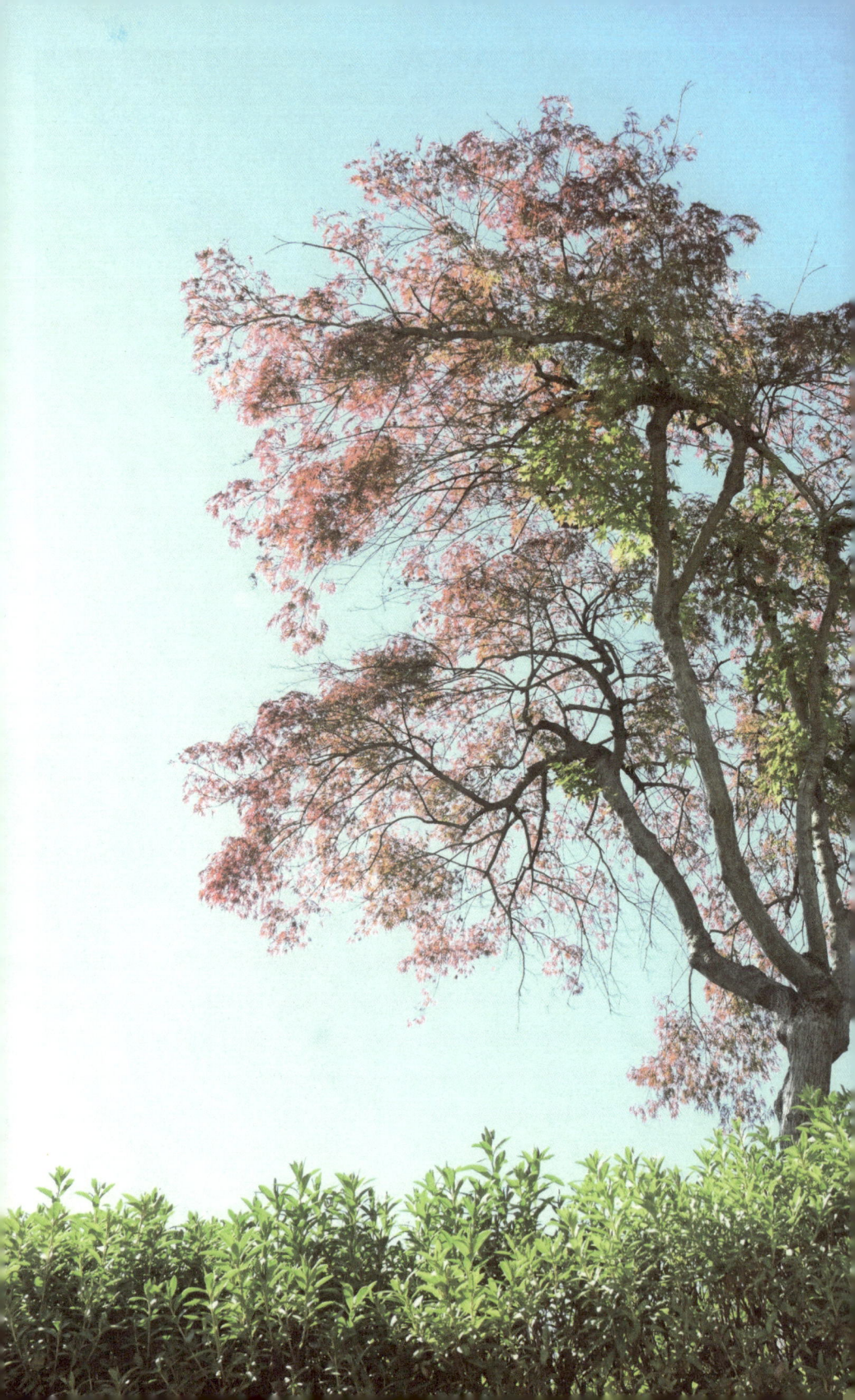

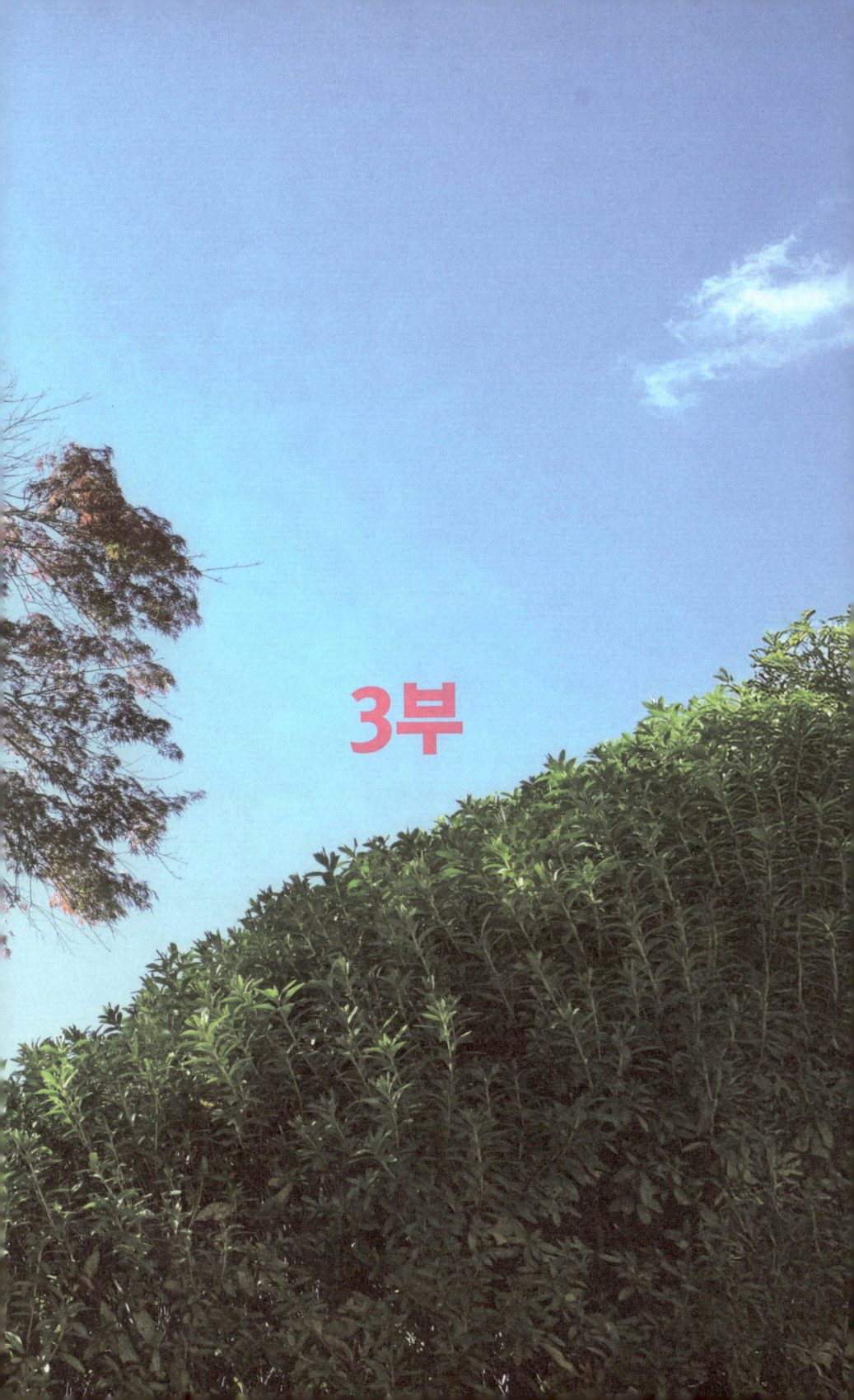

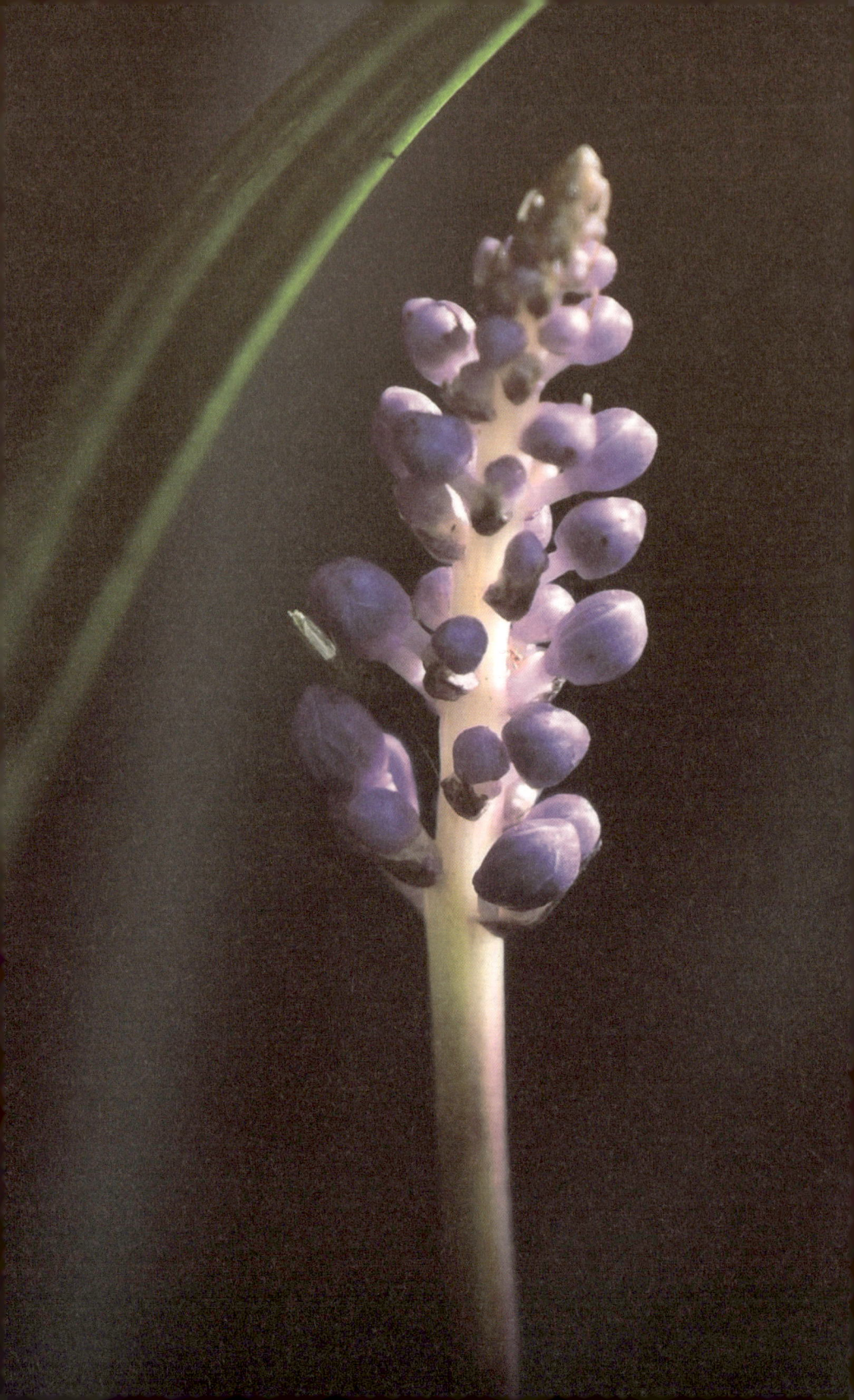

3부

1. 맥문동(麥門冬)

30년 전쯤 고) 신민교 박사님과 산행을 갔을 때 일이다. "교수님, 여기 동물의 똥이 산처럼 쌓여 있어요." "응, 그건 너구리 똥이야. 너구리는 한 곳에 똥을 누는 습성이 있지, 한 번 똥을 헤쳐 봐. 그러면 너구리가 무엇을 먹는지 알 수 있어." 헤쳐 보니 작은 동그란 씨앗이 많이 나왔다. "이건 뭐죠?" "응, 그건 맥문동 씨앗이야. 이 근처에 맥문동이 많겠구먼." 교수님은 말씀하셨다. 아니나 다를까. 하산 길에 계곡에 앉아 땀 좀 식히고 있는데 옆에 맥문동이 있었다. 평소 보던 맥문동보다 2배가량 잎이 큰 맥문동이었다. '아, 그 너구리가 이 맥문동 열매를 먹었구나!' 짐작이 갔다.

호기심에 맥문동을 캐 보았다. 맥문동의 약용 부위는 알뿌리이다. 캐서 보니 예상과 달리 이 맥문동의 알뿌리는 형편없이 작았다. 학교 화단에 있던 잎이 작은 맥문동의 알뿌리에 비해 이 알뿌리는 크기가 반도 안 되었다. 잎은 무척 크고 실(實)해 보였는데. 교수님께 여쭤보았다. "왜 잎

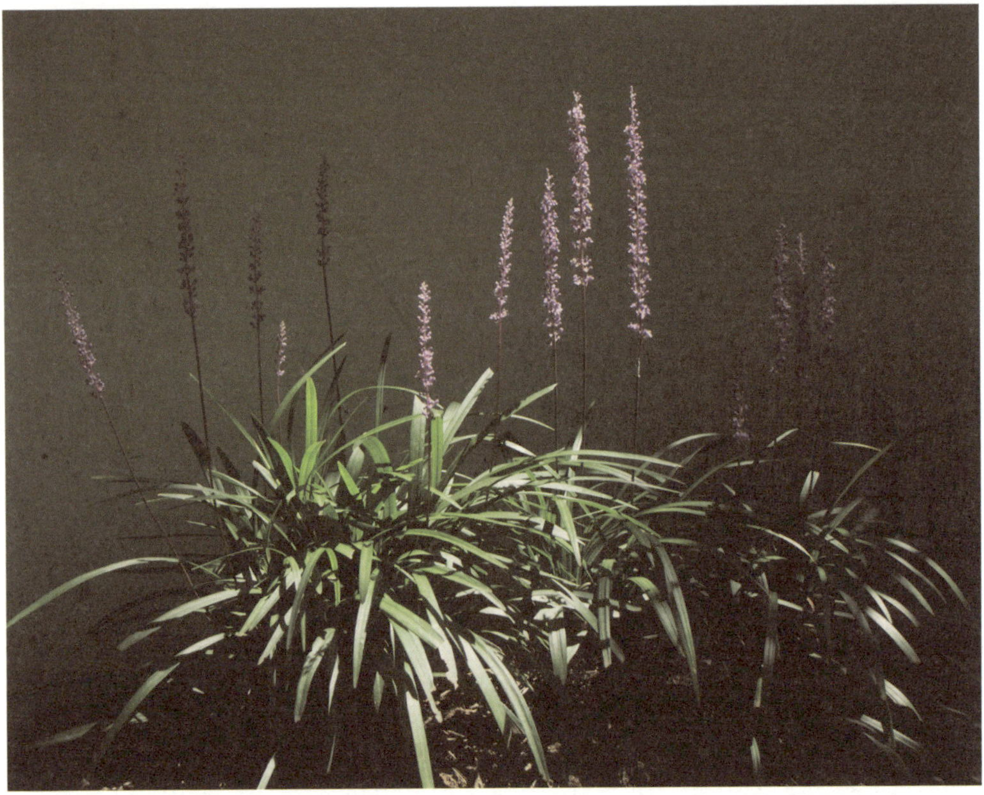

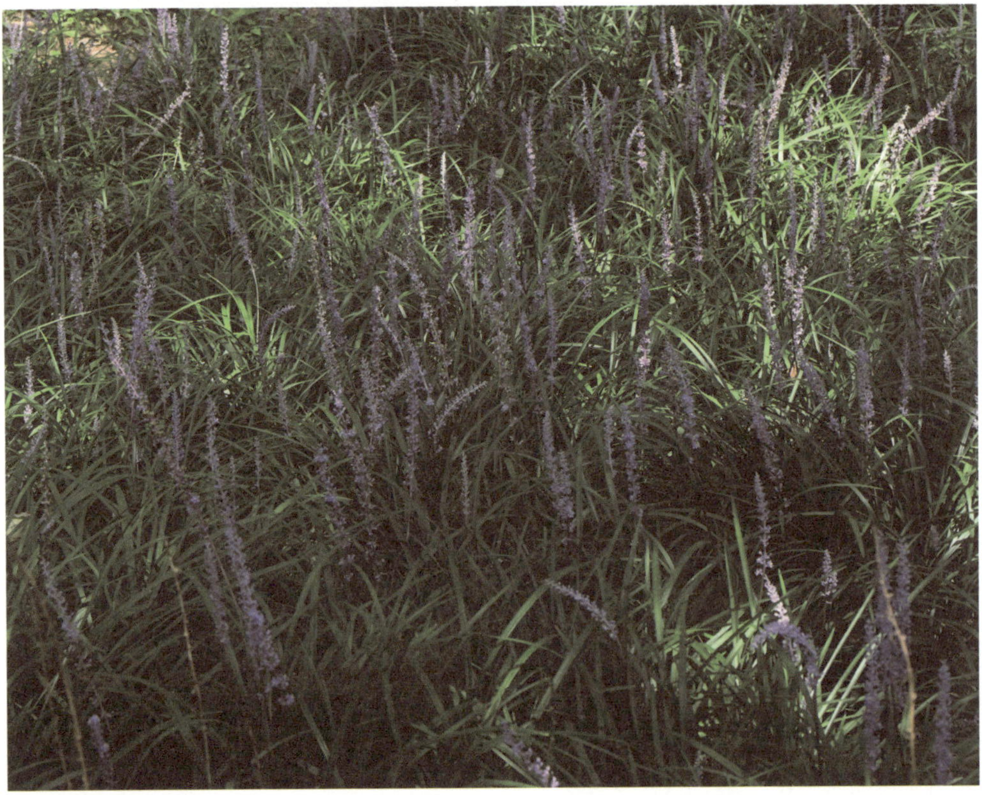

은 큰데 알뿌리는 작지요?" "학교 운동장 근처는 비가 안 오면 땅이 메마를 때가 많지. 그래서 맥문동은 알뿌리를 키우지. 저장용으로. 그런데 여기는 계곡에 물이 늘상 있으니 알뿌리를 키울 이유가 상대적으로 적지. 그러니 잎만 무성해지는 것이야." 아~ 그렇구나!

현재 우리나라 사람 3명 중 1명이 일생 동안 당뇨병(糖尿病)에 걸린다는 연구 보고가 있다. 우리 습성 중 밥 먹고 입가심이나 습관으로 과일을 먹는다. 재고해야 한다. 과일의 당(糖)은 섭취 후 바로 흡수되는 당이다. 밥의 당(糖)은 조금 늦게 흡수된다. 밥 먹고 바로 과일을 먹으면 과일의 당이 바로 흡수된다. 그러면 인체의 당 분포가 많아 나중에 흡수되는 밥의 당을 흡수하지 않는다. 아니 적게 흡수한다. 밥의 양이 적어지는 꼴이다. 밥심으로 살아가야 하는데 상대적으로 밥을 적게 먹게 되는 것이다. 과일의 당도 흡수하고, 밥의 당도 흡수하면 당이 너무 많아 인체는 당을 소변으로 내보낸다. 이것이 당뇨병이다. 밥 먹고 바로 과일을 먹는 습성은 바람직하지 못하다.

습기가 많은 곳에서 자라는 맥문동은 알뿌리를 크게 키우지 않는다. 잎을 더 키운다. 건조한 곳에서 자라는 맥문동은 잎보다 알뿌리를 더 키운다. 우리 몸에 단시간에 많은 당을 흡수하게 만들지 말아야 한다. 많은 당에 당 처리 기관의 능력이 지쳐서 쇠퇴하기 때문이다. 인체는 과일·밥을 동시에 먹어서 많아진 당을 처리할 능력이 적거나, 처리하는 장기(臟器)가 쉽게 지친다.

인류는 빙하기를 거치면서 당을 그리워하고 많이 저장하려고 애써왔다. 오미(五味) 중 감미(甘味)를 선호(選好)하는 것도 그런 이유다. 하지만 췌장 등 당 처리 기관은 구석기시대나 같다. 둘 중에 하나를 선택해야 한다. 그중 밥이 최고다. 과일을 먹으려면 식간(食間)에 먹어야 한다.

 약재로 쓰는 맥문동에는 개맥문동, 맥문동, 소엽맥문동이 있으며 약용 부위는 괴근(塊根)이다.

 아스파라거스과 '맥문동'은 늘푸른여러해살이풀로 높이 30~50cm로 산과 들의 그늘진 곳에서 자란다. 수염뿌리의 끝이 땅콩처럼 굵어진다. 뿌리에서 모여 나는 선형잎은 길이 30~50cm, 너비 8~12mm이고 11~15개의 잎맥이 있다. 6~8월에 잎 사이에서 자란 꽃줄기의 송이꽃차례에 자잘한 자주색 꽃이 촘촘히 달린다. 둥근 열매는 가을에 검게 익는다.

 '맥문동'의 괴근(塊根)을 거심(去心)하고 약용한다. 성미(性味)는 감(甘), 미고(微苦), 한(寒), 무독(無毒)이고 귀경(歸經)은 심(心), 폐(肺), 위경(胃經)이다. 효능(效能)은 자음청열(滋陰淸熱), 윤폐생진(潤肺生津), 강심이뇨(强心利尿)이며 주치증(主治症)은 음허내열(陰虛內熱)로 인한 구갈(口渴), 해수(咳嗽), 담조(痰稠), 변비(便祕), 열상진액(熱傷津液), 음허도한(陰虛盜汗) 등이다.

 개맥문동은 겨울을 이겨내고 사는 식물이다. 그래서 '겨울에도 겨우 살아가는'이란 뜻의 '동사이(冬沙伊)'란 말도 있다. 특히 우리나라에서 추위를 가장 잘 이겨내는 내동성(耐冬性) 유전자가 있다. 그래서 열매는 야생 동물들에게 귀한 겨울 식량이 된다. 그 덕택에 분포를 넓혀 가고 있다.

 참고로 너구리의 고기를 '학육(貉肉)'이라 하며 식용·약용한다. 성미(性味)는 감(甘), 온(溫), 무독(無毒)이며 효능(效能)은 오장허쇠(五臟虛衰), 살충치감(殺蟲治疳) 등이다.

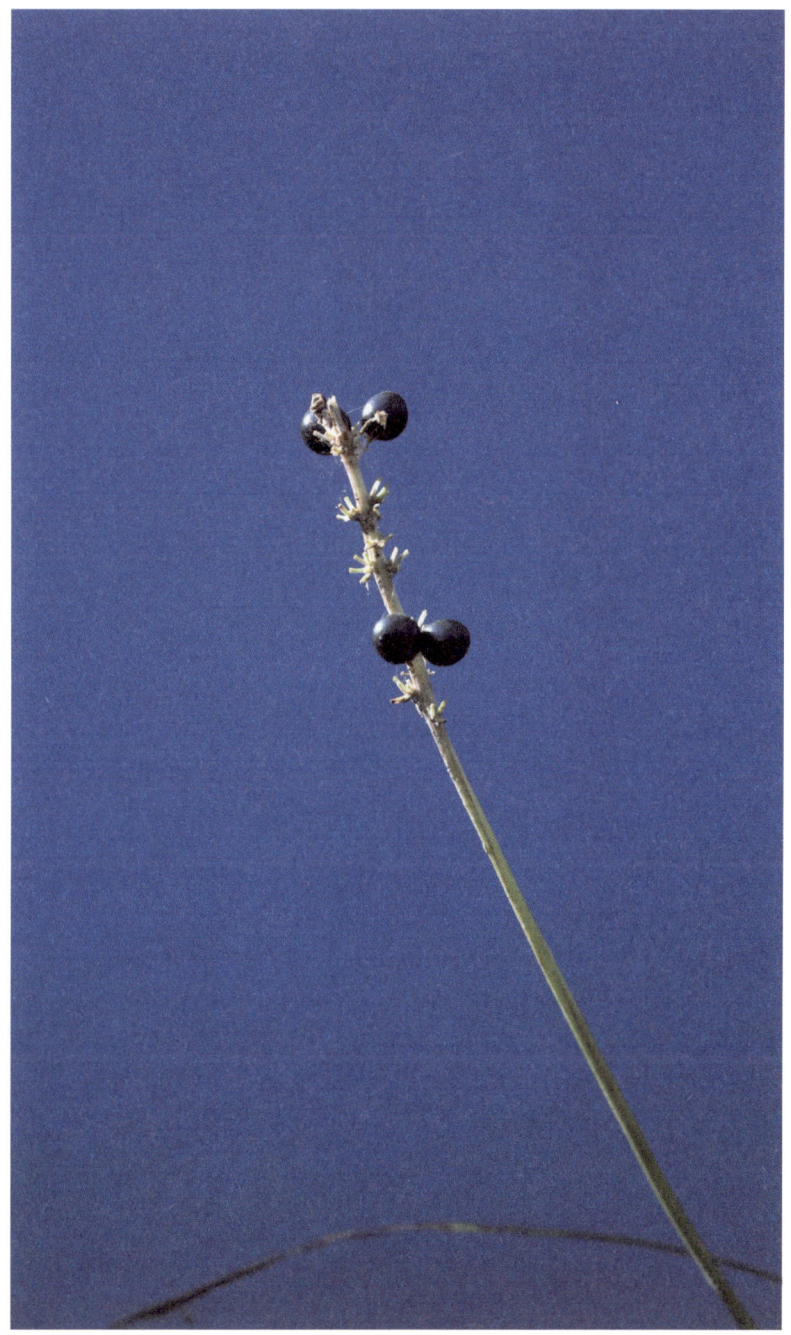

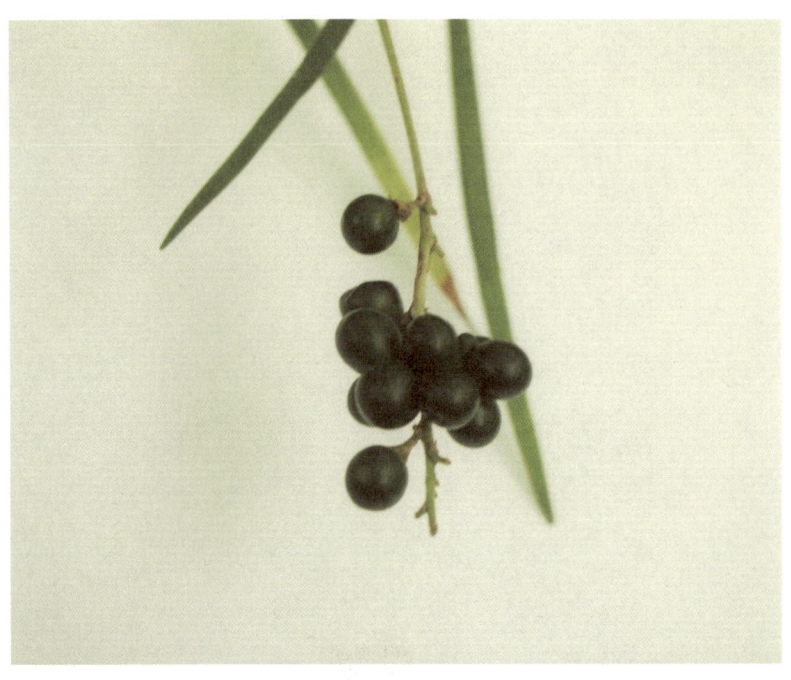

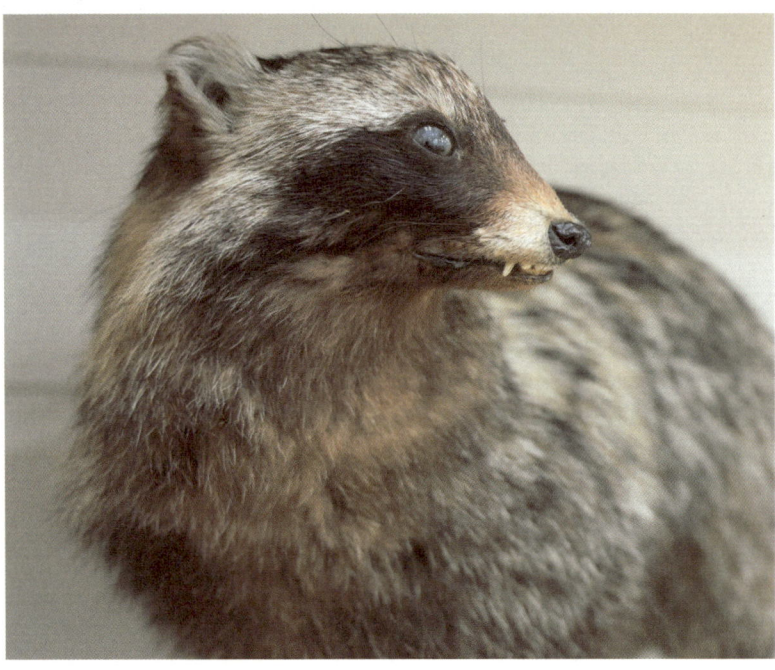

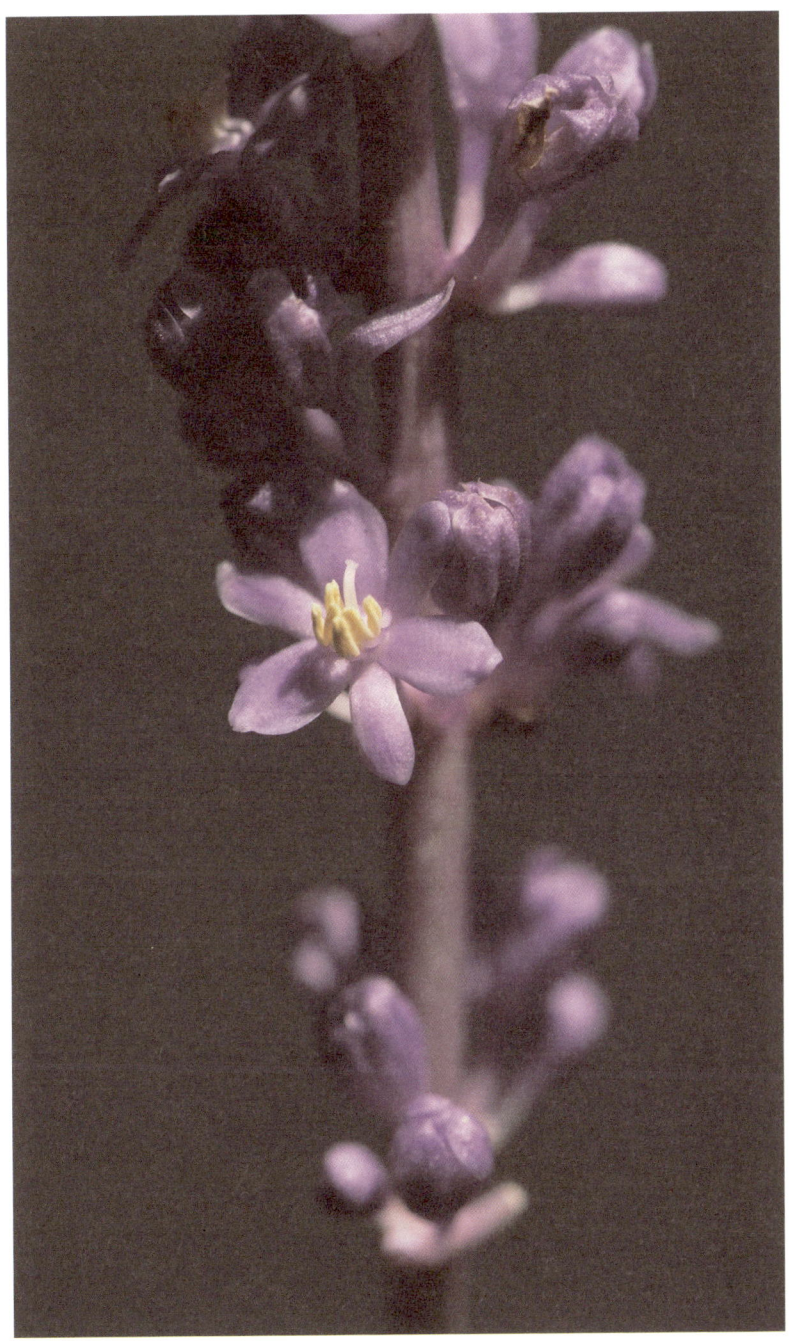

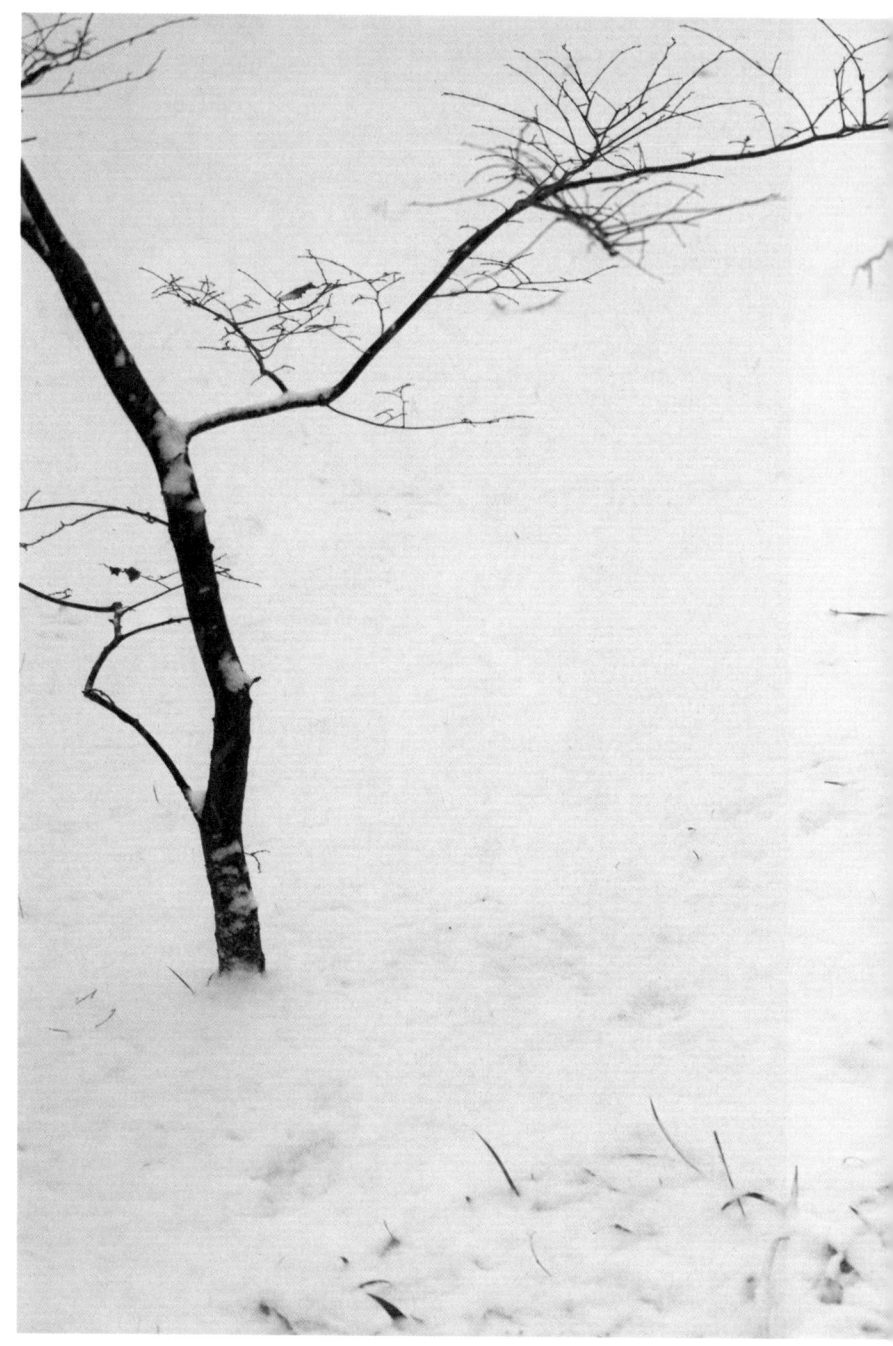

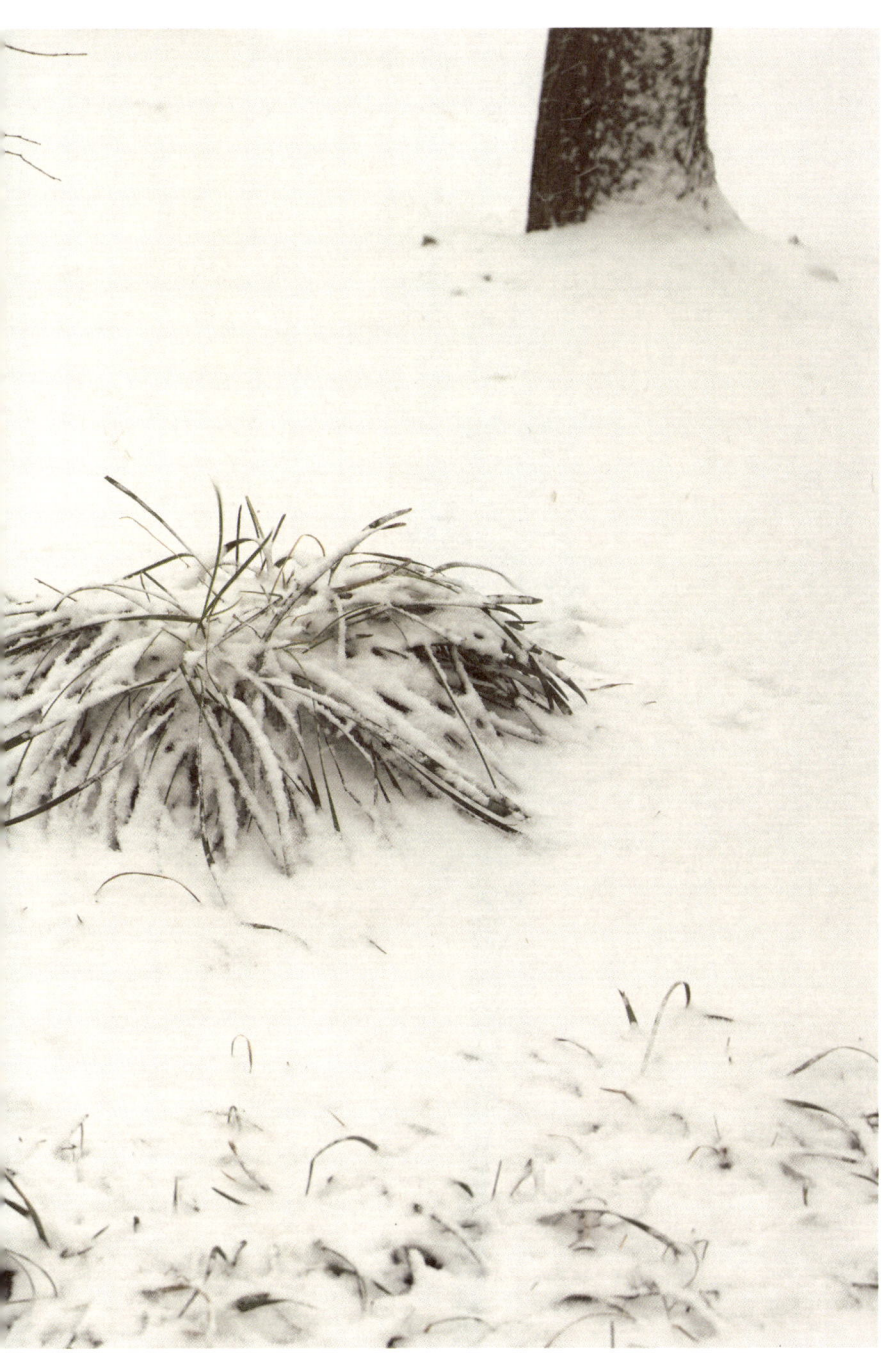

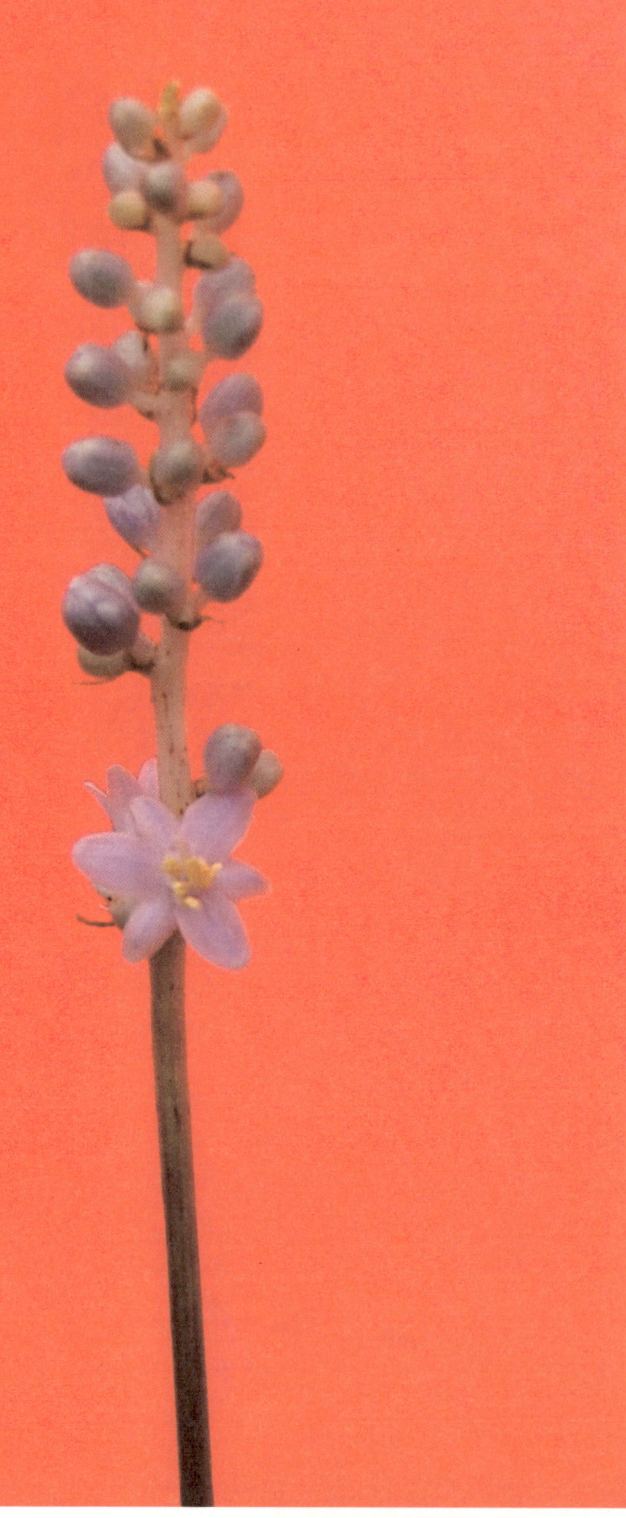

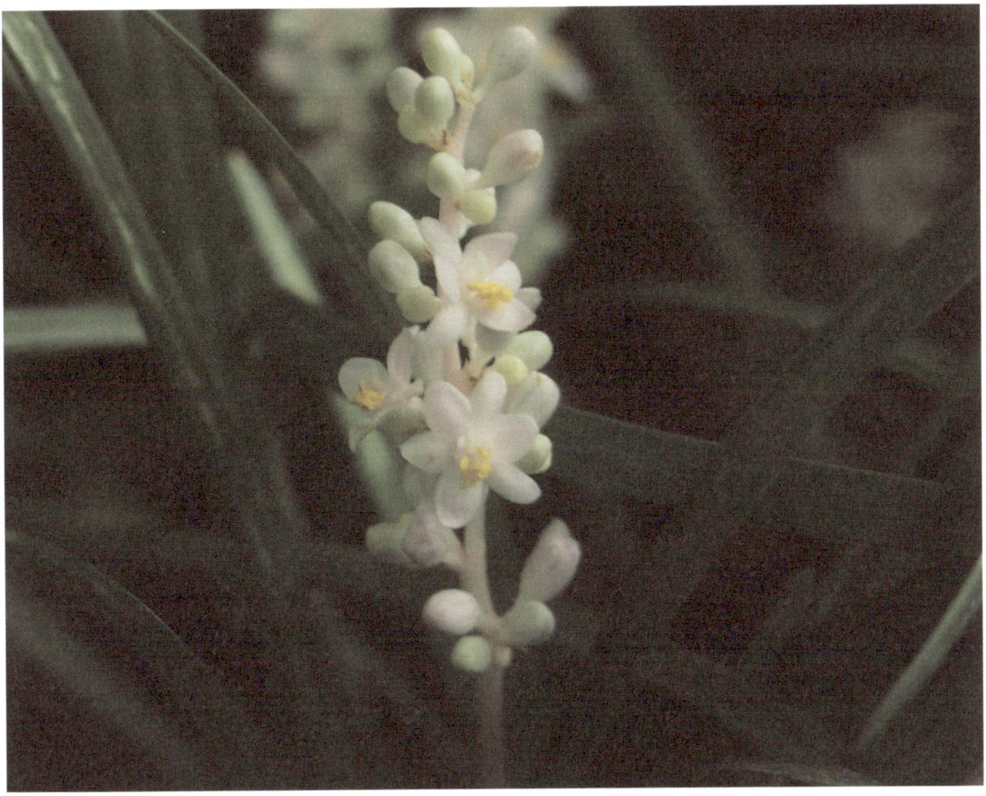

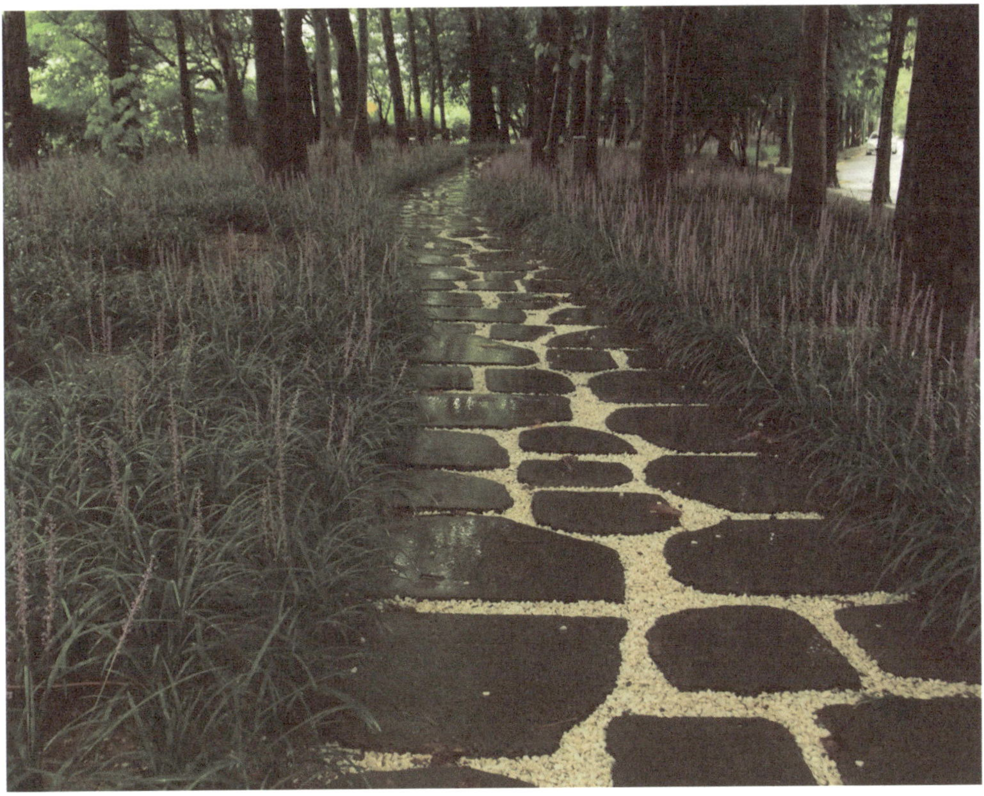

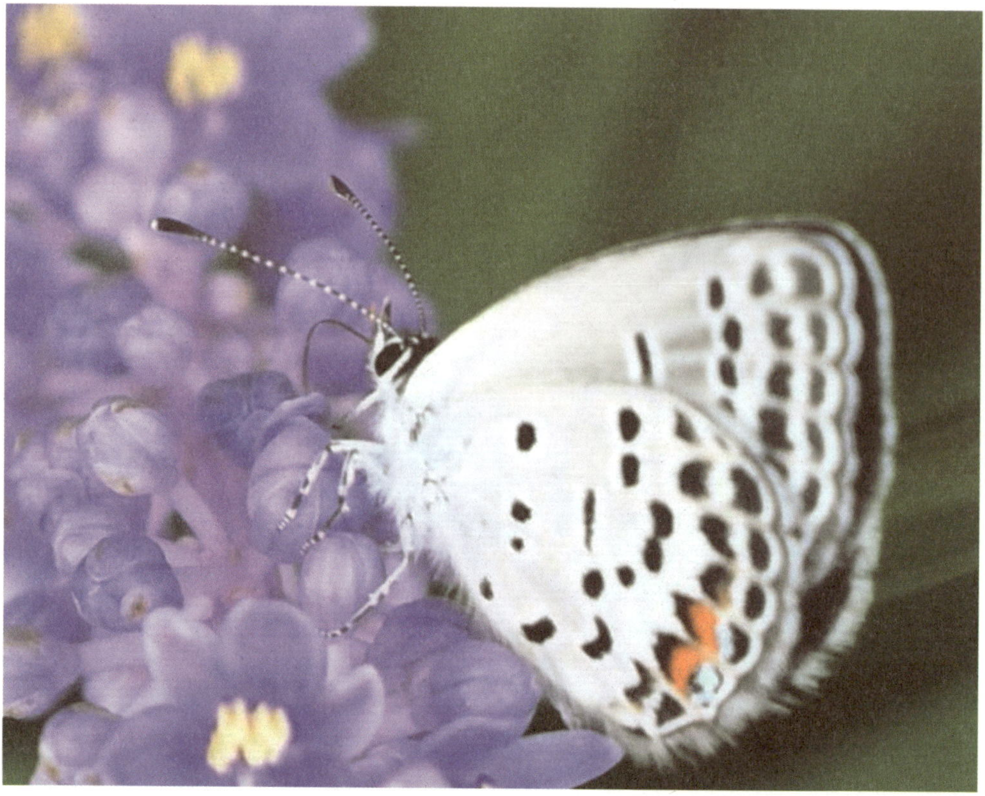

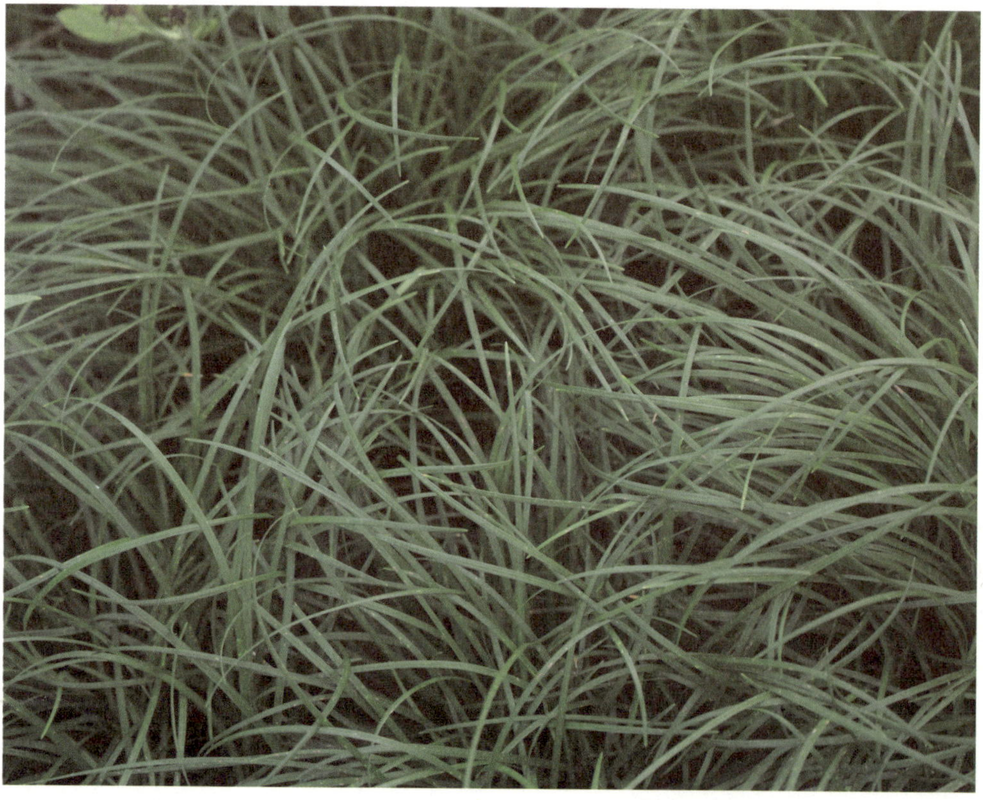

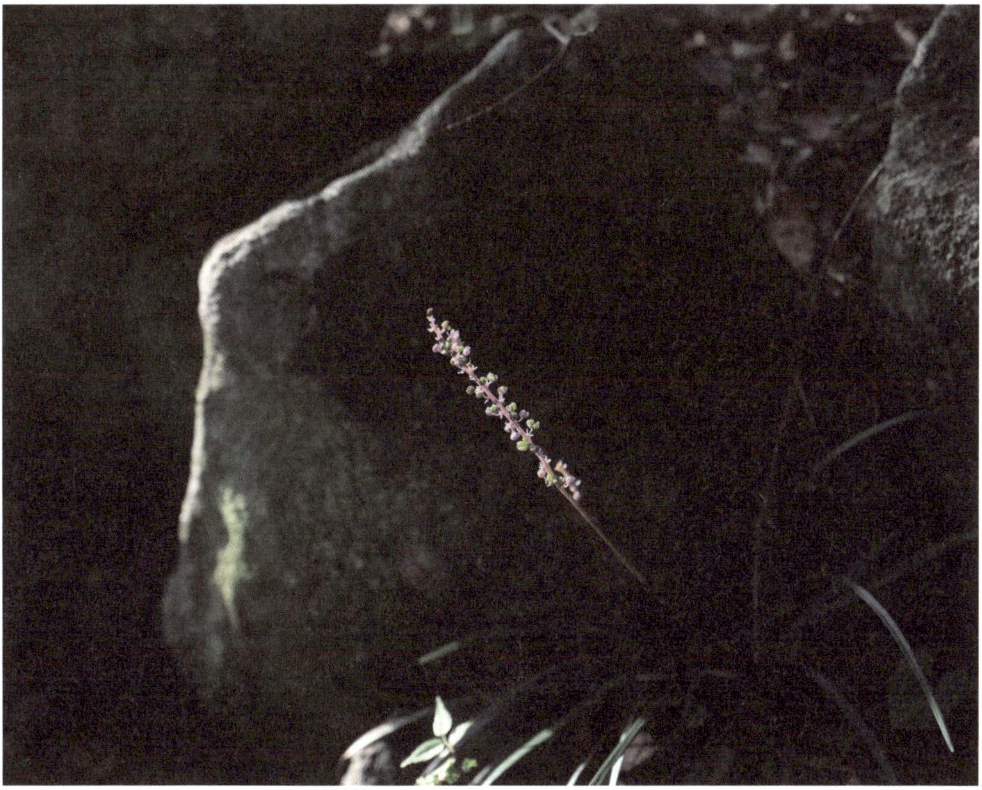

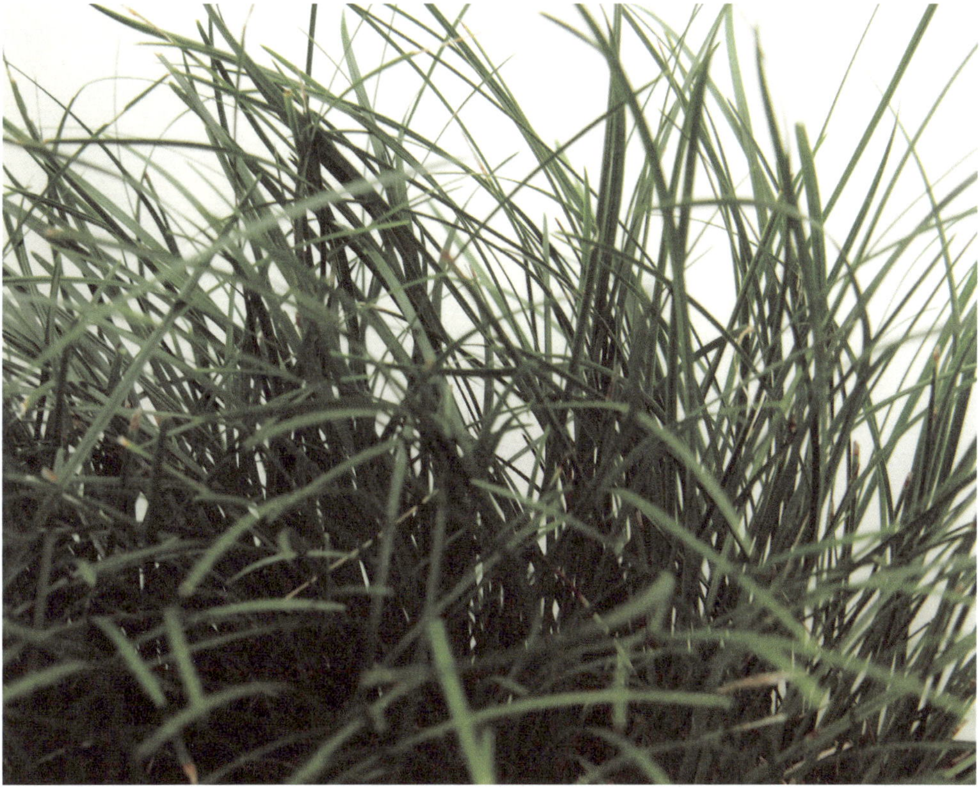

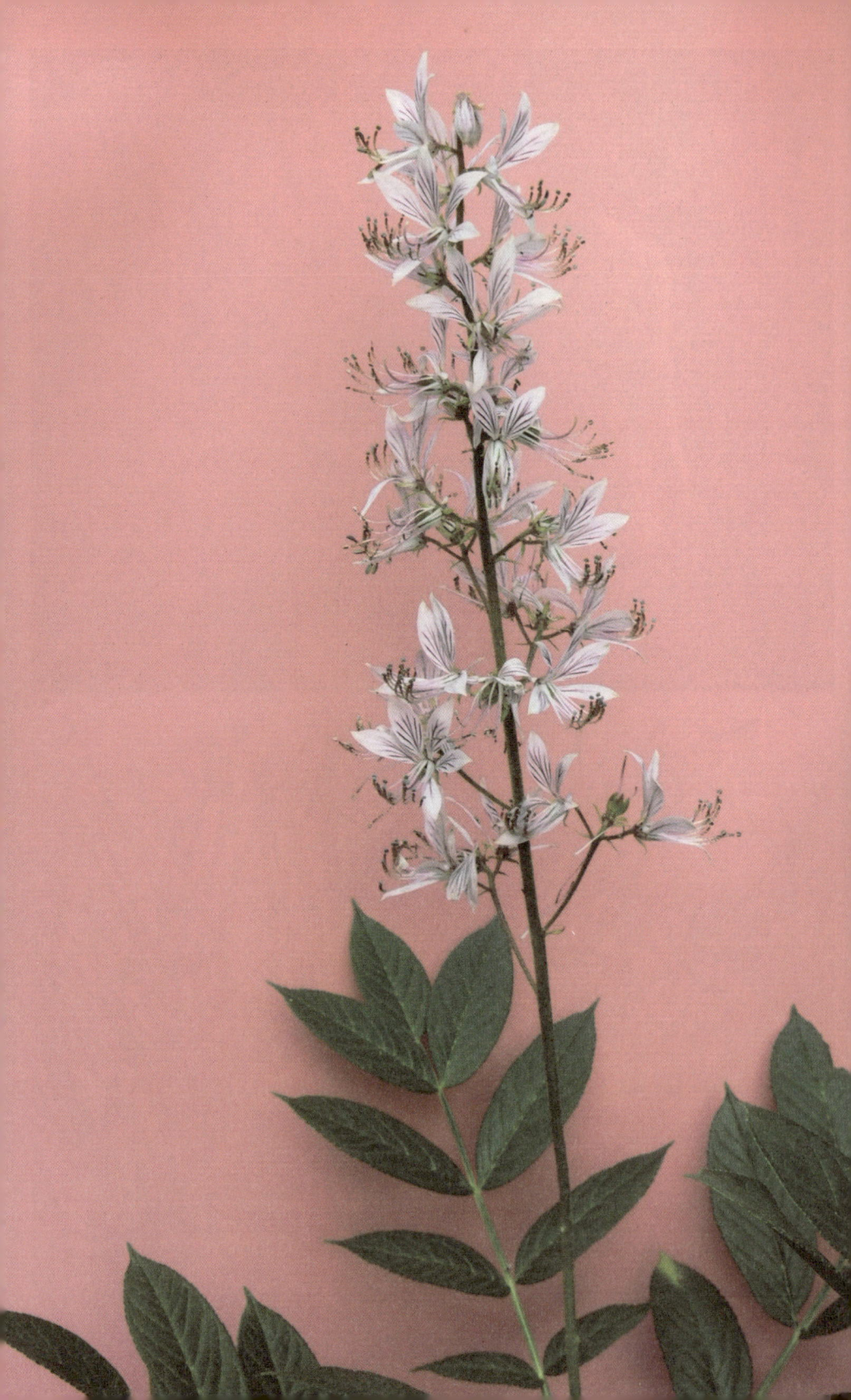

2. 봉삼(鳳蔘)

30여 년 전 한의과 대학 본초학 교실에 근무할 때 일이다. 어느 날 검은 양복에 머리를 짧게 깎은 신사 3명이 교수님 방을 찾아왔다. 차(茶)를 내고 조금 있으니 교수님 방에서 큰소리가 나더니 "이 선생! 이 선생!" 나를 부르는 교수님 목소리가 크게 들렸다. 교수님은 키가 작으셨지만 목소리는 쩌렁쩌렁 크셨다. 본초학 교실이 떠나갈듯 했다. 연구실 문을 열고 들어가니 교수님은 "손님 나가신다." 하시고 돌아앉으셨다. 평소 화를 잘 안 내시는 교수님이 왜 이리 크게 화를 내시는지 어안이 벙벙했다.

손님이 가시고 교수님께 조용히 여쭈어봤다. 교수님은 "아, 글쎄! 백선(白蘚)을 가지고 비싼 산삼(山蔘)으로 감정을 해 달라는 것 아니냐. 어느 스님이 캤는데 아주 귀한 것이라 나한테 처음 보여드리는 것이라는 등 구구절절 감언이설(甘言利說)로 속이려 하지 않겠니? 어휴! 어이가 없어서."

백선(白蘚)은 피부병에 쓰는 한약재인데 뿌리가 봉황처럼 화려하게 자라 아주 귀한 약재처럼 보인다. 전국 산야에 조금씩 자생(自生)하지만 필자는 초염기성 사문암 지역인 안동 풍산지역과 문경지방 그리고 백양산에서 많이 모여 자생하는 것을 보았다. 그러나 산삼처럼 귀한 것은 아니다. 시중에서 뿌리모양이 멋있어 봉삼(鳳蔘)이라고도 하는 것 같은데 실은 그런 말은 최근에 붙여진 것이다. 한약으로 뿌리껍질을 사용한다. 그것이 '백선피(白蘚皮)'이다.

운향과 '백선'은 높이 60~100cm로 산과 들에서 자라는 다년생초본(多年生草本)이다. 잎은 어긋나고 깃꼴겹잎이며 잎자루에 날개가 있다. 작은 잎 가장자리에 톱니와 함께 기름점이 있어 냄새가 난다. 5~6월에 줄기 끝의 송이꽃차례에 담홍색 꽃이 피는데 보라색 줄무늬가 있다. 꽃잎 밖으로 암수술이 길게 벋는다. '검화(檢花)'라고도 한다.

백선의 근피(根皮)를 '백선피(白蘚皮)'라 하며 약용한다. 봄, 가을에 채취하여 뿌리 가운데 있는 목심(木心)을 추출(抽出)하고 햇볕에 말려 사용한다. 성미(性味)는 고(苦), 함(鹹), 한(寒), 무독(無毒)이고 귀경(歸經)은 비(脾), 위경(胃經)이다. 효능(效能)은 청열해독(淸熱解毒), 제습거풍(除濕祛風)이며 주치증(主治症)은 창양(瘡瘍), 습열풍독(濕熱風毒), 기육파란(肌肉破爛), 발제(髮除)에 뾰루지 날 때 응용한다.

20세기 초 기록에 우리나라와 만주 각지에서 백선을 재배했고, 뿌리껍질을 약재로, 어린 잎은 삶아서 나물로 먹었다고 전한다.

봉황은 난조(鸞鳥)라고도 하며 제왕(帝王)을 뜻한다. 봉황새의 모양에서 인의예지신(仁義禮智信) 오상(五常)의 덕을 모본(模本)한 동이족(東

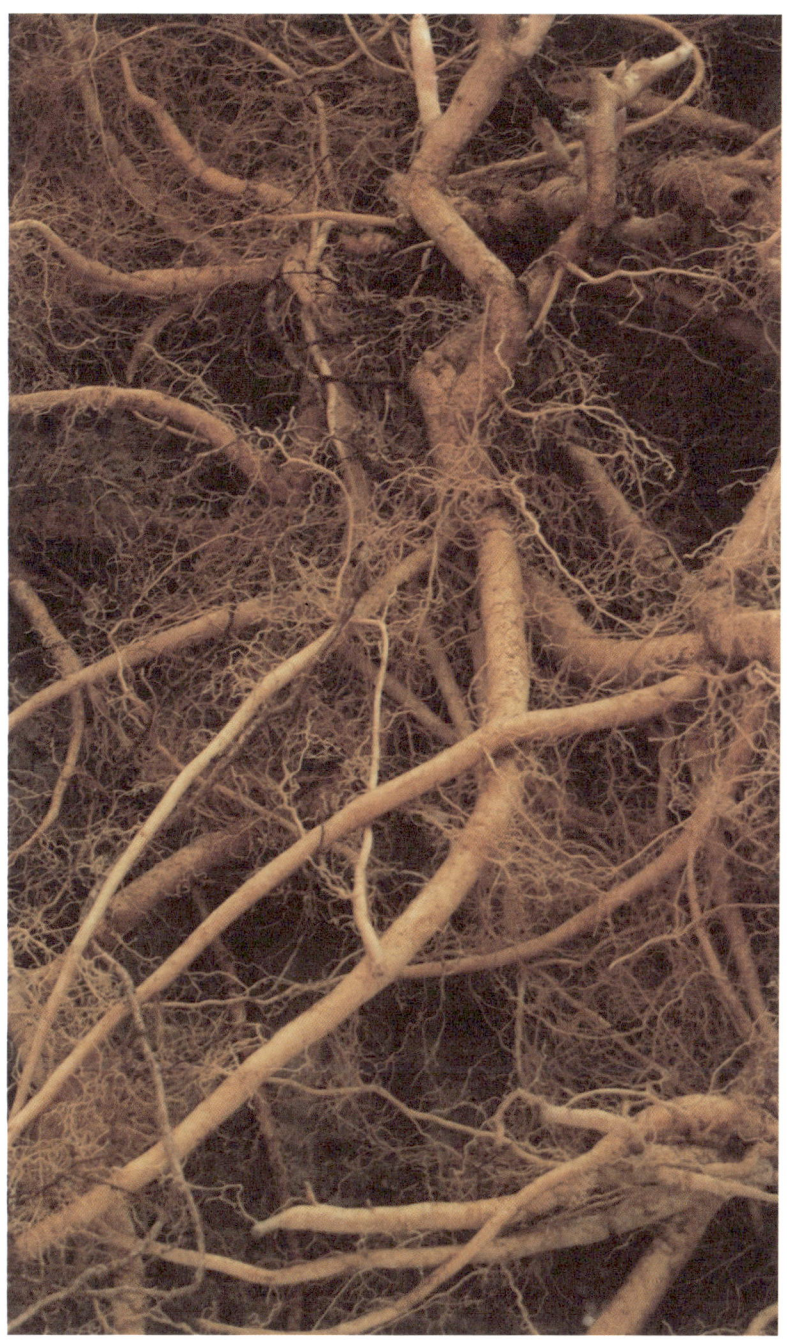

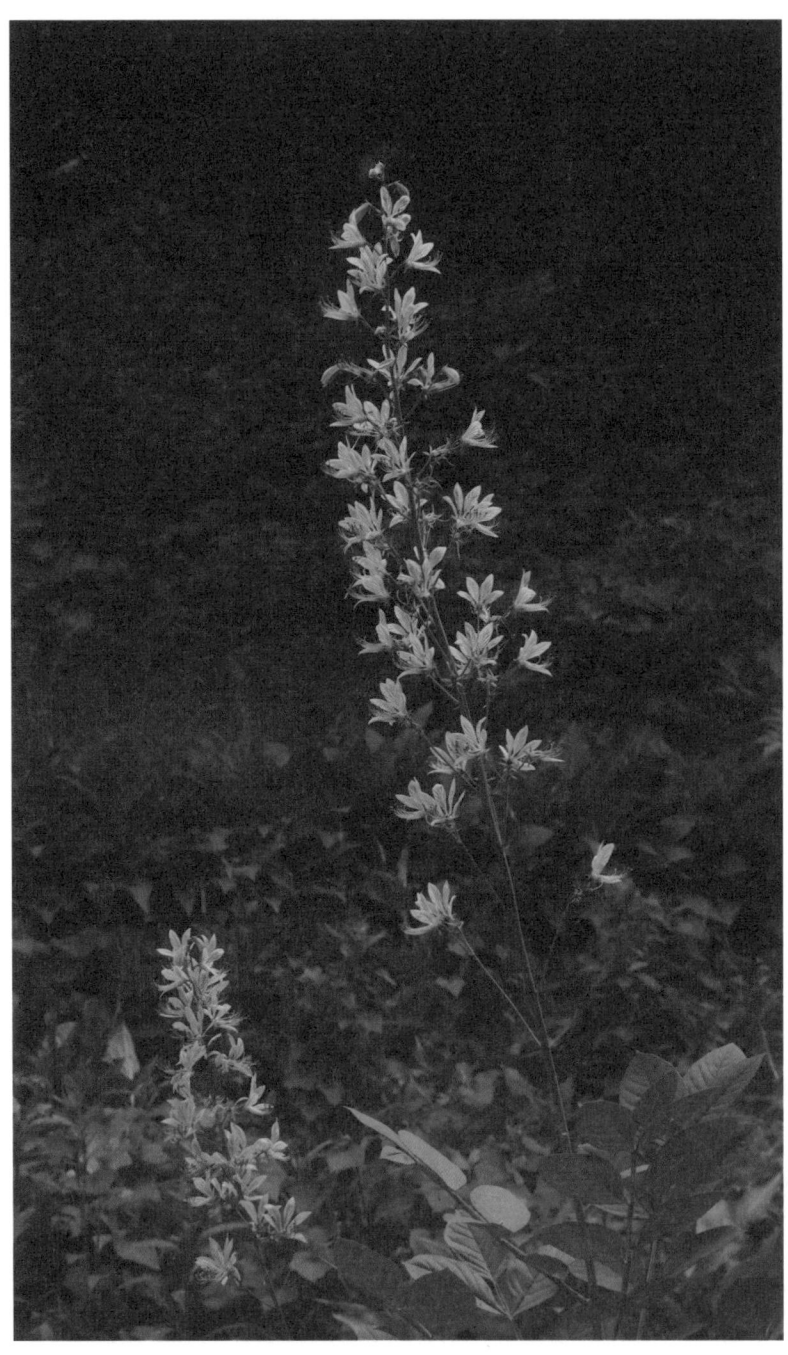

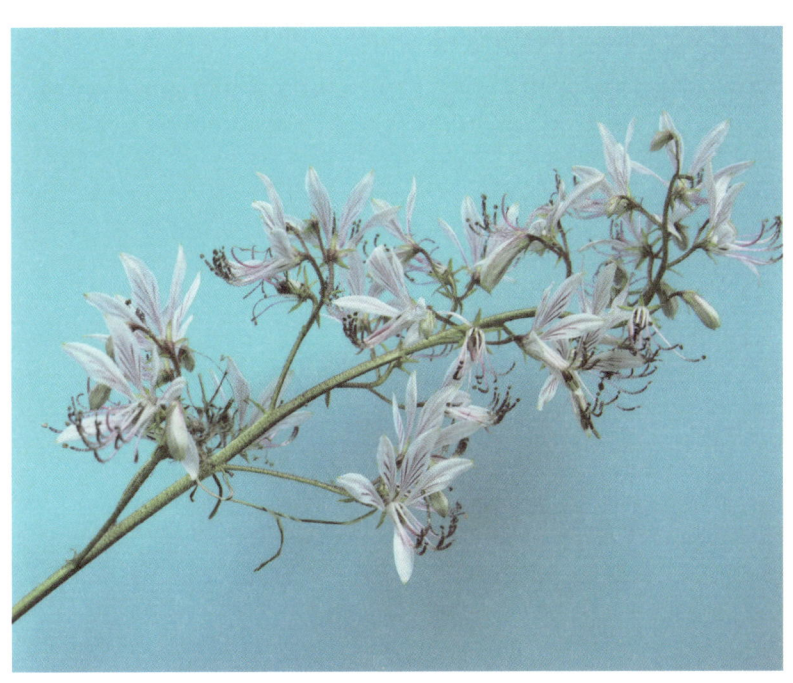

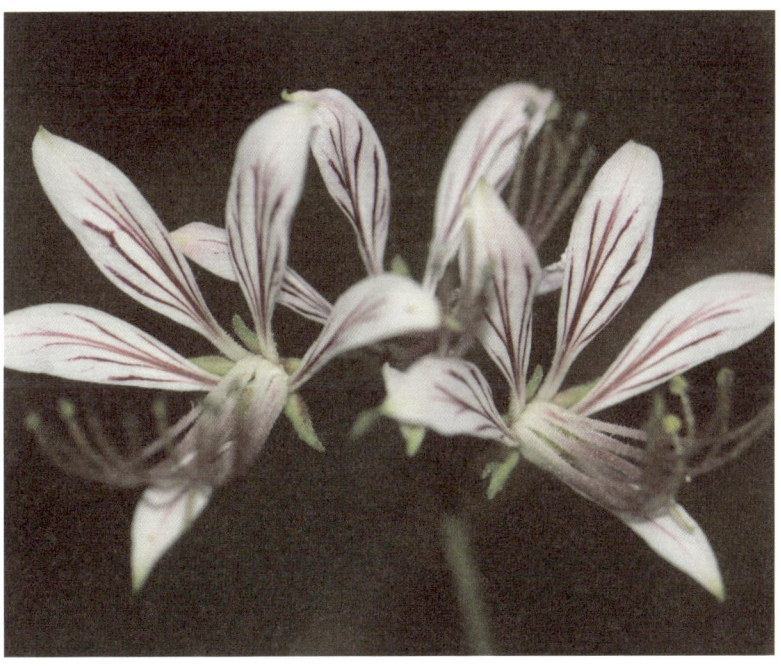

夷族)의 최고의 윤리관(倫理觀)을 확인할 수 있다. 이렇게 훌륭한 봉황을 백선에 대응시키는 것은 좀 그렇다. 교수님이 화내실 만하다.

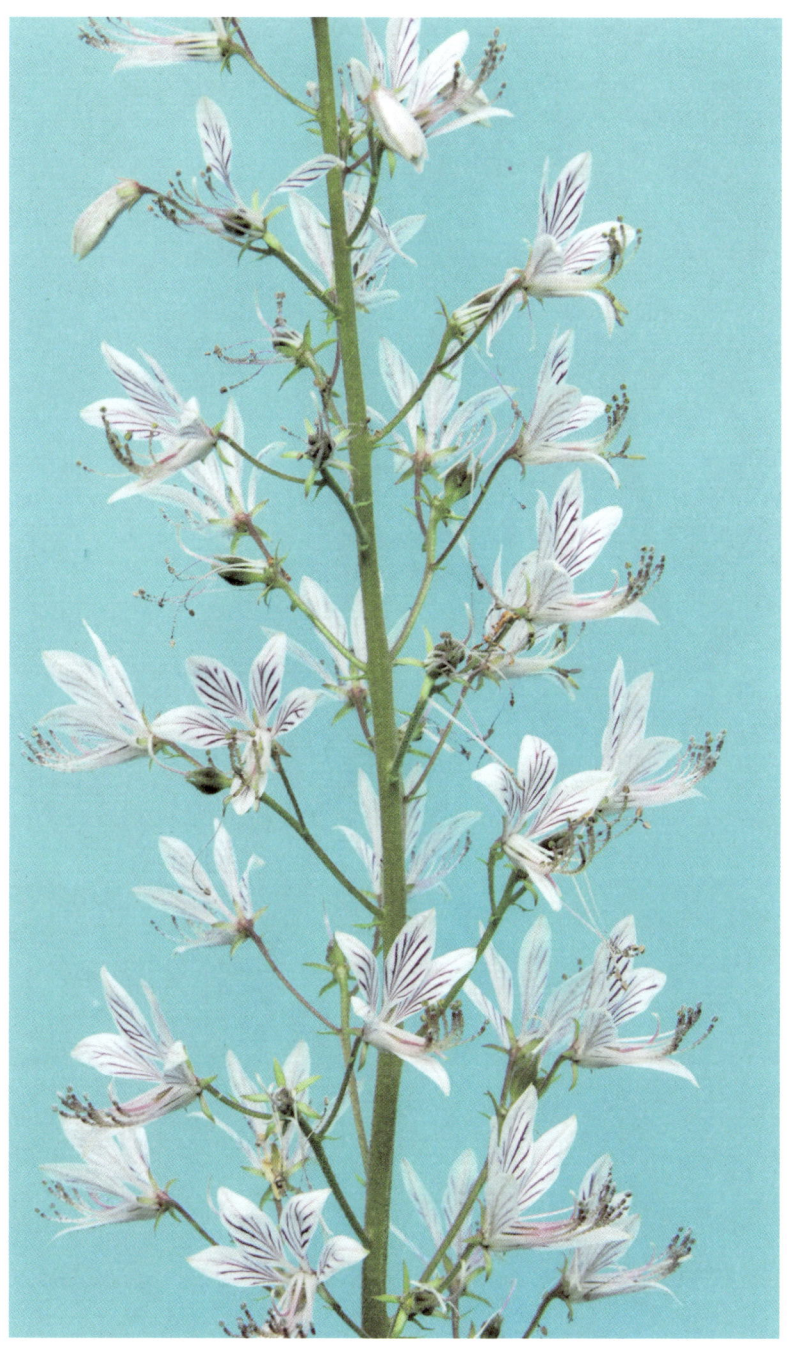

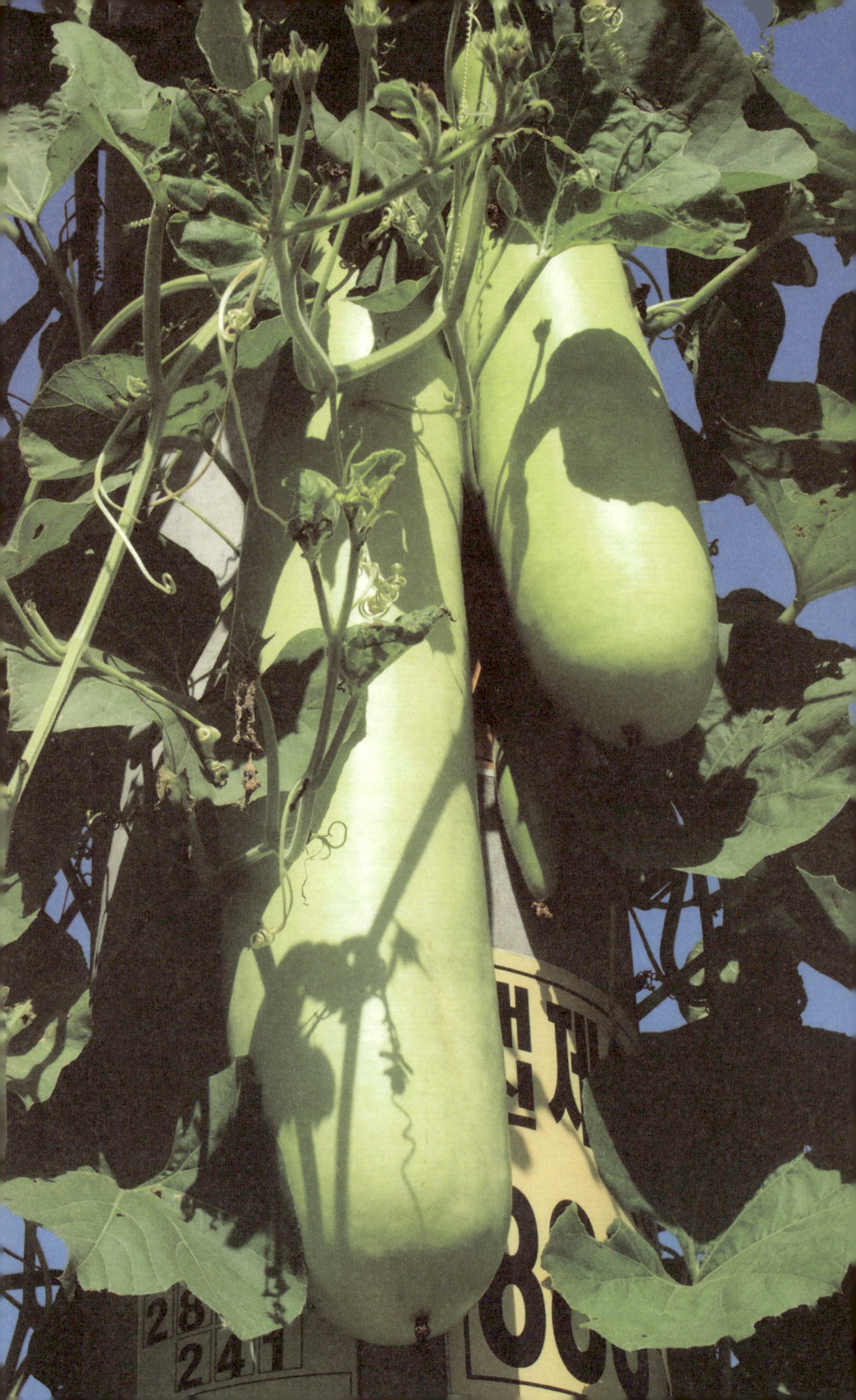

3. 동아 호박

겨울에 동아 호박으로 탕을 끓여 양고기를 적셔 먹으면 맛이 그만이다. 돌아가신 지도교수님이 즐겨 드신 음식이 양고기 샤브샤브다. 살아계실 때 많이 사드릴 것을 하고 후회했다. 지금 와서 더 후회한다.

교수님은 동아 호박을 손수 재배하시고 당뇨병 환자에게 많은 도움을 주셨다. 동아 호박에 대해서는 우리나라에서 첫째로 많이 사용하셨던 분이실 것이다. 동아 호박에 애착이 많으셨다. 동아 호박의 줄기는 질겼다. 그래서 동아줄이라고 했는지 모르겠다. 그리고 그 속으로 양고기 샤브샤브를 해 먹으면 최고인 동아 호박 요리가 된다. 추워지는 겨울이 돌아오면 생각난다.

박과의 일년생(一年生)초본인 동아 호박의 열매껍질을 동과피(冬瓜皮), 열매를 동과(冬瓜), 종자를 동과자(冬瓜子)라 한다. 동과피(冬瓜皮)

의 효능(效能)은 이수소종(利水消腫)이고 동과자(冬瓜子)의 효능(效能)은 윤폐화담(潤肺化痰), 소옹이수(消癰利水) 등이다. 동과(冬瓜)는 다음과 같다.

 동아 호박의 과실(果實)을 '동과(冬瓜)'라 하며 식용·약용한다. 성미(性味)는 감(甘), 담(淡), 미한(微寒)이고 귀경(歸經)은 폐(肺), 대소장(大小腸), 방광경(膀胱經)이다. 효능(效能)은 이뇨(利尿), 청열(淸熱), 화담(化痰), 생진(生津), 해독(解毒)이며 주치증(主治症)은 수종복만(水腫服滿), 임증(淋症), 각기(脚氣), 담천(痰喘), 서열번민(暑熱煩悶), 소갈(消渴), 옹종치루(癰腫痔漏), 해단석독(解丹石毒), 어독(魚毒), 주독(酒毒) 등이다.

 동과(冬瓜)는 전신부종으로 배가 부르고 호흡이 가쁜 증상을 가라앉히는 데 이용한다. 그리고 여름에 가슴이 답답하고 번열(煩熱)이 날 때 쓰며, 소변을 잘 보게 하고, 갈증에 도움을 준다. 동과자는 폐농양으로 인한 해수와 피고름을 토할 때 쓰고, 충수염에도 응용한다. 그리고 피부를 윤택하게 한다. 비신성수종(非腎性水腫)에 탁월하게 요량을 증가시킨다.

 사람들은 동과를 이용하여 동과 정과, 동과 볶음 등을 요리해 먹었으며 동과 고지를 만들어 두었다가 겨우내 동과 볶음을 해 먹고 생선조림을 할 때 동과를 밑에 깔고 요리해 먹었다. 동과는 옛날 베개처럼 둥근 원기둥같이 생겼고, 매우 커다랗다. 요즈음은 냉장고가 발달한 시대이니 동과 속을 냉동하여 오래 두고 먹으면 건강에 좋을 듯하다.

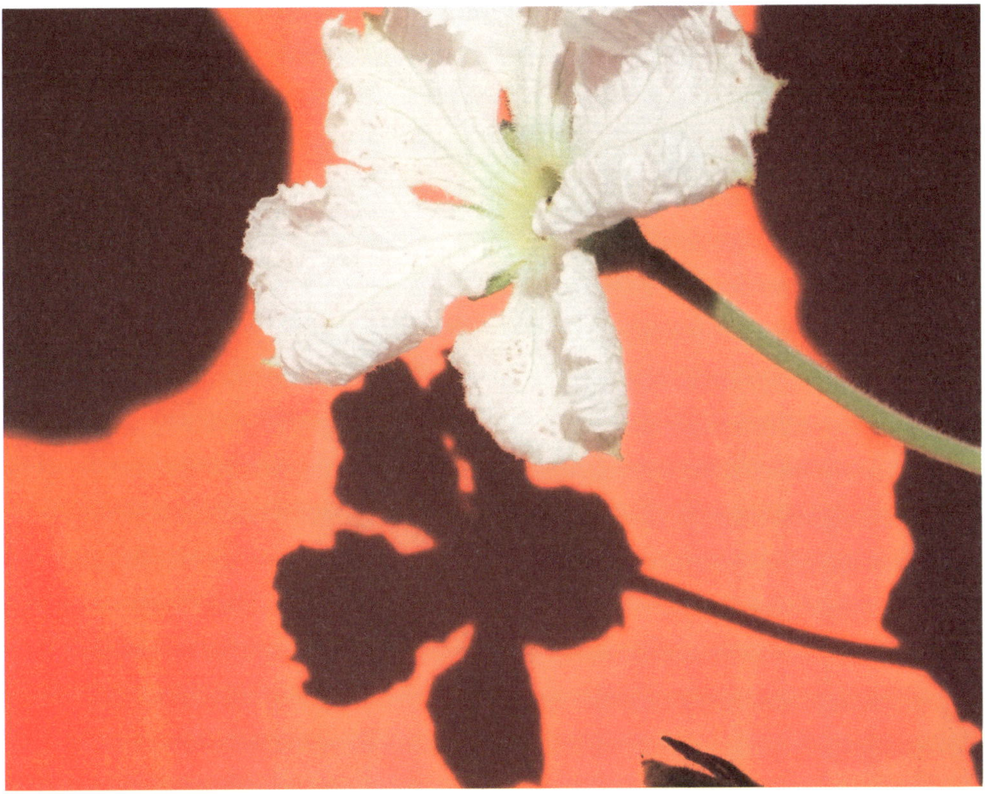

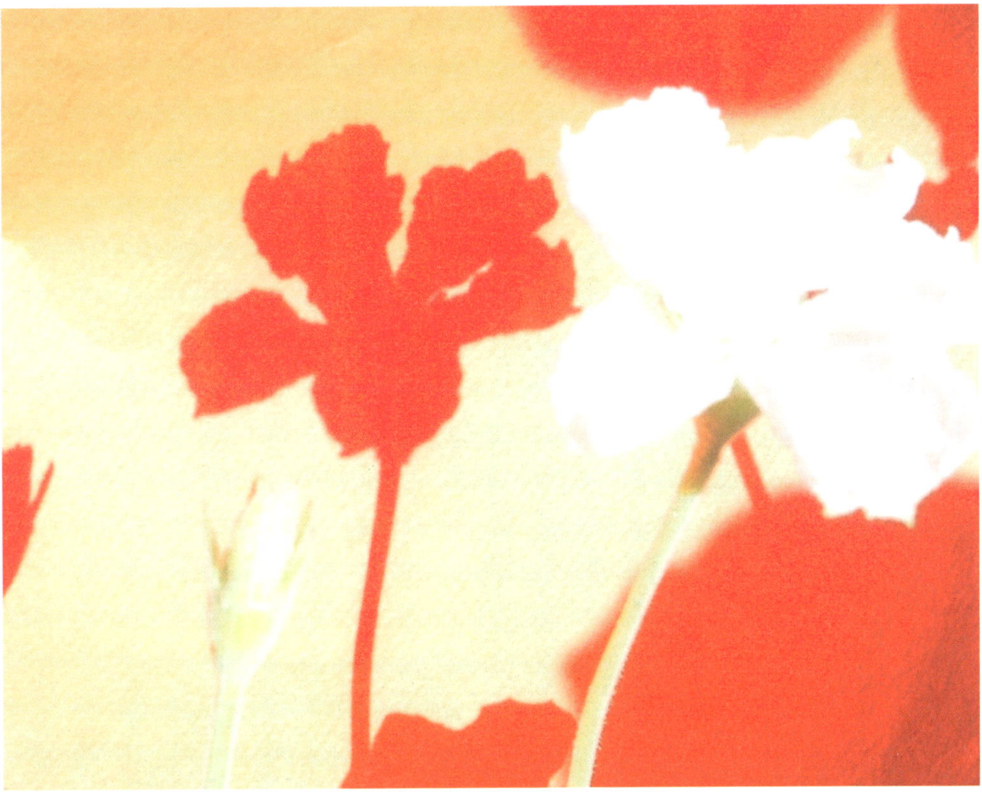

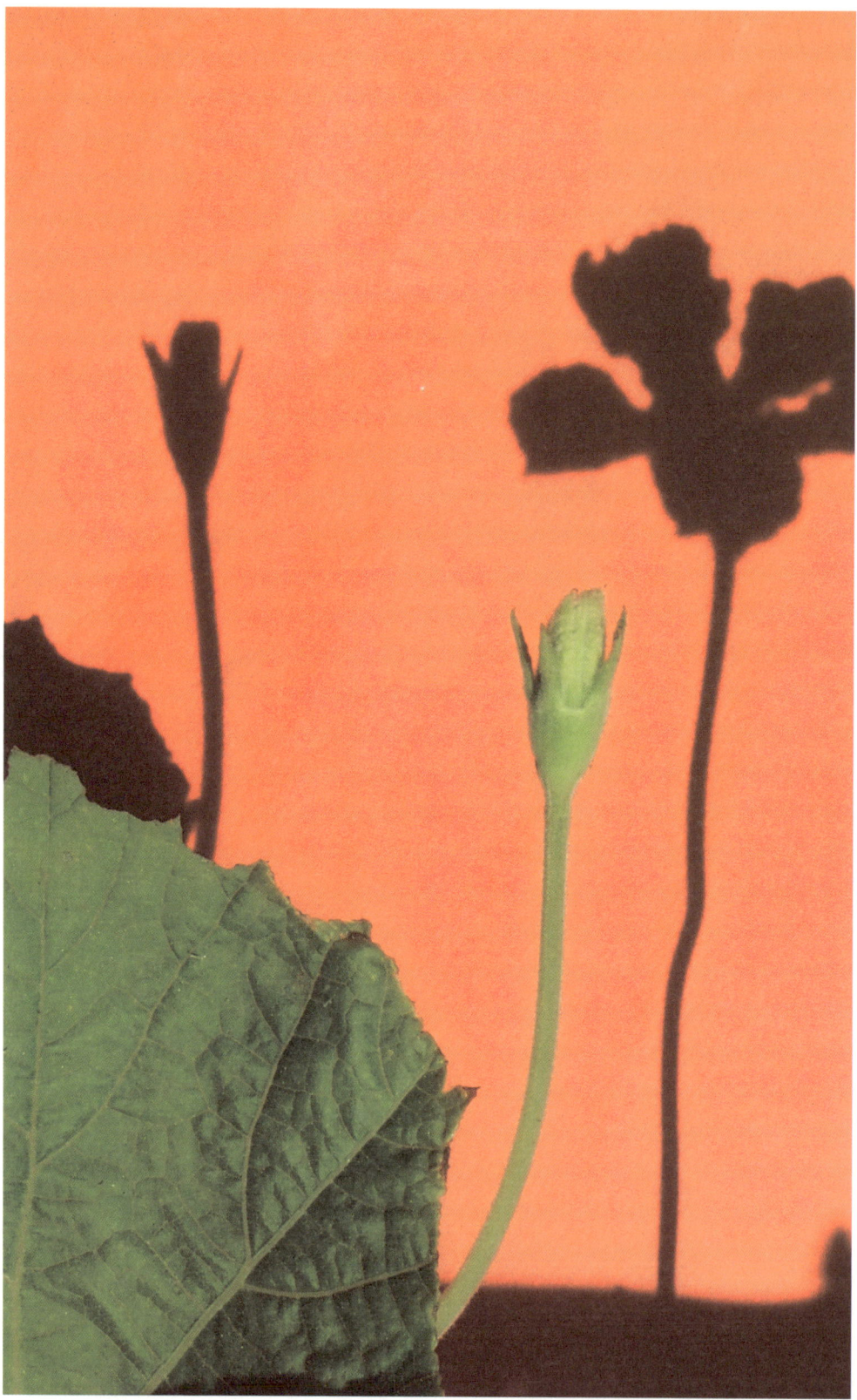

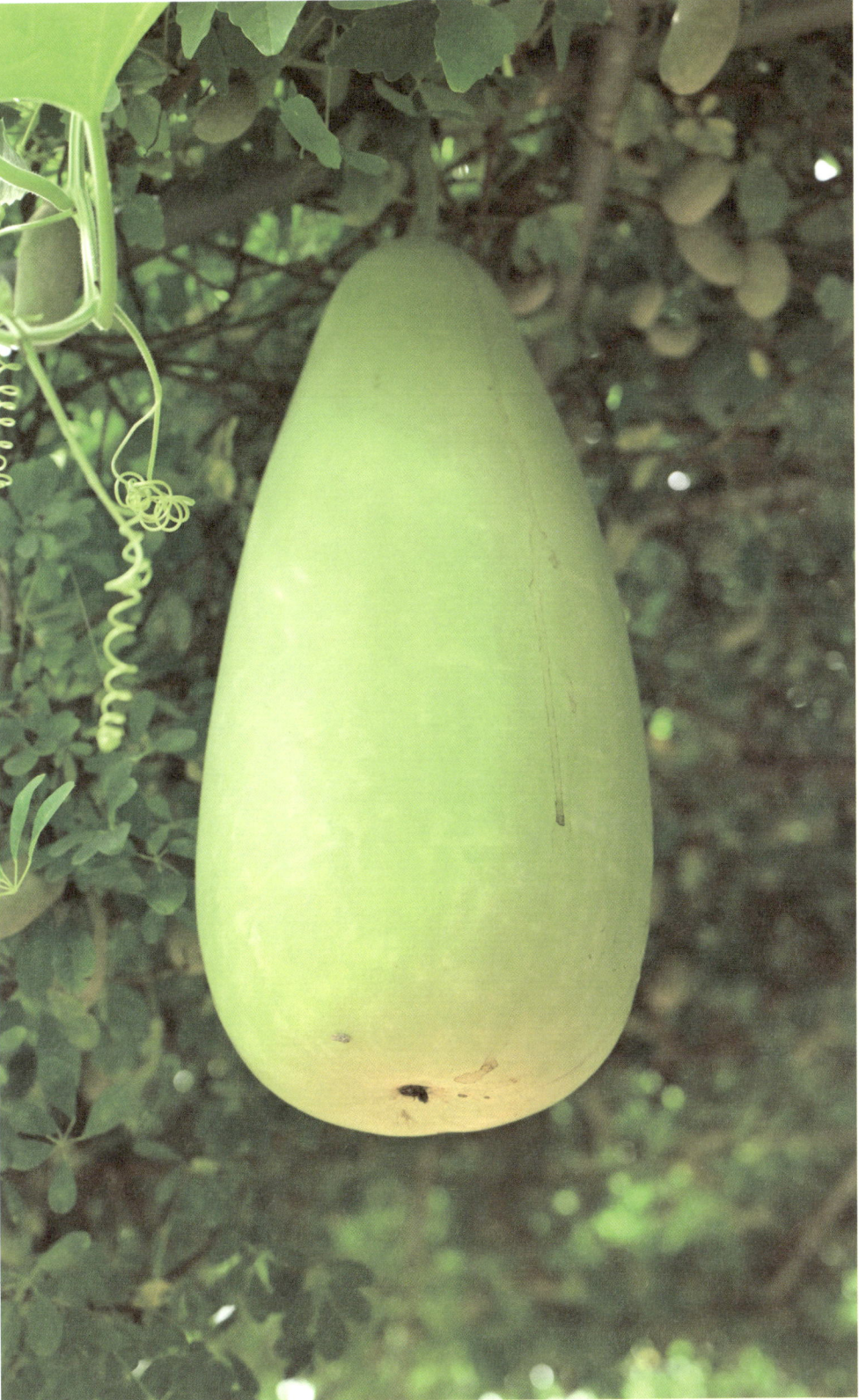

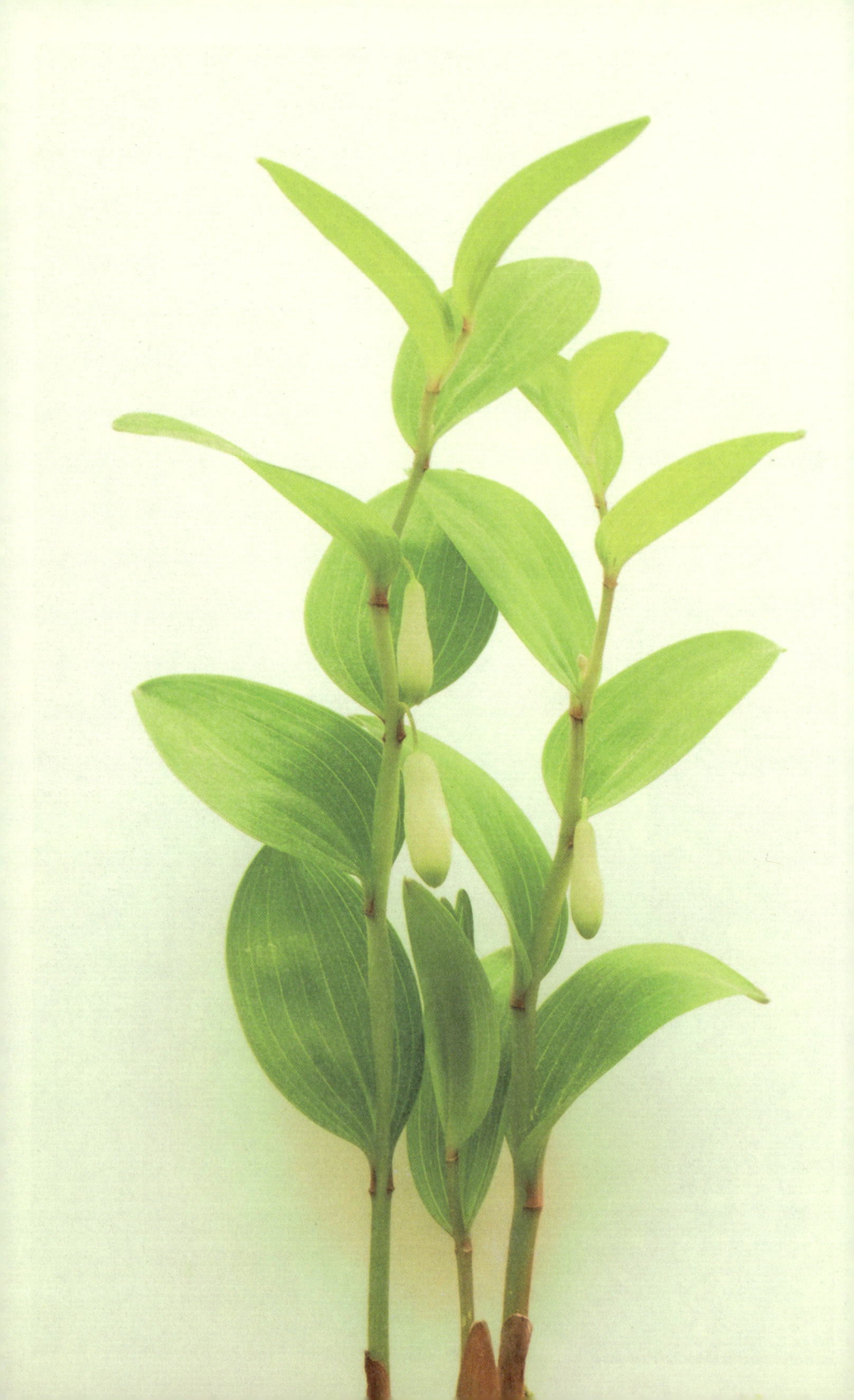

4. 황정(黃精), 옥죽(玉竹), 녹약(鹿藥)

황정, 옥죽, 녹약은 생김새가 비슷하게 생긴 식물이다. 비교해 보자. 우리나라에 있는 황정(黃精)으로 쓸 수 있는 식물은 다음과 같다. 진황정, 층층둥굴레, 층층갈고리둥굴레 등이다. 옥죽(玉竹)은 죽대, 각시둥굴레, 둥굴레, 통둥굴레, 용둥굴레, 목포용둥굴레, 안면용둥굴레, 왕둥굴레, 산둥굴레, 큰둥굴레, 맥도둥굴레, 한라각시둥굴레 등이다. 녹약(鹿藥)은 민솜대, 자주솜대, 풀솜대, 왕솜대 등이다. 상기(上記) 식물 중 진황정만 빼고 전국적으로 분포한다. 진황정은 남부지방에 분포한다. 대표적인 식물인 진황정, 층층둥굴레, 둥굴레, 풀솜대에 대해 알아보겠다.

아스파라거스과 '진황정'은 산지(山地)의 숲 가장자리에서 자라는 다년생초본(多年生草本)이다. 근경(根莖)은 둥굴레처럼 굵고 마디가 짧으며 염주 모양이 된다. 옆으로 뻗고 원줄기의 단면이 둥글며 높이 50~80cm로 끝이 옆으로 비스듬히 자란다. 잎은 호생하고 두 줄로 배열

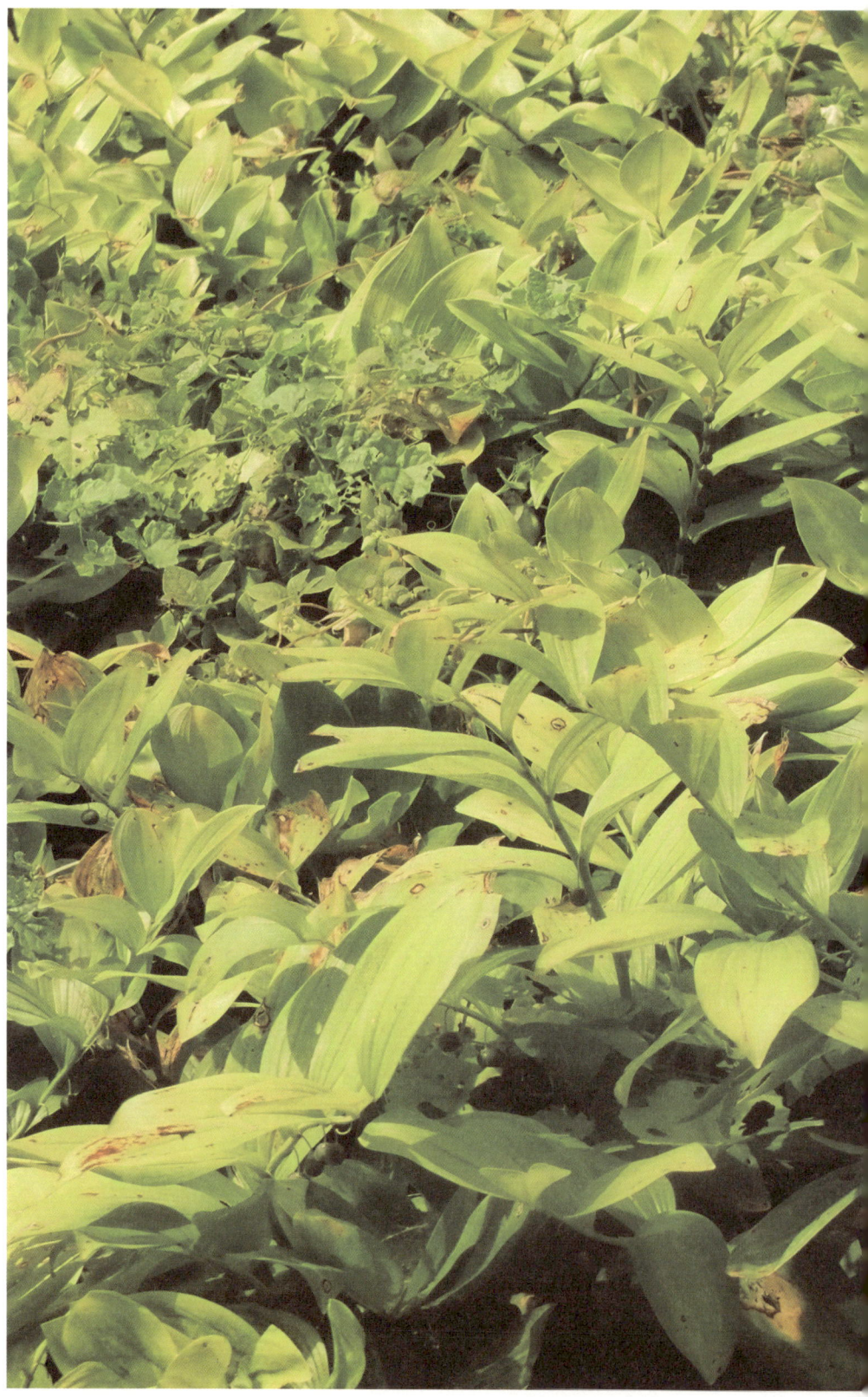

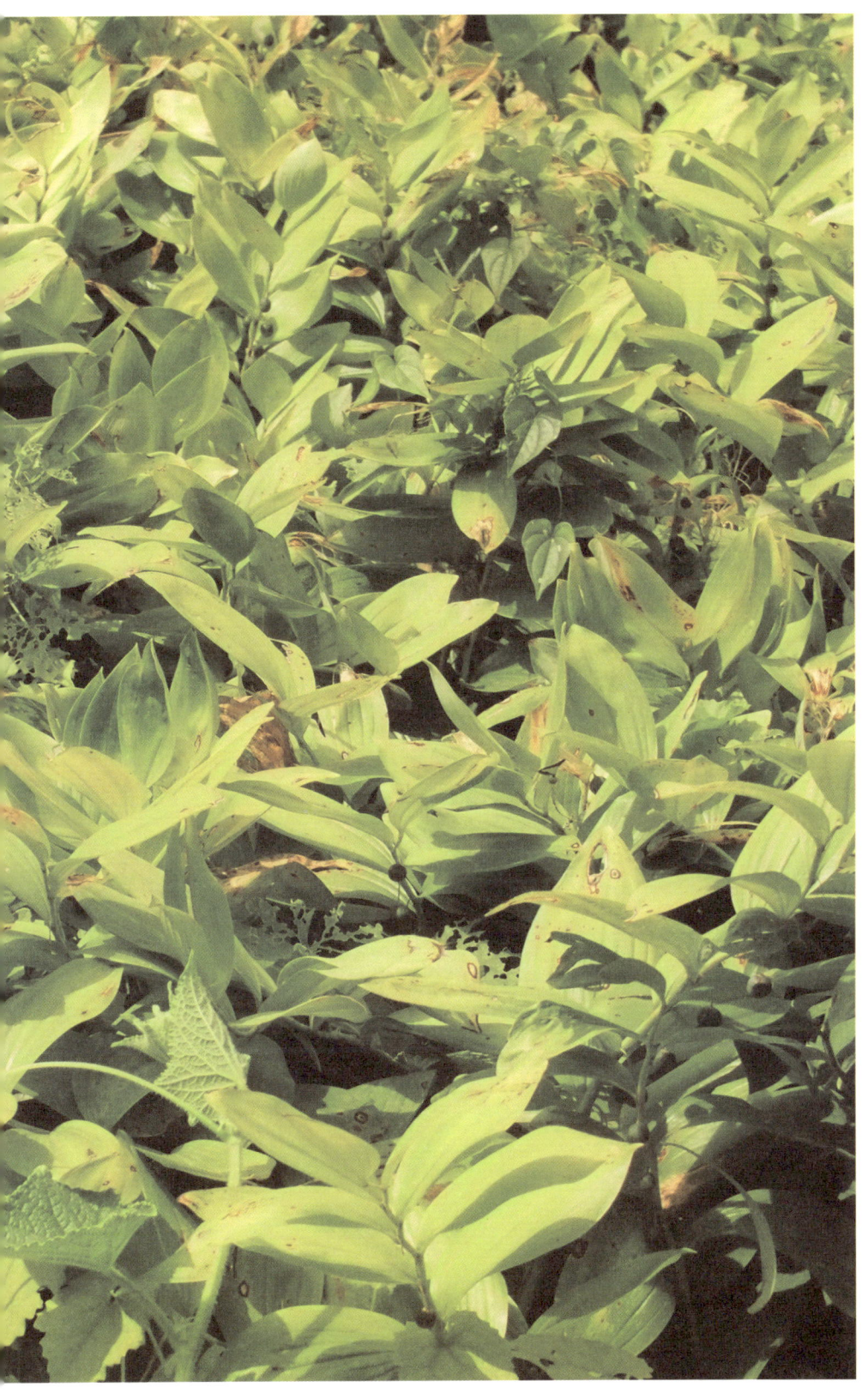

되며 피침형(披針形)이다. 꽃은 5월에 피고 3~5개 때로는 1개가 엽액(葉腋)에 다소 산형(傘形)으로 달리며 푸른빛이 도는 백색이다. 열매는 둥글며 흑록색(黑綠色)으로 익고 밑으로 처진다. 어린 순을 나물로 먹는다.

아스파라거스과 '층층둥굴레'는 높이 30~90cm로 산에서 자라는 다년생초본(多年生草本)이다. 잎은 줄기에 3~5장씩 돌려나며 선형~넓은 선형이다. 6월경에 잎겨드랑이에 백록색 꽃이 돌려 가며 달린다. 잎겨드랑이에서 나온 짧은 꽃대에 두 개의 원통형 꽃이 늘어지고 피침형 포도 두 개씩이다. 둥근 열매는 검은색으로 익는다.

진황정, 층층둥굴레 등의 뿌리 즉 근경(根莖)을 '황정(黃精)'이라 하며 약용한다. 성미(性味)는 감(甘), 평(平)이고 귀경(歸經)은 비(脾), 폐(肺), 신경(腎經)이다. 효능(效能)은 양음윤폐(養陰潤肺), 보비익기(補脾益氣), 자신(滋腎)이며 주치증(主治症)은 음허노수(陰虛勞嗽), 폐조해수(肺燥咳嗽), 비허핍력(脾虛乏力), 식소구건(食少口乾), 소갈(消渴), 이명(耳鳴), 수발조백(鬚髮早白), 체허(體虛) 등이다.

아스파라거스과 '둥굴레'는 산야(山野)에서 자라는 다년생초본(多年生草本)이다. 높이는 30~60cm로 6줄의 등각이 있으며 윗부분이 모가 진다. 끝이 처지며 육질의 근경(根莖)은 점질(粘質)이고 옆으로 뻗는다. 호생엽은 한쪽으로 치우쳐서 퍼지며 긴 타원형이고 길이 5~10cm, 너비 2~5cm로서 엽병(葉柄)이 없다. 꽃은 6~7월에 피며 1~2개씩 엽액에 달리고 밑 부분은 백색, 윗부분은 녹색이며 소화경(小花梗)은 밑부분이 합쳐져서 화경(花梗)으로 된다. 열매는 장과(漿果)로 둥글고 흑색(黑色)으로 익는다.

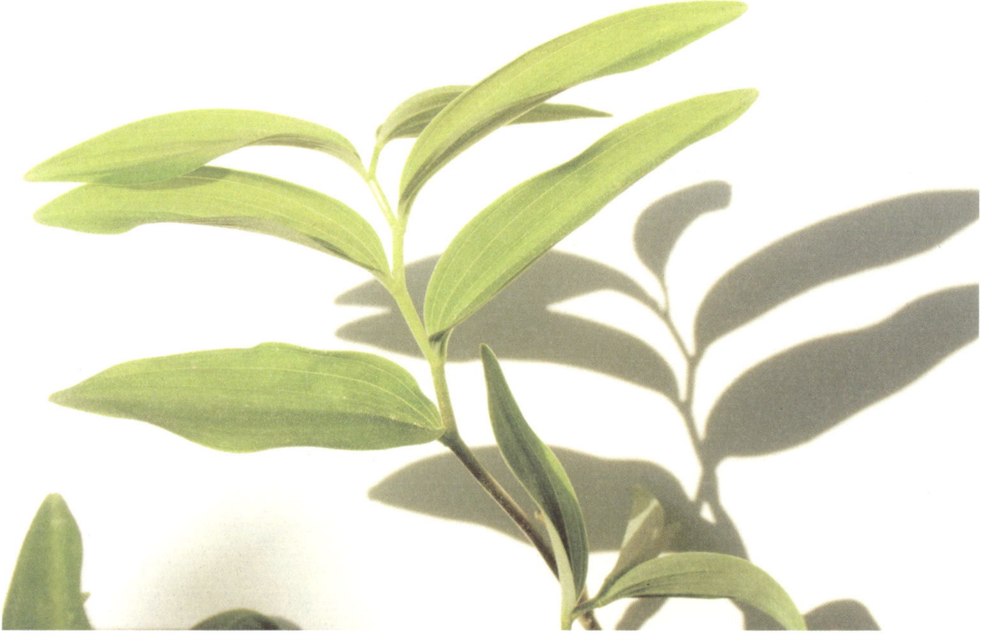

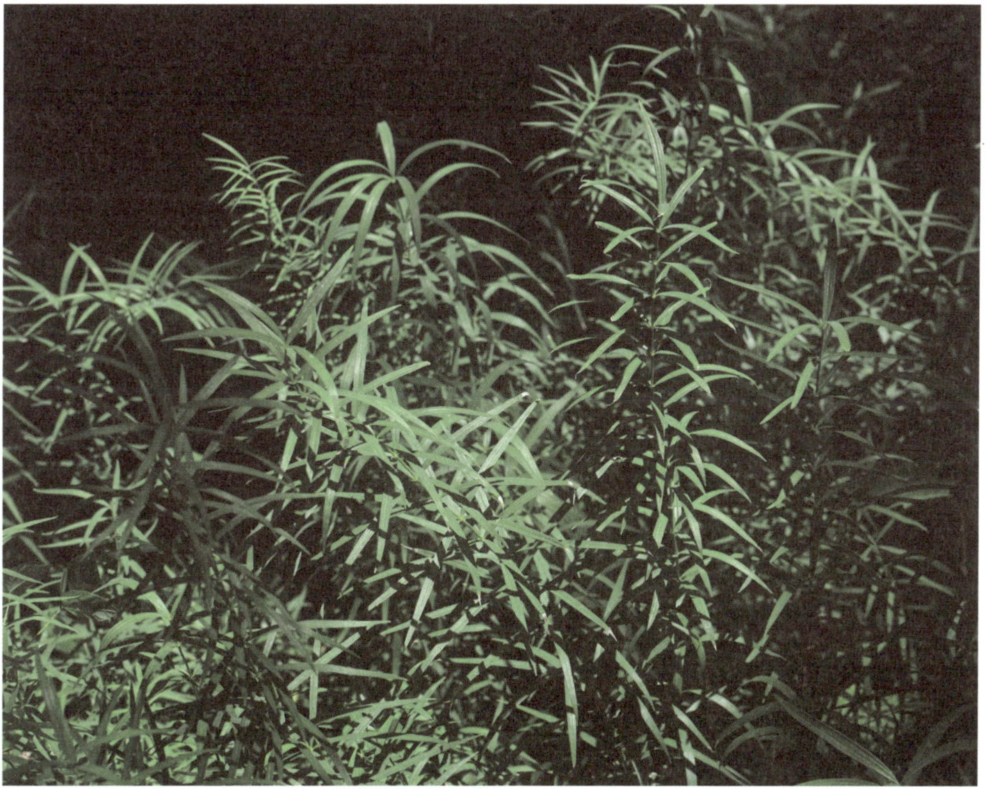

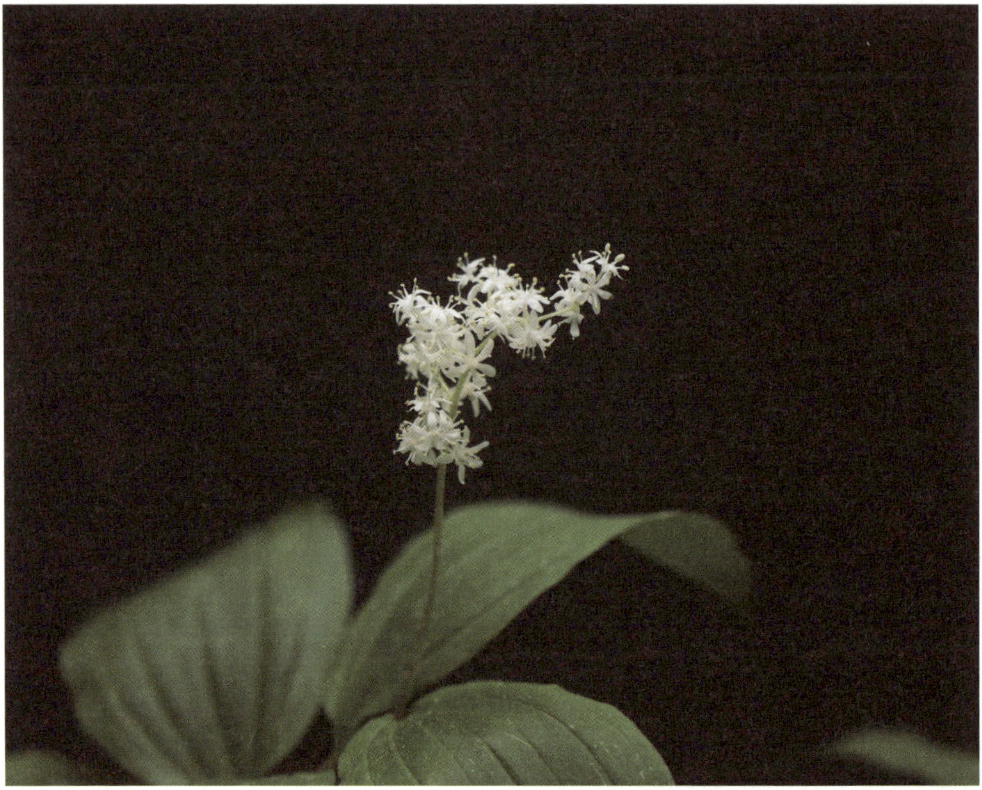

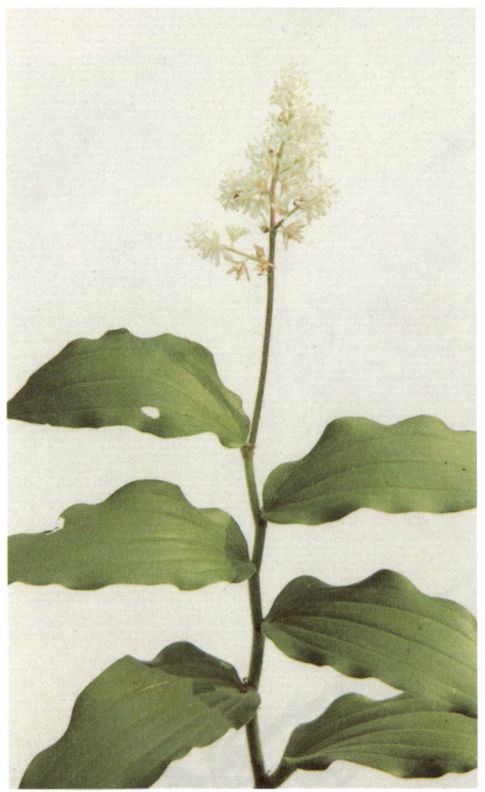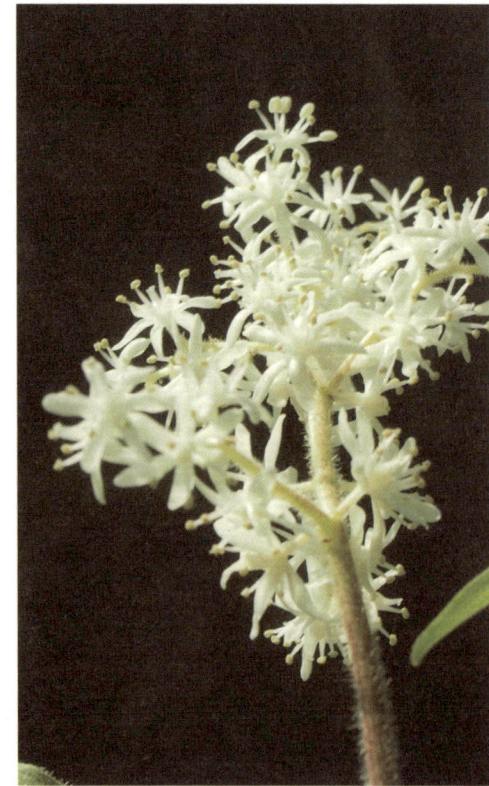

둥굴레의 근경(根莖)을 '옥죽(玉竹)'이라 하며 식용·약용한다. 성미(性味)는 감(甘), 평(平)이고 귀경(歸經)은 폐(肺), 위경(胃經)이다. 효능(效能)은 자음윤폐(滋陰潤肺), 양위생진(養胃生津)이며 주치증(主治症)은 조해(燥咳), 노수(勞嗽), 열병음상(熱病陰傷), 인건구갈(咽乾口渴), 소갈(消渴), 음허외감(陰虛外感), 두혼현훈(頭昏眩暈), 근맥련통(筋脈攣痛) 등이다.

아스파라거스과 '풀솜대'는 산의 숲속에서 높이 20~50cm로 자라는 다년생초본(多年生草本)이다. 전체에 털이 많고 줄기는 윗부분이 비스듬히 휘어진다. 긴 타원형 잎이 양쪽으로 어긋난다. 5~6월에 줄기 끝의 원뿔꽃차례에 자잘한 흰색 꽃이 모여 핀다. 꽃덮이 조각은 6장이며 긴 타원형이다. 둥근 열매는 붉은색으로 익는다. 얼마 전 TV를 보는데 풀솜대를 보고 둥굴레라고 설명하는 장면을 보았다. 어릴 때는 비슷하다.

풀솜대의 근경(根莖)을 '녹약(鹿藥)'이라 하며 약용한다. 성미(性味)는 감(甘), 고(苦), 온(溫) 이고 효능(效能)은 보기익신(補氣益腎), 거풍제습(祛風除濕)이며 주치증(主治症)은 노상(勞傷), 음위(陰痿), 두통(頭痛), 풍습동통(風濕疼痛), 질타손상(跌打損傷), 유옹(乳癰), 월경부조(月經不調) 등이다.

'진황정'이라는 말은 원래 '전황정(滇黃精)'이었고, '둥굴레'는 뿌리가 옆으로 둥글게 뻗어 자라는 특성에 연유하고, 일본어에서 뿌리를 뜻하는 '~네'의 영향을 받아 '둥굴레'가 됐다. 둥구라〉둥구레〉둥글네〉둥글레의 변천이 있다. 둥굴레를 '옥죽(玉竹)' 또는 '위유(萎蕤)'라고도 한다.

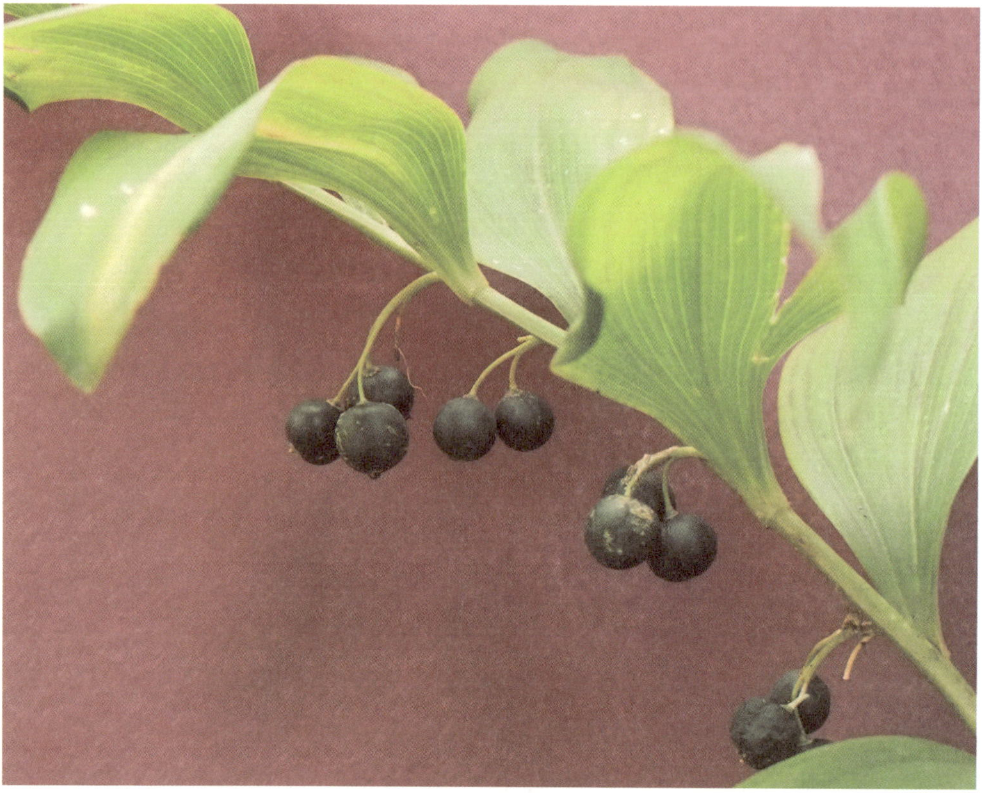

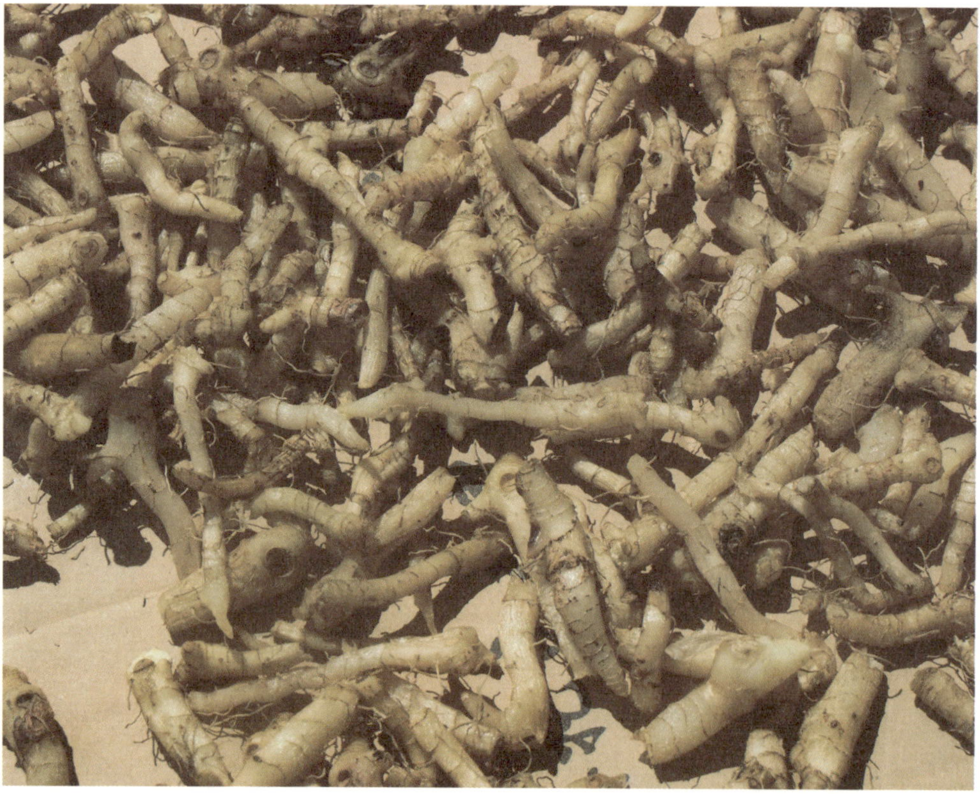

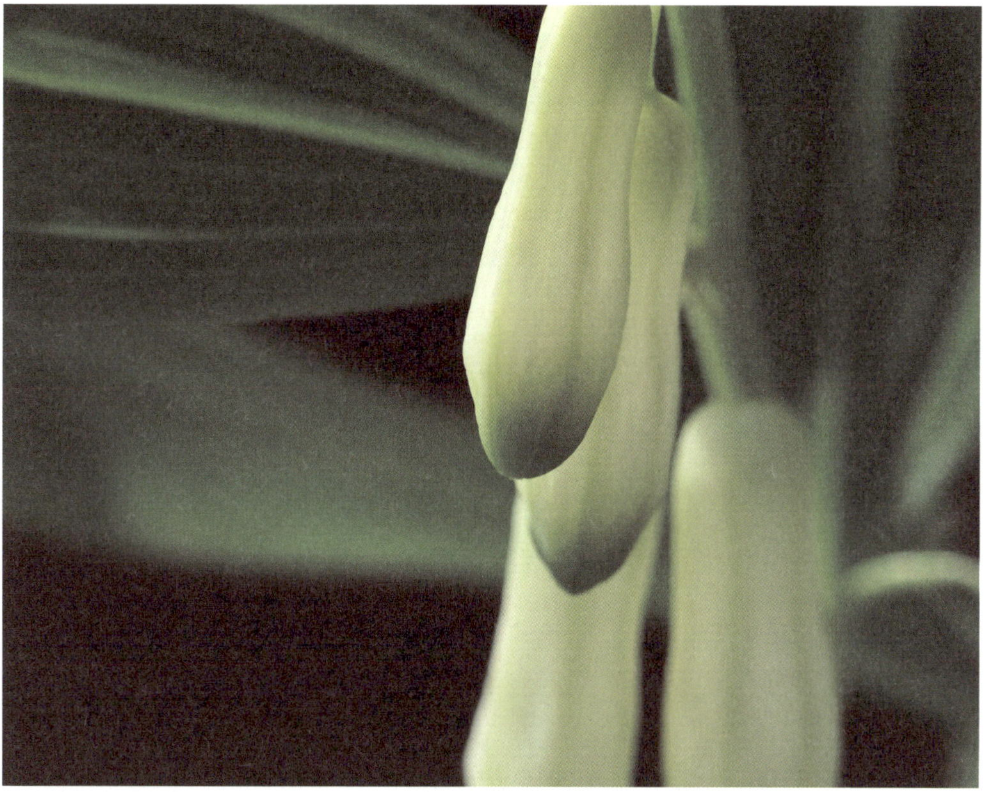

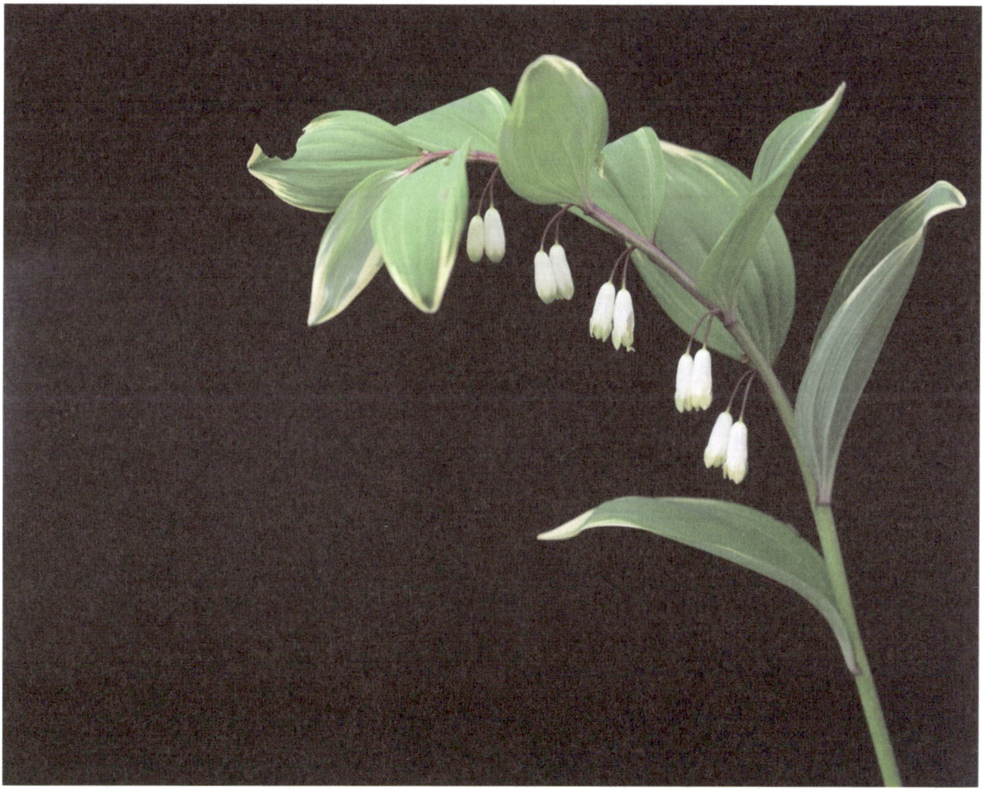

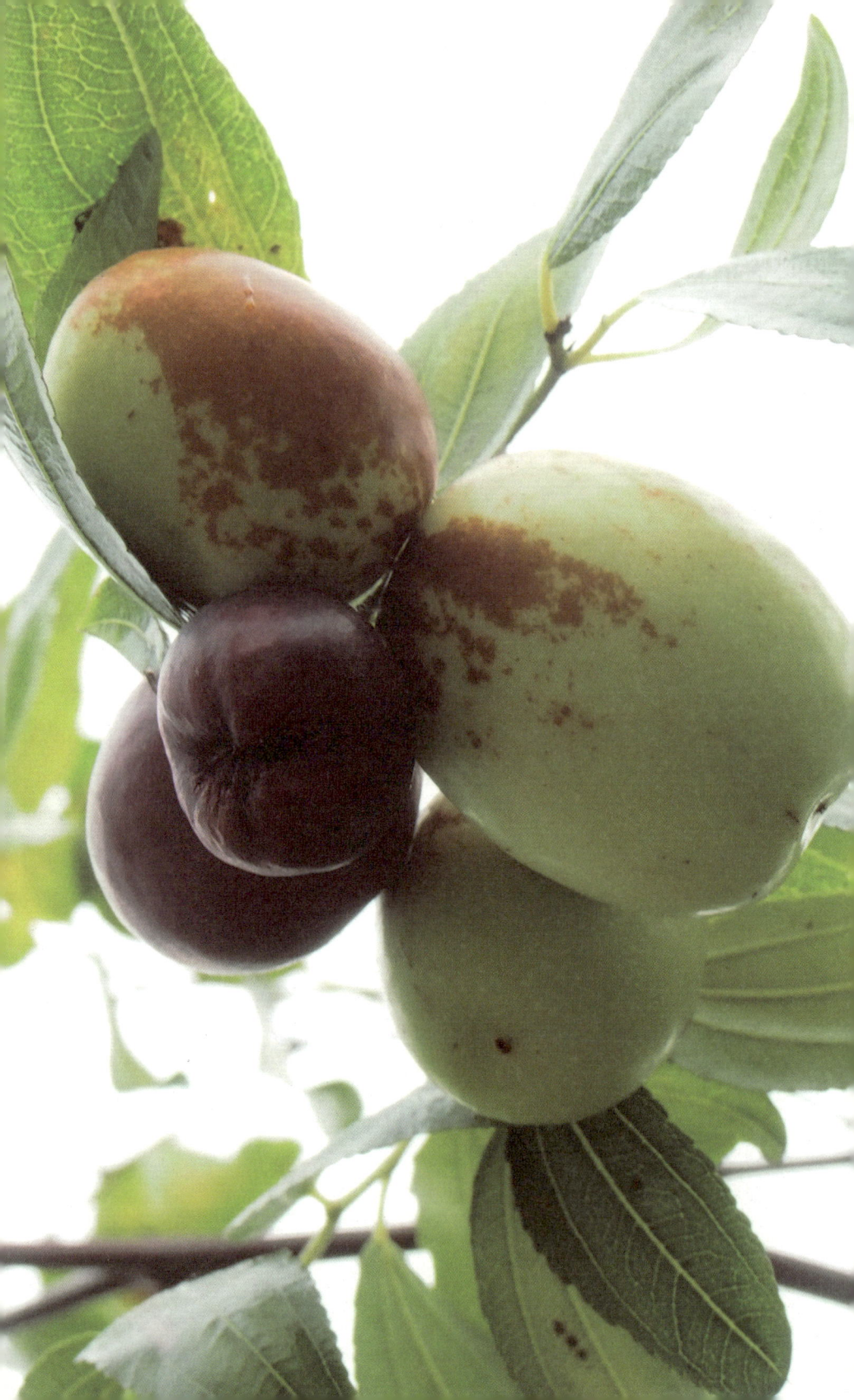

5. 대추나무

대추나무 종류로는 대추나무, 묏대추나무, 갯대추가 있다. 대추나무를 조목(棗木)이라 하고 묏대추나무를 이(樲)라 한다. 갯대추는 마갑자(馬甲子)라 한다. 자세히 알아보자.

갈매나무과 대추나무는 높이 8m 정도로 자라는 낙엽(落葉) 활엽(闊葉) 소교목(小喬木)이다. 잎은 어긋나고 달걀형에 윤채(潤彩)가 있다. 가장자리에는 둔한 톱니가 있고 아랫부분에서 3개의 큰 맥이 발달해 있다. 턱잎은 가시로 변한다. 꽃은 암수한꽃이며 5월에서 7월경에 핀다. 연한 녹색이다. 열매는 핵과(核果)로 9월경에 적갈색으로 익는다.

재배종 대추나무의 과실(果實)을 '대조(大棗)'라 하며 식용·약용 한다. 성미(性味)는 감(甘), 온(溫)이고 귀경(歸經)은 심(心), 비(脾), 위경(胃經)이다. 효능(效能)은 보비위(補脾胃), 익기혈(益氣血), 안심신(安心神), 조영위(調營衛), 화약성(和藥性)이며 주치증(主治症)은 비위허약(脾胃虛

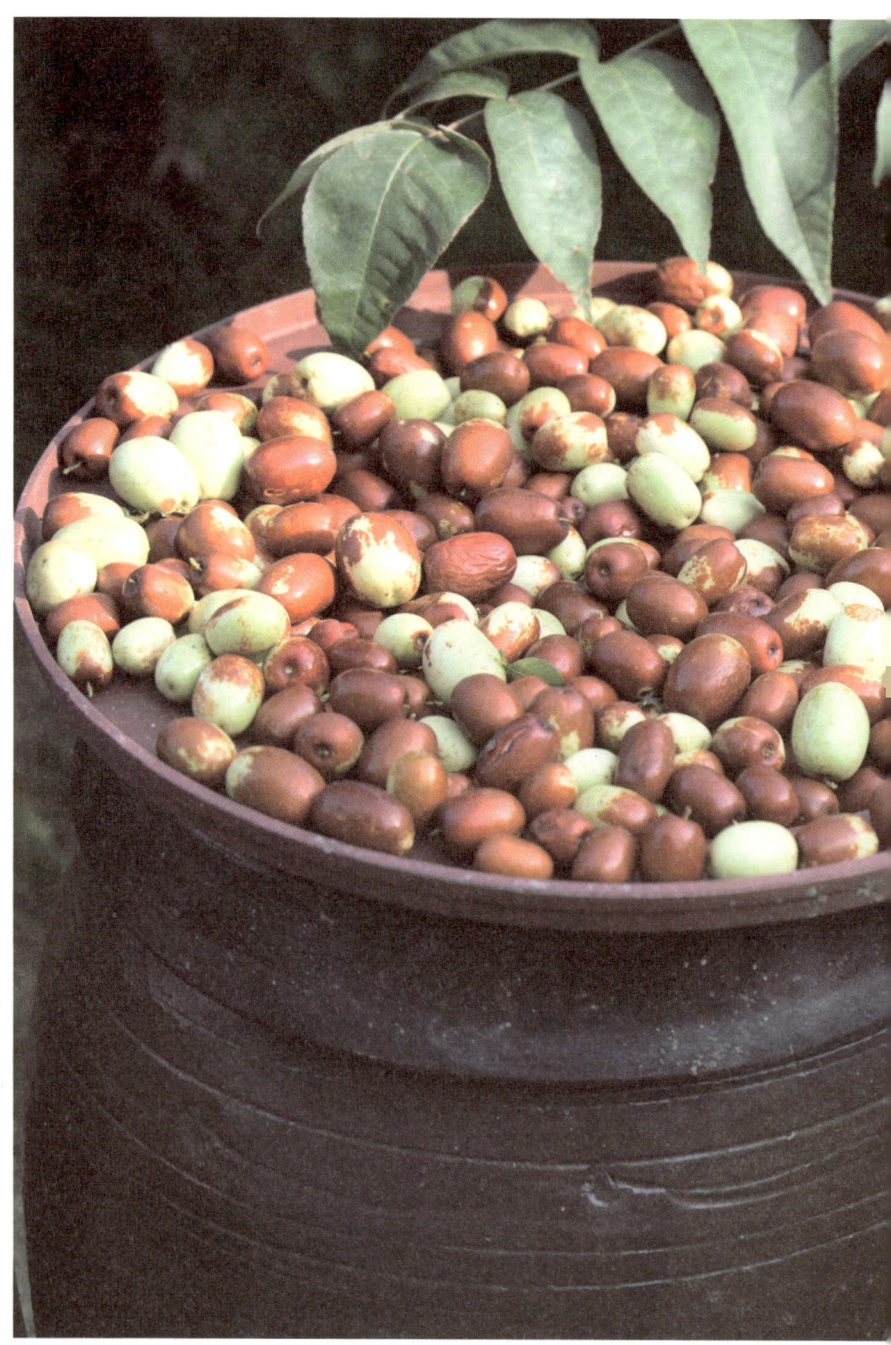

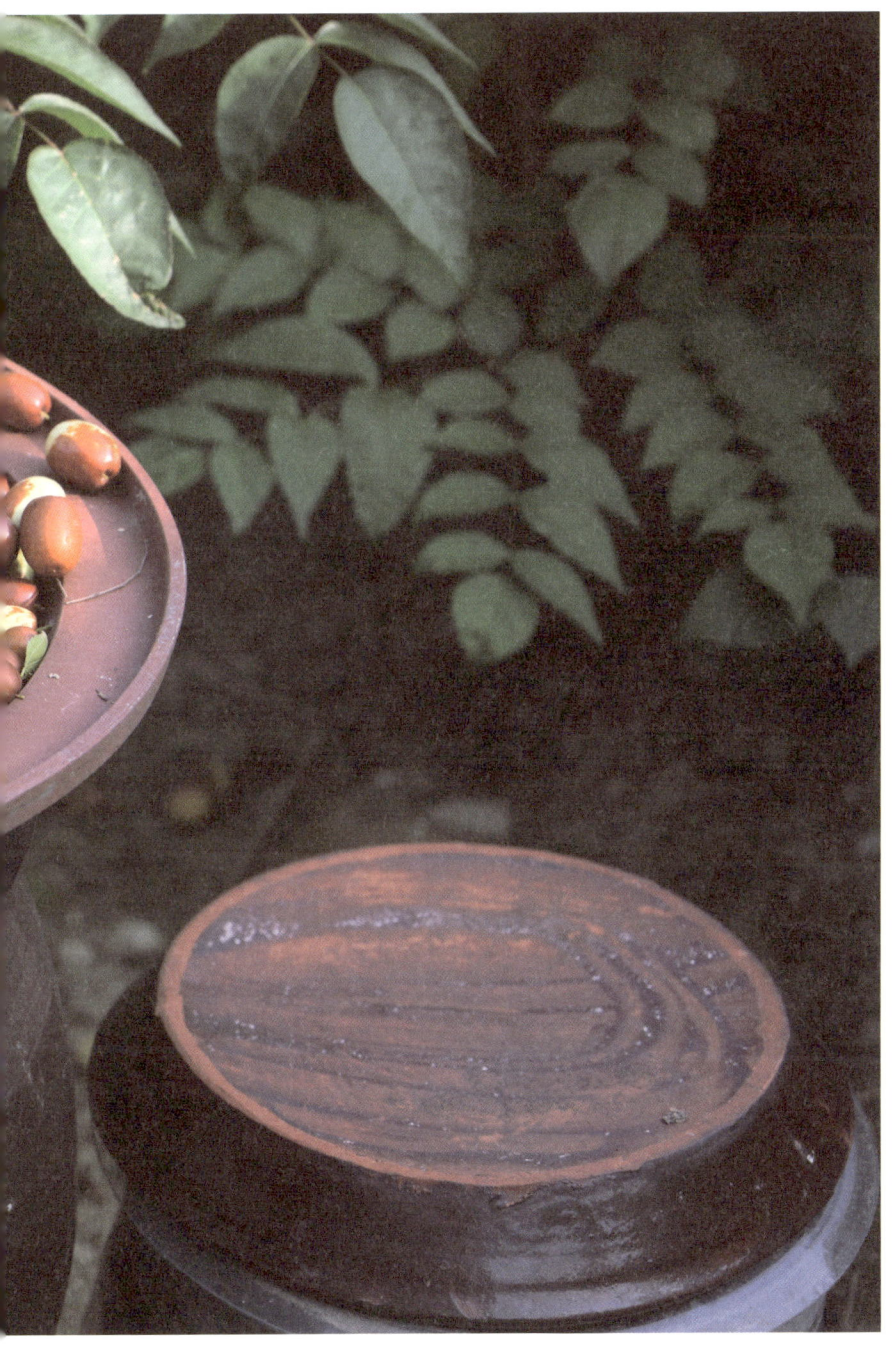

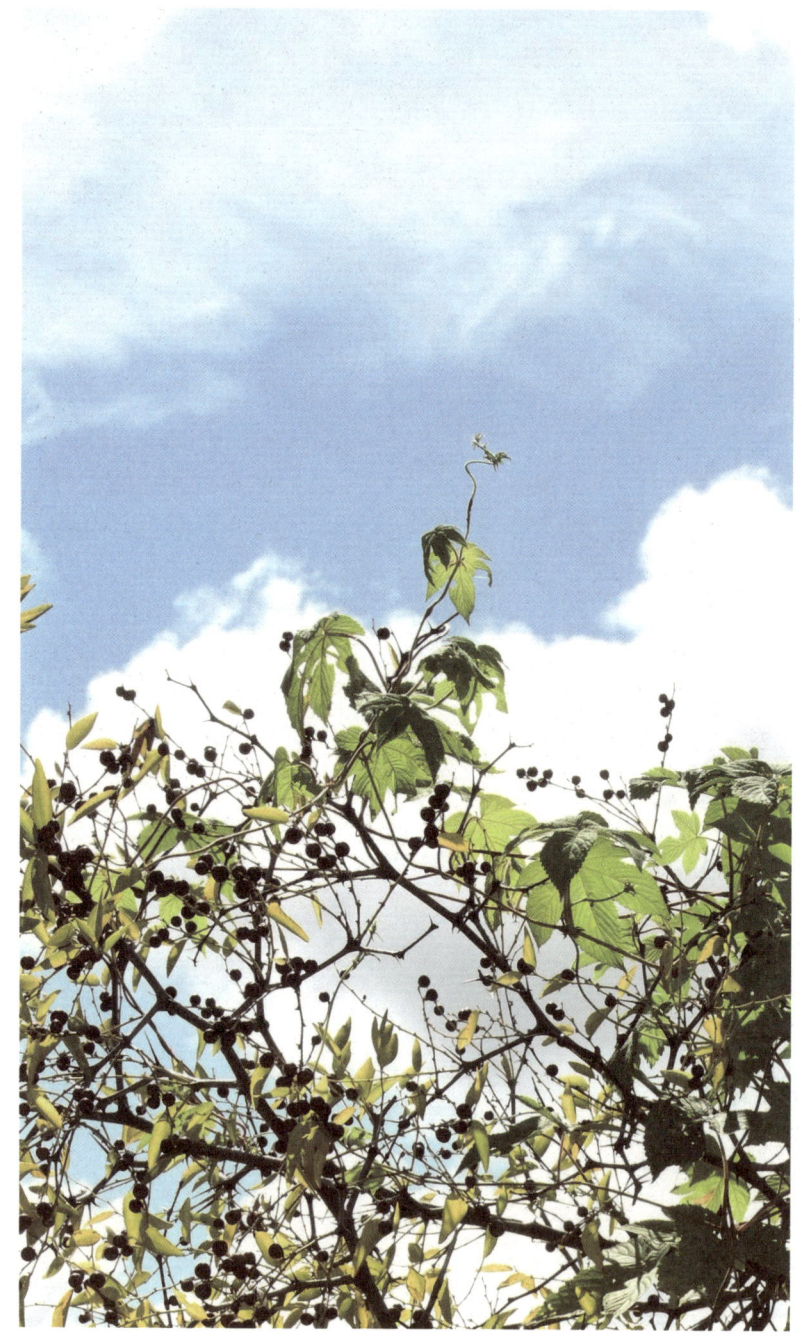

弱), 기혈부족(氣血不足), 식소변당(食少便溏), 권태핍력(倦怠乏力), 심계실면(心悸失眠), 부인장조(婦人臟躁), 영위불화(營衛不和) 등이다.

조(棗)는 가시가 많다는 뜻이다. 그런데 독일의 식물학자 레더가 붙인 학명 중 종소명 이네르미스(inerrmis)는 '가시가 없는'을 뜻한다. 학명을 붙인 사람이 보았던 대추나무는 중동산이기 때문일지 모른다. 대추나무도 종류가 많다. 중국 강동(江東)에서는 대추가 크고 위가 뾰족한 것을 호(壺)라 했다. 즉 박을 닮아 붙인 이름이다. 변요조(邊要棗)는 열매의 중간 부분이 가느다란 대추를 말한다. 열매가 익으면 하얀 것은 제(檕), 즉 백조(白棗)이다. 대추 중에 열매가 없는 석(皙)도 있다. 그리고 대추나무는 다른 나무보다 싹이 아주 늦게 나는 게 특징이다. 그런 까닭에 느릿느릿한 양반에 비유하여 '양반나무'라 부른다.

갈매나무과 '묏대추나무'는 높이 2~4m로 자라는 낙엽관목(灌木) 또는 소교목(小喬木)이다. 잎은 어긋나고 길이 3~7cm의 난상 타원형이다. 끝은 둔하거나 뾰족하고 밑 부분은 둥글며, 가장자리에는 둔한 톱니가 있다. 밑 부분에는 3주 맥이 발달하며 양면에 모두 털이 없다.

꽃은 6~7월에 잎겨드랑이에서 황록색의 양성화가 모여 달린다. 열매는 핵과로 길이 2~3.5cm의 광타원형~구형이며 9~10월에 짙은 적갈색으로 익는다. 핵은 길이 1cm가량의 타원형~광타원형으로 양 끝이 둔하거나 뾰족하며, 대추만큼 길쭉하지 않은 것이 보통이다. 열매가 둥글고 핵의 양 끝이 가시처럼 뾰족해지지 않는다. 강원도의 석회암지대나 경남·북의 바위 지대의 메마른 지형에 자생한다.

이와 비슷하지만 키가 크고 탁엽이 변한 가시는 흔적뿐이며 열매는 길이 2.5~3.5cm로 타원형이고 과육이 많은 것을 '대추'라 한다. 그리고 외관상 대추와 다름없으나 종자(種子)에 인(仁)이 없는 것을 '보은 대추'라 한다.

묏대추나무의 종자(種子)를 '산조인(酸棗仁)'이라 하며 약용한다. 성미(性味)는 감(甘), 평(平)이고 귀경(歸經)은 심(心), 간경(肝經)이다. 효능(效能)은 영심안신(靈心安神), 양간(養肝), 렴한(斂汗)이며 주치증(主治症)은 허번불면(虛煩不眠), 경계정충(驚悸怔忡), 체허자한(體虛自汗), 도한(盜汗) 등이다. 또한 묏대추나무의 과육(果肉)을 산조육(酸棗肉)이라 하며 약용한다. 성미(性味)는 산(酸), 감(甘), 평(平)이며 효능(效能)은 지혈(止血), 지사(止瀉)다. 묏대추의 생육조건은 건조해지기 쉽고, 겨울에는 혹독하게 추운 곳이다. 그런 조건하에서 자라 재질이 매우 단단하고 문양이 아름답다. 따라서 묏대추가 도장을 만드는 재료목으로 주목을 받았다.

갈매나무과 '갯대추'는 높이 2~3m로 자라는 낙엽관목으로 가지가 무성하다. 잎은 어긋나고 길이 3~6cm의 타원형이다. 끝은 둔하고 가장자리에는 둔한 잔 톱니가 있다. 잎은 밑에서 갈라진 3주 맥이 발달하며 맥 위에는 부드러운 털이 있다.

7~9월에 잎겨드랑이에 황록색의 양성화가 모여 달린다. 열매는 핵과(核果)로 지름 1~2cm의 컵 모형이고, 겉에 연한 갈색의 짧은 털이 밀생한다. 결실기는 9~10월이다. 핵은 길이 3~4mm의 광난형이며, 적갈색이고 광택이 있다. 환경부 지정 멸종위기야생동식물로 지정되어 있다. 필자는 제주도 해안가에서 본 기억이 있다. 주로 바닷가에 인접해 자란다. 일본에서도 자생지가 10곳 정도밖에 남지 않은 멸종위기종으로 알

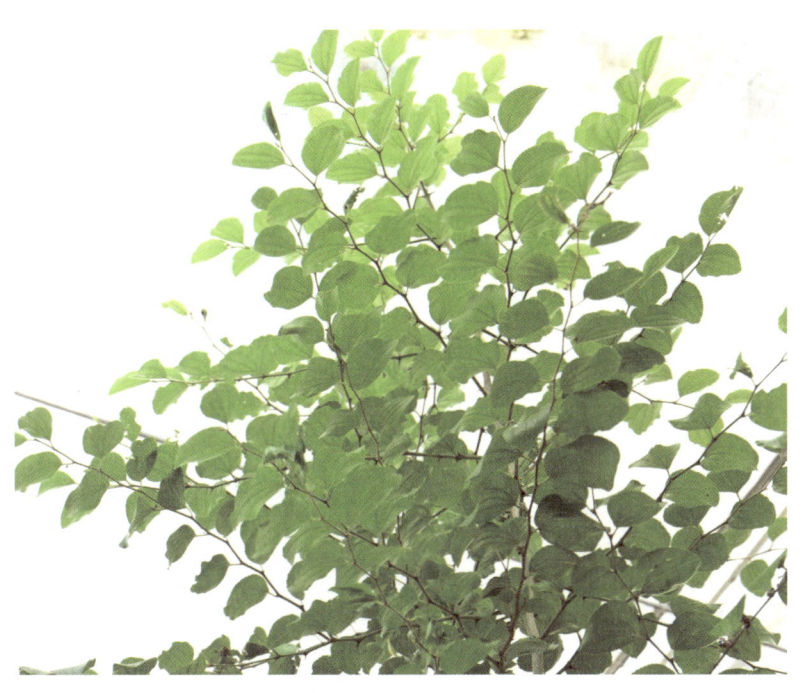
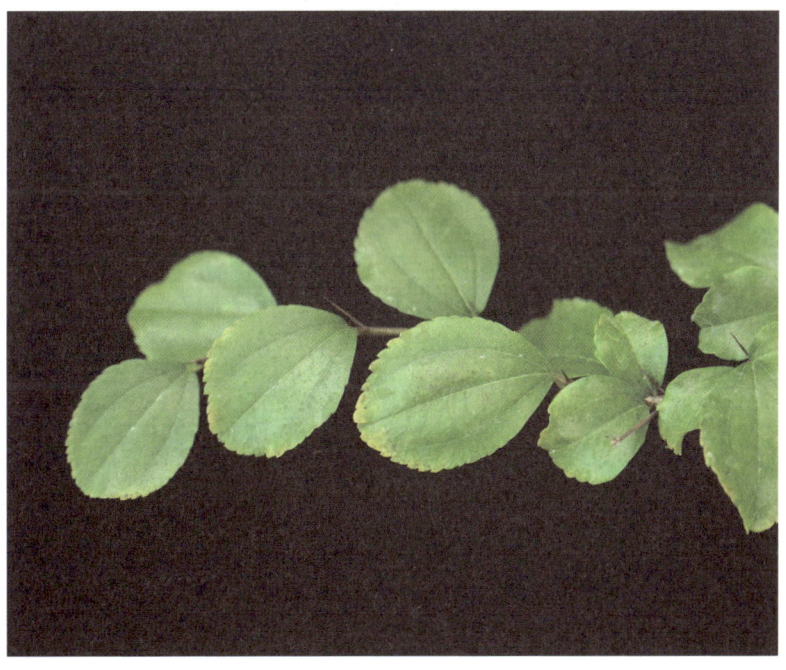

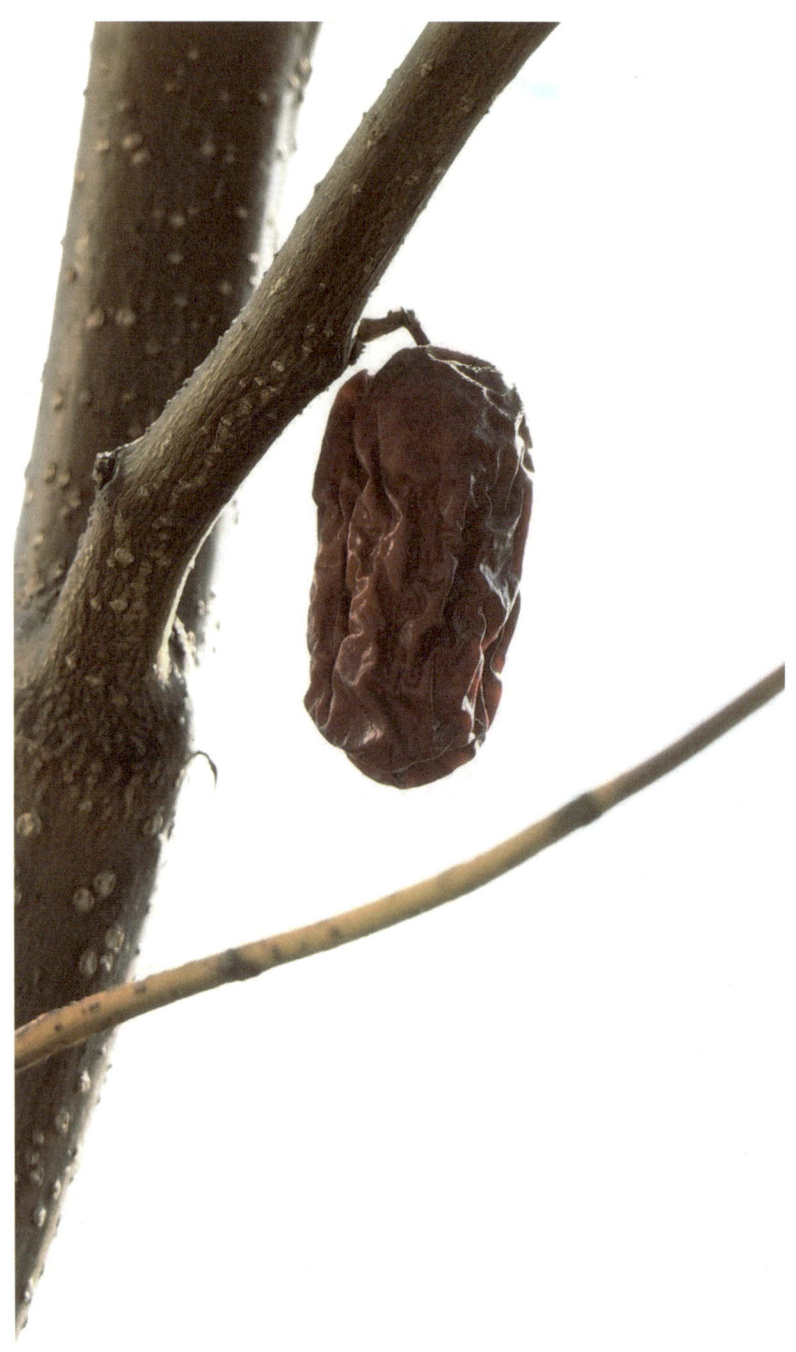

려져 있다.

갯대추의 잎을 '마갑자엽(馬甲子葉)'이라 하며 약용한다. 효능(效能)은 청열해독(淸熱解毒)이며 주치증(主治症)은 안열통(眼熱痛), 옹저(癰疽) 등이다. 또한 갯대추의 뿌리를 '마갑자근(馬甲子根)'이라 하며 약용한다. 성미(性味)는 고(苦), 평(平)이며 효능(效能)은 거풍산어(祛風散瘀), 해독소종(解毒消腫)이며 주치증(主治症)은 풍습비통(風濕痹痛), 질타손상(跌打損傷), 인후종통(咽喉腫痛), 옹저(癰疽) 등이다.

대추는 제사에 빠지지 않고 올리는 과일이다. 8월이면 열매가 많이 달린다. 갑자기 확 달리는 느낌이다. 이는 자손이 번성함을 뜻하기도 하고, 조상을 모시는 마음이 변치 않길 바라는 뜻도 있다. 대추가 붉게 익으면 변하지 않는 특성이 있다. 쭈그러질지언정.

그리고 정월대보름과 5월 단오에 '대추나무 시집 보내기'라는 행사를 한다. 이날에는 대추나무 가지가 둘로 갈라진 틈에 돌을 끼운다. 마을 아낙네들이 저마다 흩어져 큰 돌을 주워 오면 마을에서는 이 가운데 가장 적절한 돌을 골라 상처가 날 정도로 빠지지 않게 나무에 꽉 끼운다. 가지가 갈라진 대추나무는 여자요, 돌은 남자다. 이는 남녀가 결혼하는 의식이다. 선조들의 음양관을 엿볼 수 있는 행사다.

대추로 유명한 충북 보은에서는 '삼복에 오는 비에 보은 처녀 눈물도 비 오듯 쏟아진다.'라는 속담이 있다. 이는 삼복에 비가 오면 대추가 흉년이라서 이것으로 생계를 꾸리는 처녀들의 혼수품을 장만할 수 없기 때문에 생긴 속담이다.

중국 송나라 왕안석의 조부(棗賦)에서는 대추의 네 가지 이득을 전한다. '첫째가 심는 해에 바로 돈이 된다. 둘째가 한 그루에 많은 열매가 열린다. 셋째로 나무의 질이 단단하다. 넷째가 귀신을 쫓는다.'이다. 대추나무는 나무질이 아주 단단하여 떡메, 달구지와 도장, 목탁과 불상 등 공예품에 사용했다. 벼락 맞은 대추나무로 도장을 만들면 나쁜 기운을 몰아내고 행운을 가져온다는 속설도 있다.

대추는 대표적인 구황식품이기도 했다. 〈증보산림경제〉에 '오래도록 먹으면 배고프지 않다. 김제현(金堤縣)의 어떤 선비가 크고 기름진 솔잎을 따서 손가락 크기로 대추를 싸서 매일 서너 차례 잘게 씹어 먹으면서 곡식(穀食)을 대신했다.'는 기록이 전해진다.

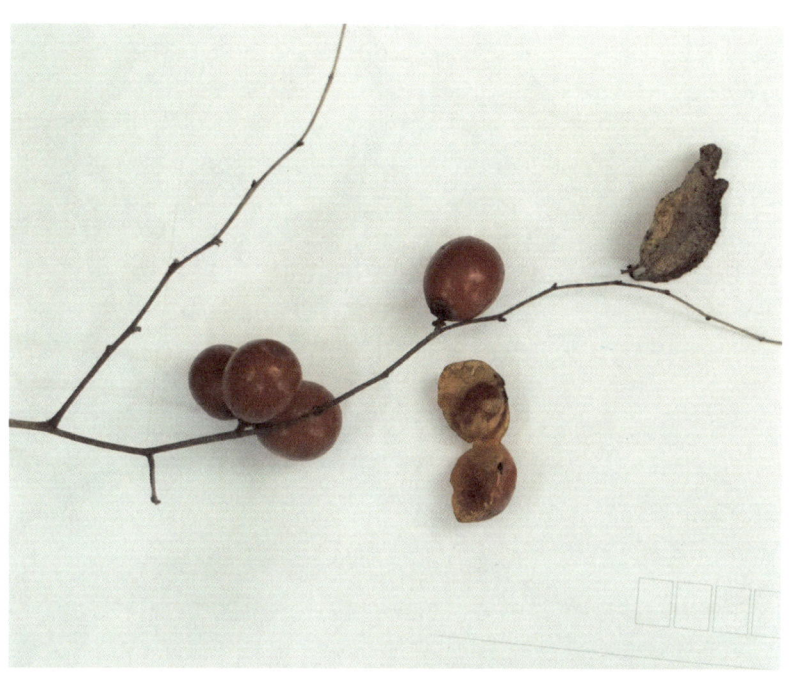
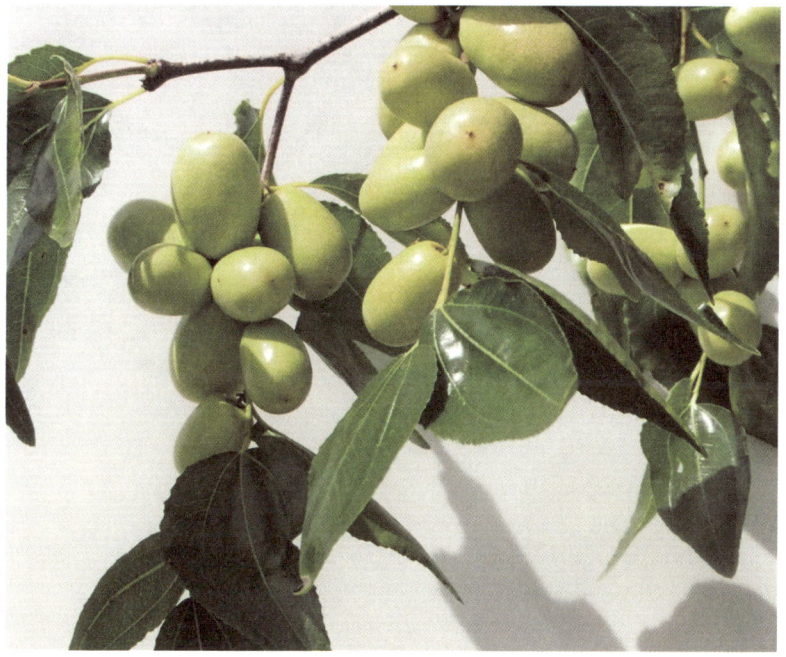

197

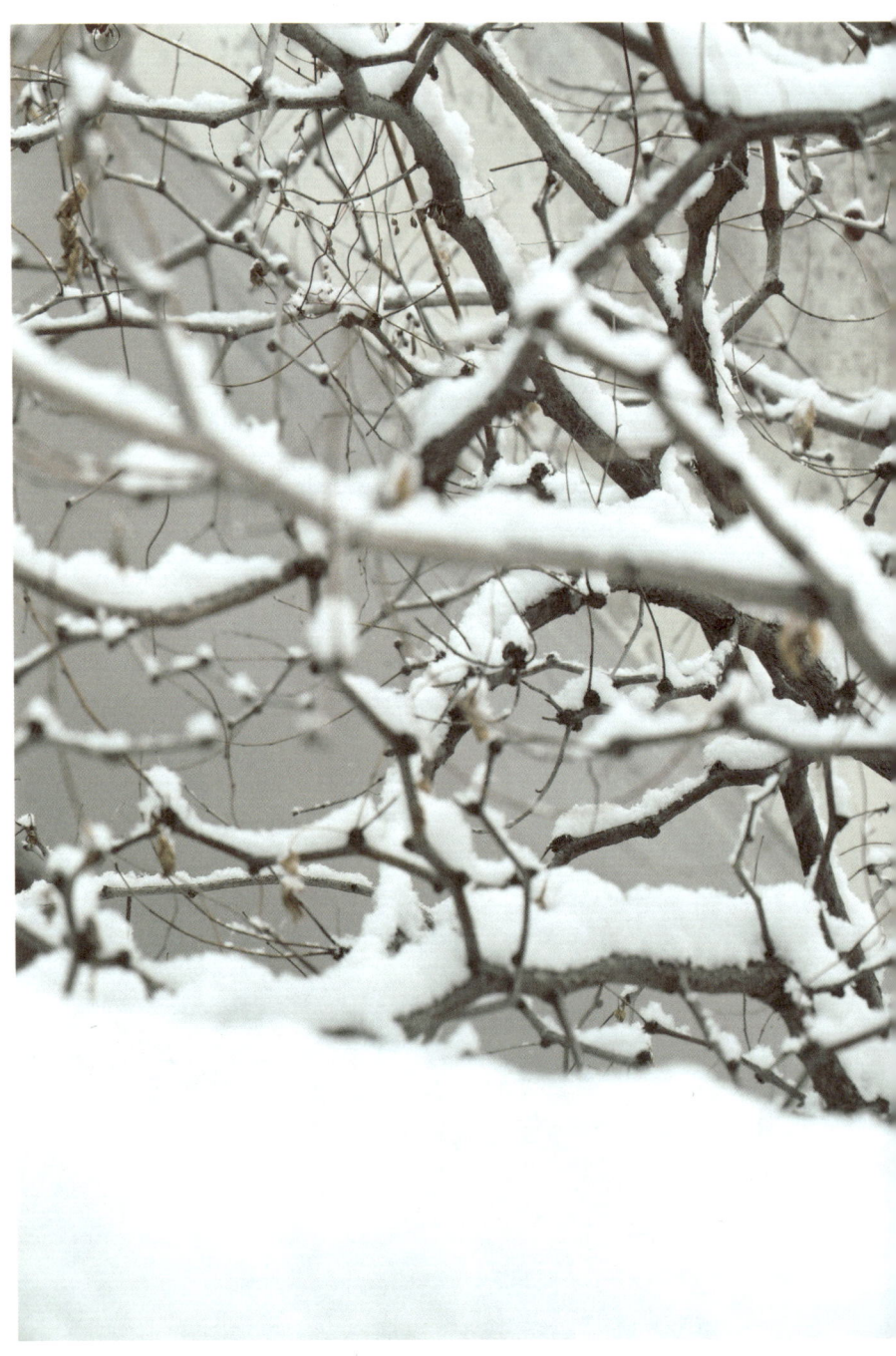

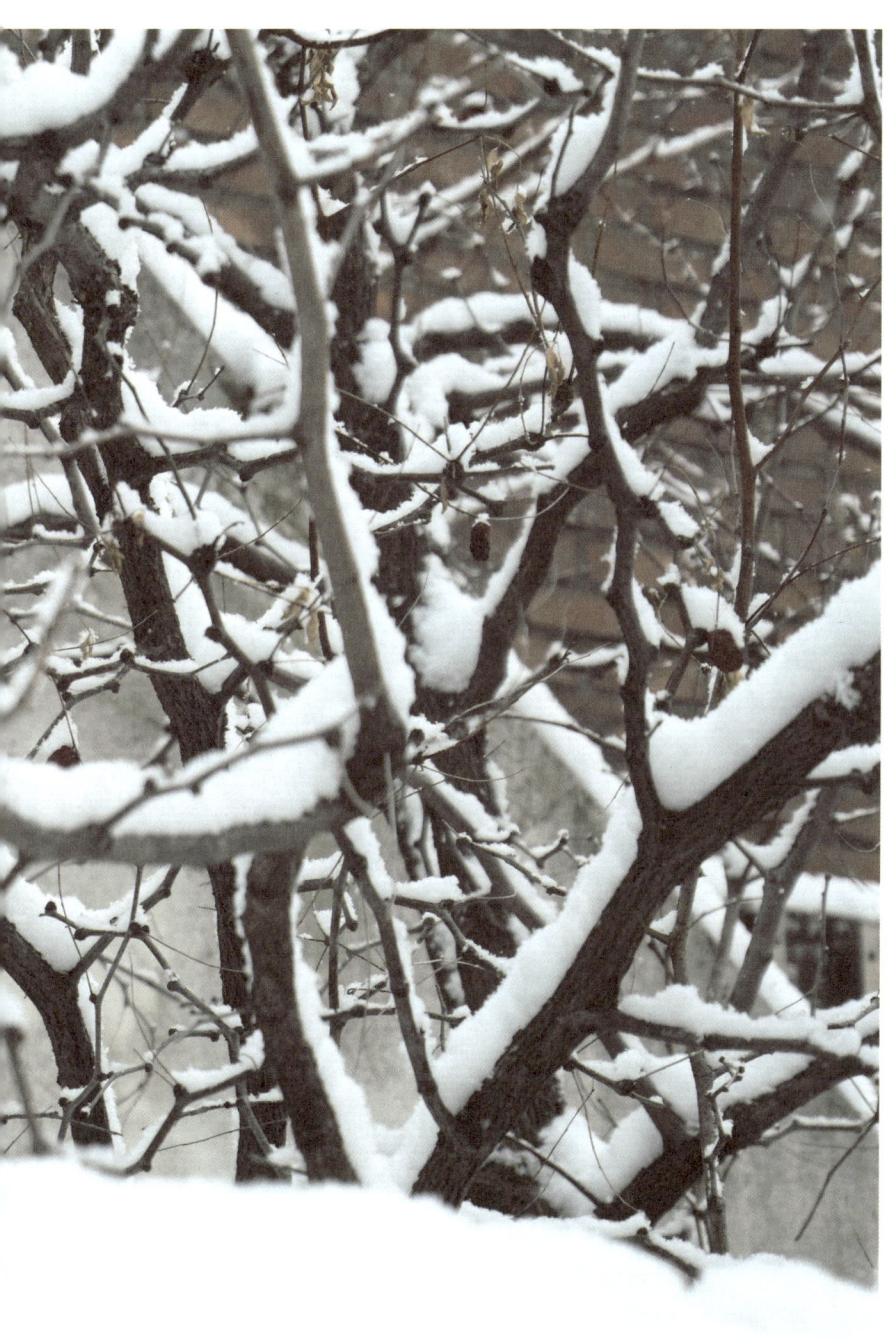

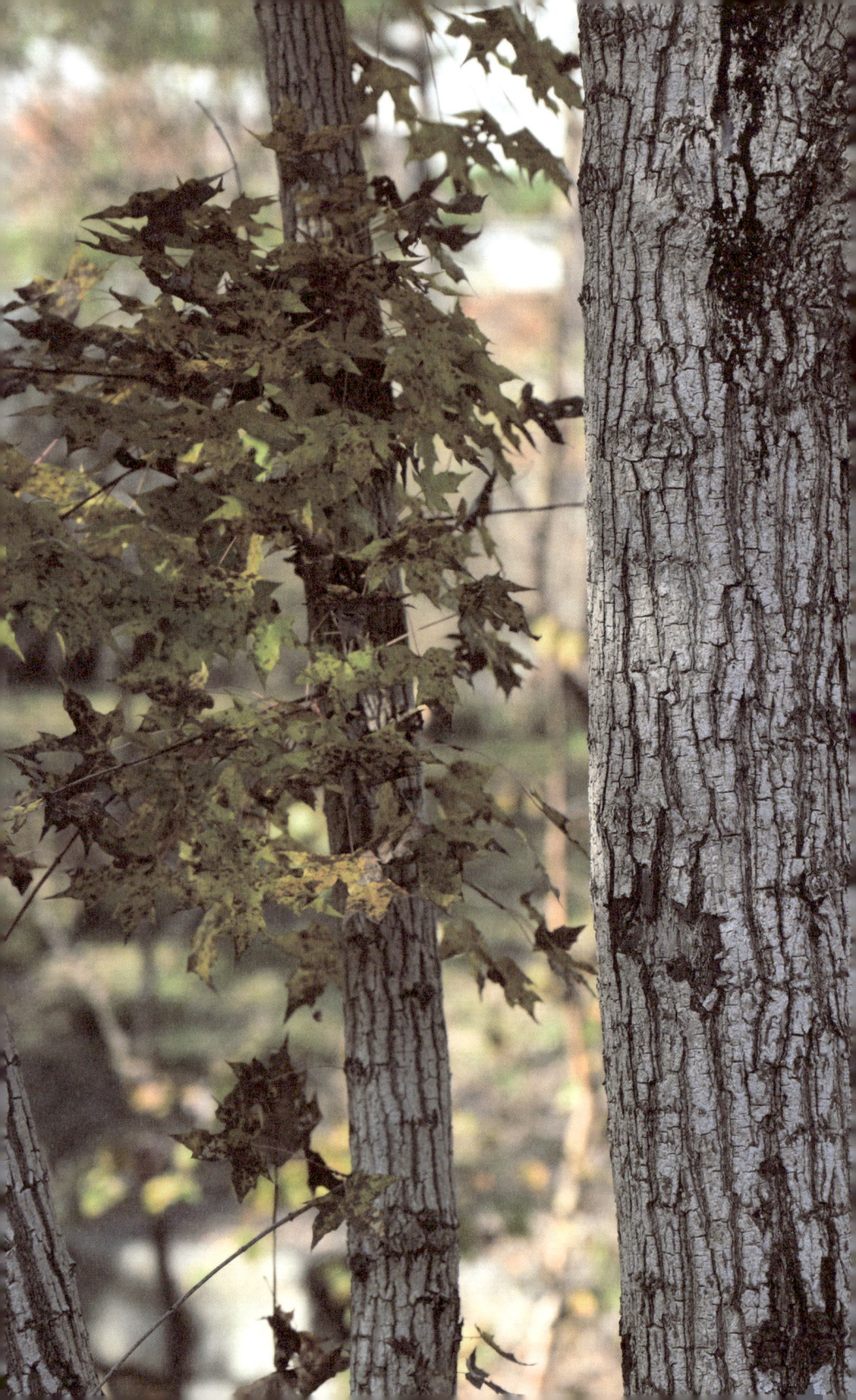

6. 골리수(骨利樹)

봄철만 되면 고로쇠 물을 받으러 산에 가는 사람이 많다. 고로쇠 물을 받아 밥을 지어 먹기도 하고 각종 요리에도 넣고 물 대신 마시기도 한다. 뼈에 좋다고 마신다. 면역력 증강과 위장병에도 좋다고 한다. 나무 종류에 따라 다소 차이는 있지만 단맛이 난다. 주로 1년 중 이른 봄철 1개월가량 물이 많이 나오는 나무로는 고로쇠나무, 가래나무, 단풍나무, 머루, 다래나무 등이 있고 노각나무는 1주 정도, 자작나무는 10일 정도 물이 많이 나온다.

이 나무들의 약효(藥效)를 알아보겠다. 그래서 나무에 따른 골리수(骨利水)의 효능을 유추해 보자. 그리고 드릴로 나무에 호스를 박고 물을 받았으면 반드시 잘 메워 주길 바란다.

단풍나무과 고로쇠나무는 중부지방에 분포하는 낙엽교목으로 높이 20m로 자란다. 잎은 마주나며 길이 7~15cm의 편원형이고 정상으로 얕

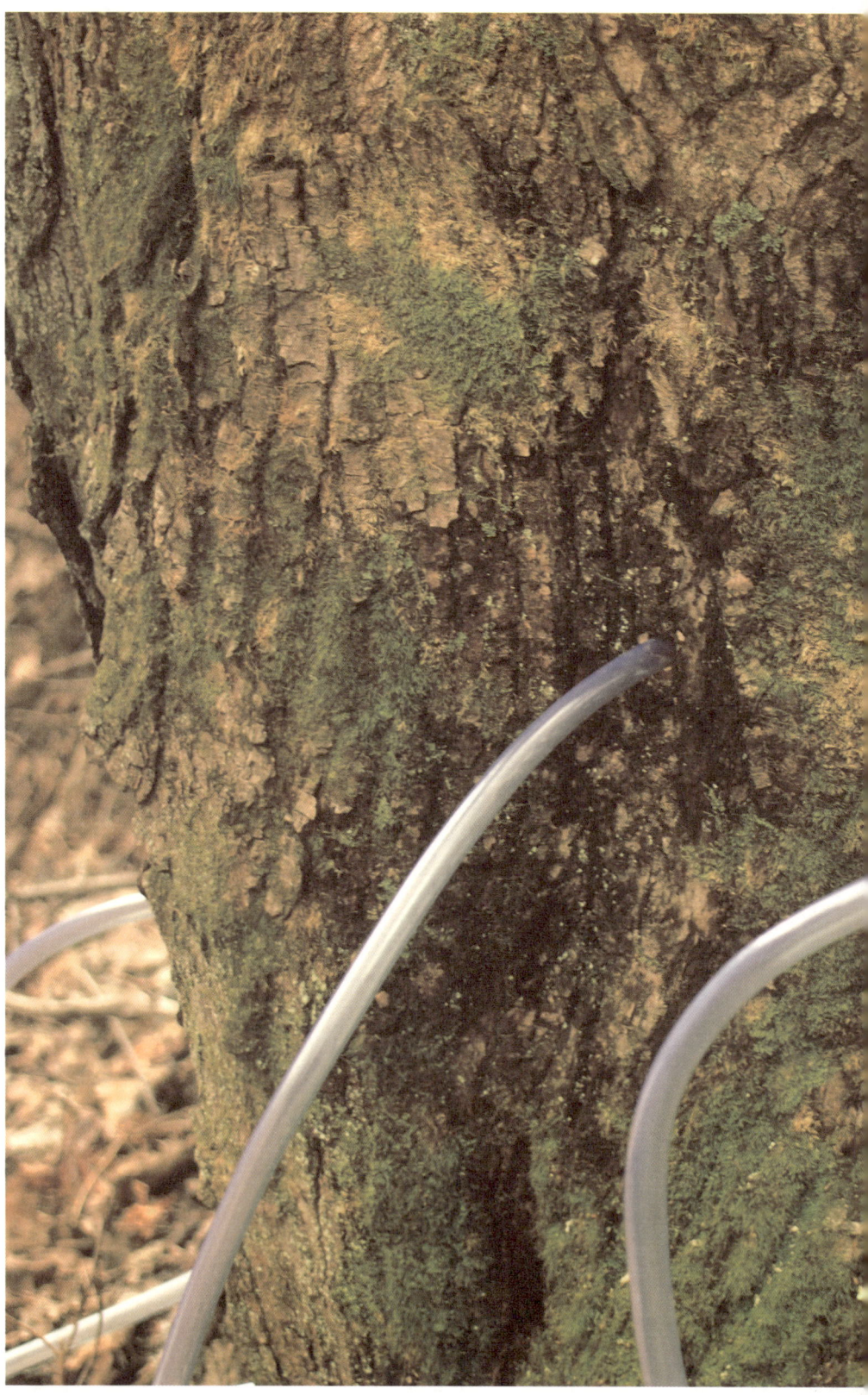

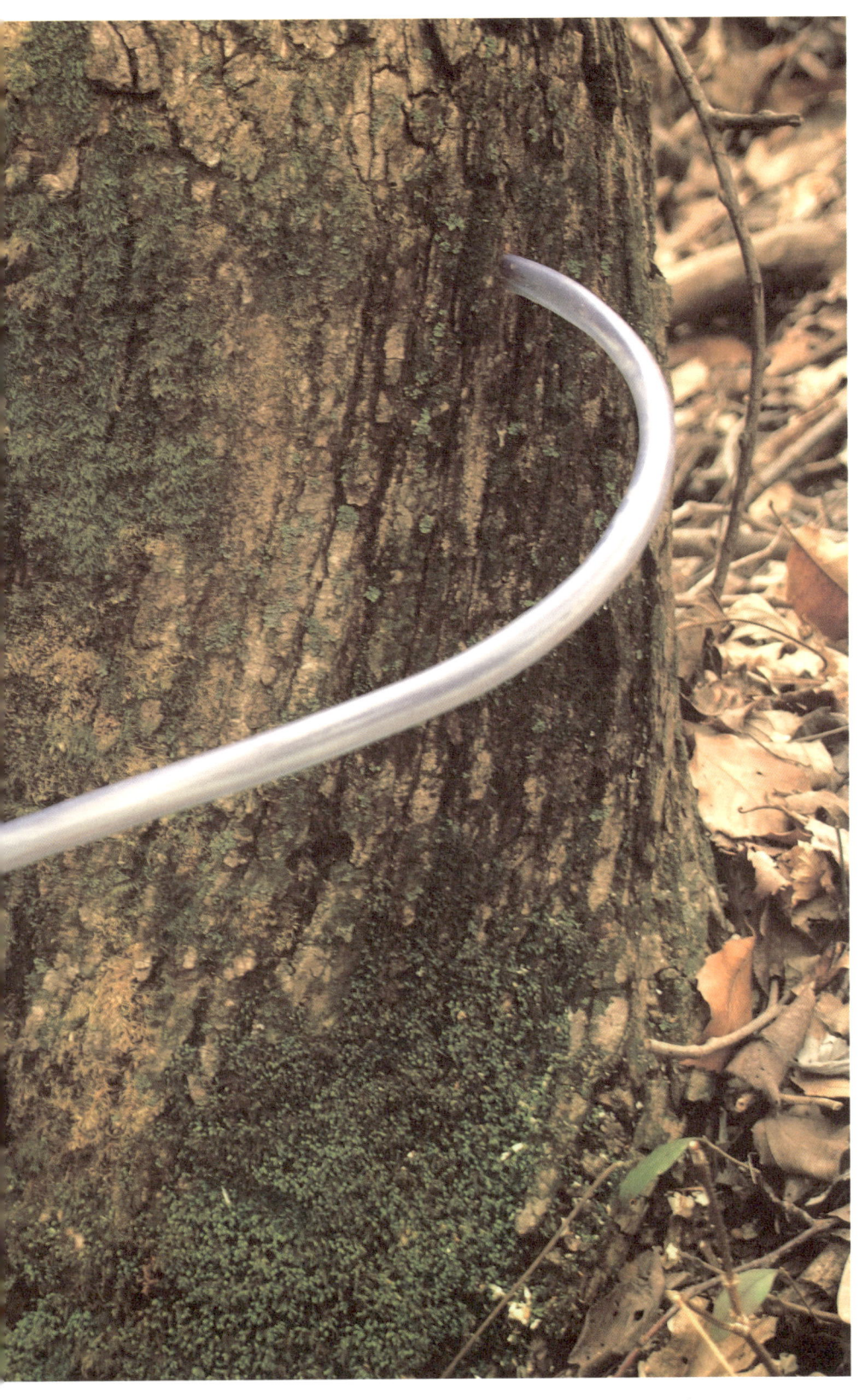

게 5~7갈래로 갈라진다. 각 열편의 끝은 꼬리처럼 길게 뾰족하고 가장자리는 보통 밋밋하지만 1~2개의 큰 톱니가 생기기도 한다. 꽃은 수꽃 양성화 한 그루다. 4~5월에 새 가지 끝에 황록색의 꽃이 모여 달린다. 열매는 2개의 시과(翅果)로 이루어졌으며 9~10월에 익는다.

고로쇠나무의 잎과 가지를 '지금축(地錦槭)'이라 하며 약용한다. 성미(性味)는 신(辛), 고(苦), 온(溫)이며 효능(效能)은 거풍제습(祛風除濕), 활혈지통(活血止痛)이며 주치증(主治症)은 편정두통(偏正頭痛), 풍한습비(風寒濕痺), 질타손상(跌打損傷), 습진(濕疹), 개선(疥癬) 등이다.

고로쇠나무는 한자 골리수(骨利樹)에서 왔다. 이는 뼈를 이롭게 한다는 뜻으로 여기서 나오는 수액(水液)이 뼈에 좋기 때문에 붙여진 것이다. 또한 고로쇠의 한자 중 오각풍(五角楓)이 있는데 이는 잎이 물갈퀴 달린 오리나 개구리 발을 닮았기 때문이다.

고로쇠나무는 특히 많은 물을 만든다. 나무의 가지나 줄기 꼭지에 있는 겨울눈은 봄기운을 가장 먼저 감지하고, 식물의 생장 물질인 옥신(auxin)을 겨울잠 자고 있는 나무의 각 부분에 내보낸다. 뿌리까지 내려간 옥신은 필요한 물과 영양분을 흡수하여 잎과 줄기로 보낸다. 뿌리의 세포들은 물과 영양분을 빨아들여 위로 올려보낸다. 이에 사람들은 올라가는 길목의 수액을 채취할 수 있는 것이다. 그러나 물을 빼앗긴 고로쇠나무는 차츰 기력이 떨어져 한여름인데도 잎이 노르스름하다. 우리나라 산림청에서는 무분별한 고로쇠 수액 채취를 방지하려고 지침까지 내리고 있으나 큰 효과를 거두지 못하고 있다.

가래나무과 가래나무는 높이 15m로 주로 하변천에서 자라는 낙엽교

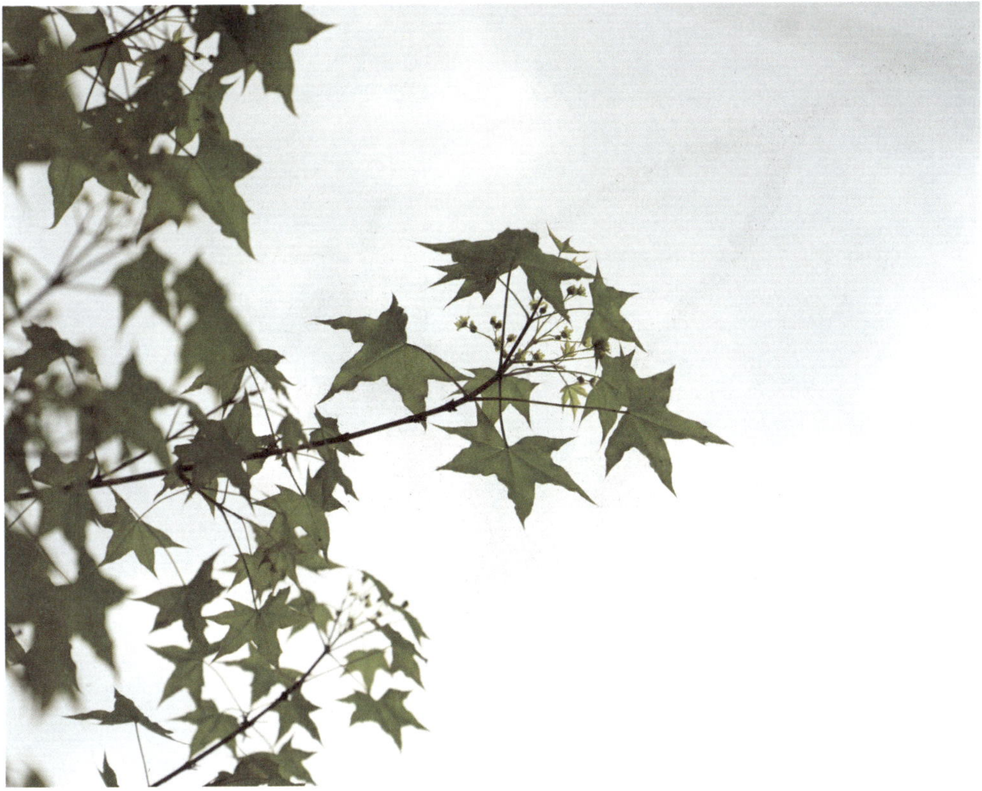

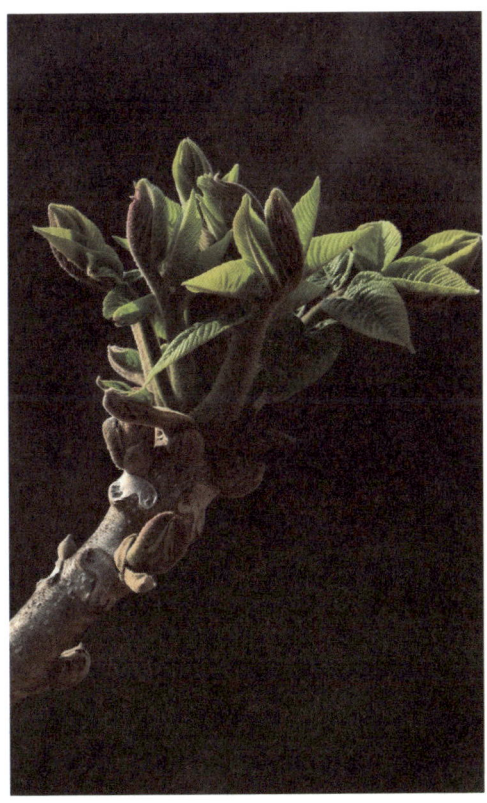
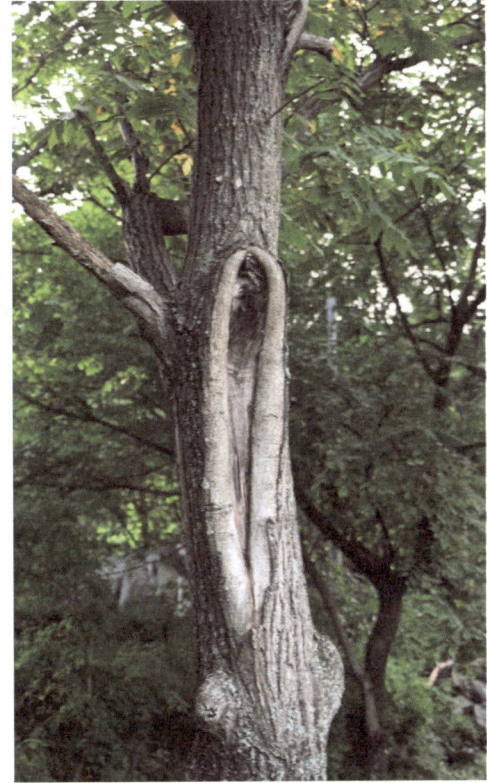

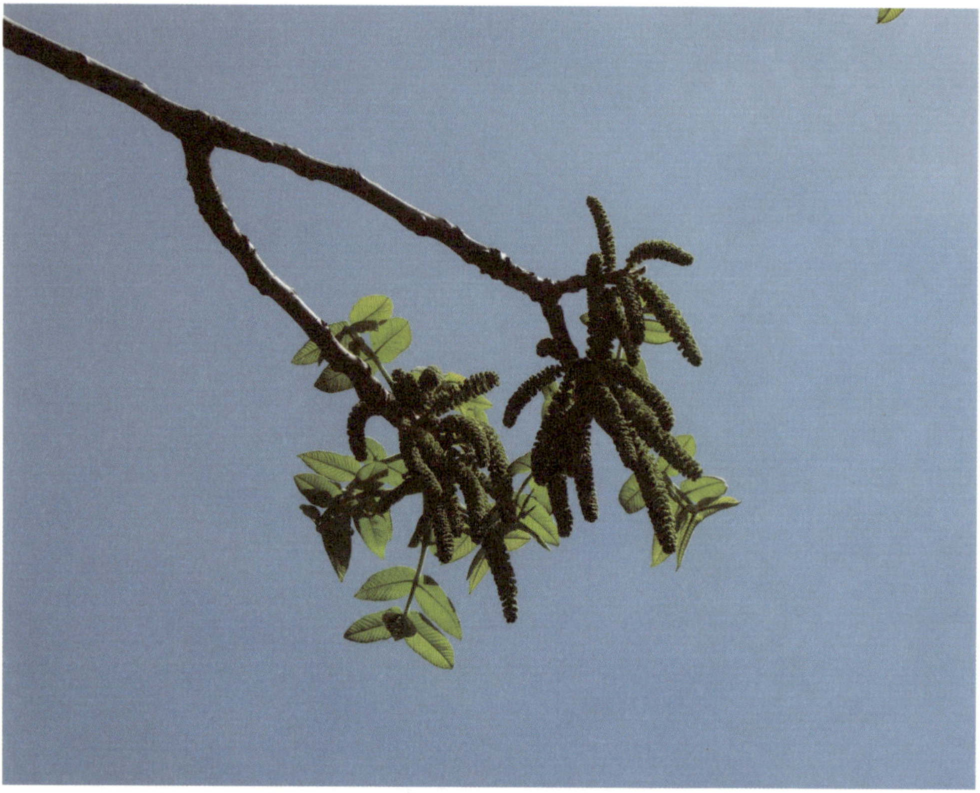

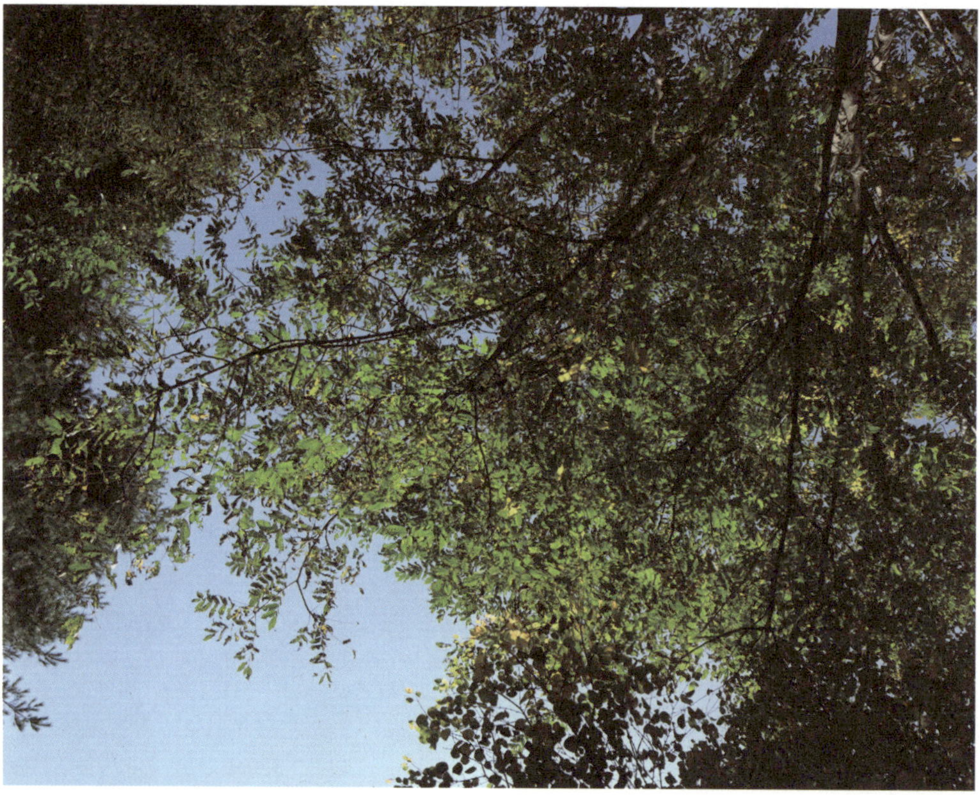

목(落葉喬木)이다. 잎은 길이 40~90cm이며, 7~17개의 작은 잎으로 이루어진 기수우상복엽이다. 꽃은 암수한그루이며, 5월에 핀다. 열매는 견과(堅果)로 육질의 껍질에 싸여 있는 핵과상(核果狀)이며 9~10월에 익는다.

가래나무의 수피(樹皮)를 '핵도추피(核桃楸皮)'라 하며 약용한다. 성미(性味)는 고(苦), 신(辛), 미한(微寒)이고 효능(效能)은 청열조습(淸熱燥濕), 사간명목(瀉肝明目)이며 주치증(主治症)은 습열사리(濕熱瀉痢), 대하(帶下), 목적동통(目赤疼痛), 맥립종(麥粒腫), 골결핵(骨結核) 등이다.

가래나무는 흙을 파헤치는 농기구의 재료였기 때문에 붙여진 이름이다. 학명의 종소명에 만드수리카(mandshurica)는 가래나무의 원산지가 만주라는 뜻이다. 가래나무를 뜻하는 한자는 재(梓), 추목(楸木), 추자(楸子), 핵도목(核桃木), 산핵도(山核桃) 등이다.

가래나무는 한국과 중국에서 귀한 대접을 받았다. 목왕(木王)이라 불릴 만큼 그 재질이 우수했다. 특히 나무의 왕으로 불린 것은 이것으로 천자의 관을 만들었기 때문이다. 천자의 관은 '재구(梓柩)', '재관(梓棺)', '재궁(梓宮)'이라 한다. 또한 책 출판을 '재행(梓行)', 혹은 '상재(上梓)', 판본을 '재본(梓本)'이라 부른 것도 판목(板木)으로 가래나무를 사용했기 때문이다. '가래나무가 있는 마을' 하면 고향을 의미하는 '재리(梓里)'이다. 이는 부모가 자손을 위해 가래나무를 심었기 때문이다. 그런 까닭에 정부에서는 후손들이 소나무와 더불어 가래나무를 땔감으로 사용하지 못하도록 했다.

자작나무과 자작나무는 중국, 일본, 러시아, 몽골, 유럽, 한국에 분포한다. 높이 10~20m로 자라는 낙엽교목(落葉喬木)이다. 잎은 긴 가지에서는 어긋나며 짧은 가지에서는 2개씩 모여 달린다. 삼각상의 광난형인 잎은 끝이 뾰족하다. 꽃은 암수한그루이며 4~5월에 잎이 나면서 동시에 핀다. 열매는 소견과(小堅果)로 길이 2~3mm의 평평한 도란상 타원형이다. 자작나무에 비해 가지가 처지지 않으며, 소견과의 날개가 좁은 특징을 가진 나무를 '만주자작나무'라 한다.

자작나무의 수피(樹皮)를 '화목피(樺木皮)'라 하며 약용한다. 성미(性味)는 고(苦), 평(平)이고 귀경(歸經)은 폐(肺), 위(胃), 대장경(大腸經)이다. 효능(效能)은 청열이습(淸熱利濕), 거담지해(祛痰止咳), 해독(解毒)이며 주치증(主治症)은 인통후비(咽痛喉痺), 해수기천(咳嗽氣喘), 황달(黃疸), 복사(腹瀉), 이질(痢疾), 임증(淋症), 소변불리(小便不利), 유옹(乳癰), 창독(瘡毒), 탕상(燙傷) 등이다.

자작나무는 우리나라에 자생하지 않지만 요즘 조경수로 즐겨 심기 때문에 쉽게 볼 수 있다. 이름은 나무를 태우면 '자작자작' 소리가 나서 붙인 것이다. 다른 나무에 비해 타는 소리가 크다. 소리가 많이 나는 이유는 이 나무 속에 기름기가 많기 때문이다.

〈본초강목(本草綱目)〉에 따르면 기름이 없던 시절에는 이 나무로 불을 밝혔다. 자작나무의 한자 화(華)도 성분을 본뜬 이름이다. 〈설문해자주(說文解字注)〉에 따르면 화(火)는 화(華)와 같은 의미다. 결혼식에서 화촉(樺燭)을 밝힌다고 한다. 이 화촉이 자작나무로 불을 밝히는 것을 뜻한다. 자작나무의 또 다른 특징은 껍질에 있다. 봄에는 껍질에서 분가루 같은 게 묻어난다. 그래서 백화(白樺)라 부르고 종이 대용으로 이용했다. 실제 여기에 글을 쓰면 선명하게 볼 수 있다.

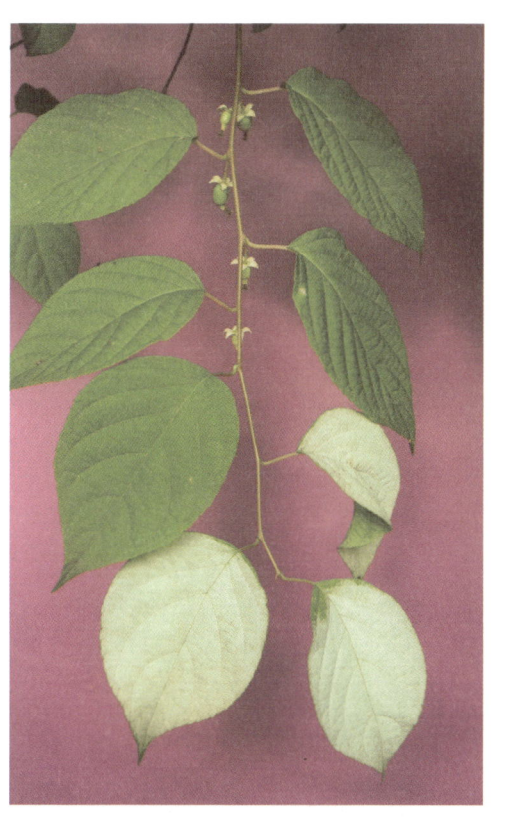
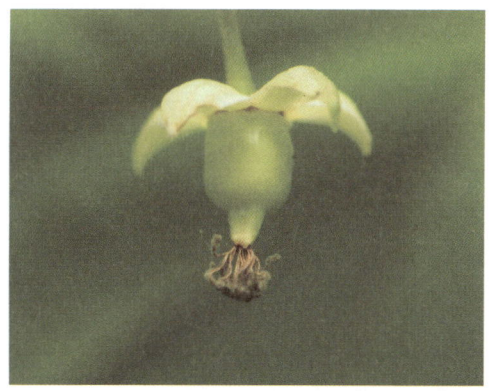
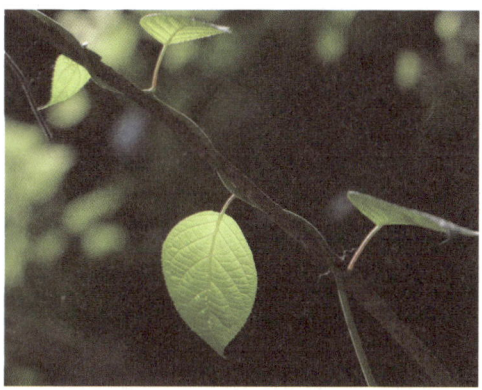

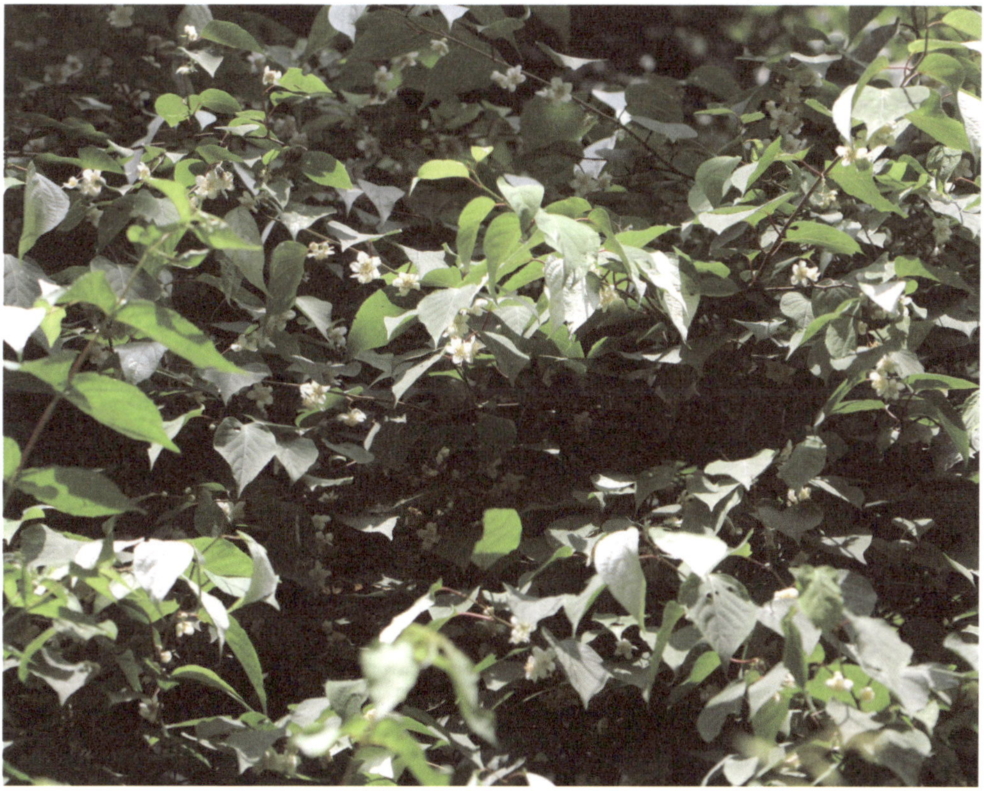

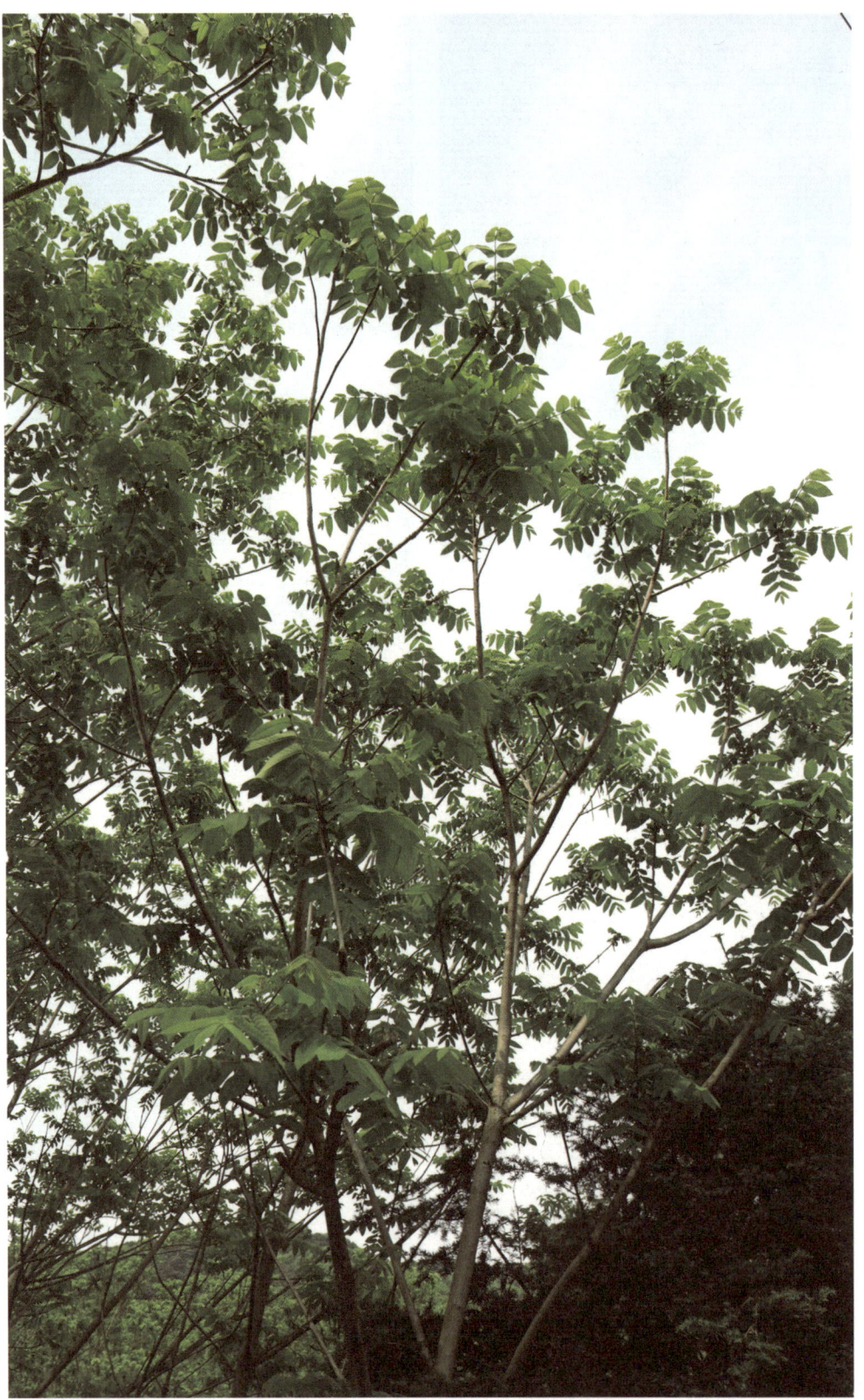

옛날 화공(畫工)들은 이 나무의 껍질에 그림을 그렸고, 태워서도 그림 그리는 데 이용했다. 우리나라 국보 제207호인 천마도 장니(障泥)에 그린 것도 자작나무 껍질 혹은 거제수나무 껍질이다. 또한 자작나무는 가죽을 염색하는 데 사용하기에 '백서(白書)'라고도 한다. 아울러 황백색의 자작나무 속은 깨끗하고 균일해서 팔만대장경의 재료로도 사용되었다.

단풍나무과 단풍나무는 높이 10~15m로 자라는 낙엽교목(落葉喬木)이다. 잎은 마주나며 3~7cm의 장상(掌狀)이다. 꽃은 수꽃 양성화 한 그루다. 4~5월에 새 가지 끝에서 황록색의 꽃이 모여 달린다. 열매는 2개의 시과(翅果)로 이루어져 있으며 7~9월에 익는다.

단풍나무의 잎과 가지를 '계조축(鷄爪槭)'이라 하며 약용한다. 성미(性味)는 신(辛), 미고(微苦), 평(平)이고 효능(效能)은 행기지통(行氣止痛), 해독소옹(解毒消癰)이며 주치증(主治症)은 기체복통(氣滯腹痛), 옹종발배(癰腫發背) 등이다.

단풍나무과 나무 중 단풍(丹楓) 자(字)가 들어가는 단풍나무는 '단풍나무', '홍단풍', '세열단풍나무', '은단풍', '설탕단풍나무', '중국단풍나무' 등이 있다. 이른 봄 이들 나무에서 채취한 수액(水液)은 맛이 참 좋다. 특히 캐나다에서 많이 채취하여 전세계적으로 메이플 시럽으로 파는 설탕단풍나무 수액은 매우 달아 어린이 유전질환을 초래한다. 설탕단풍나무는 영어 Sugar와 관련 있다. 이 나무의 수액(水液)으로 설탕을 만든다. 미국 중서부 지방에 널리 분포하는 설탕단풍나무는 캐나다와 밀접한 관련이 있다. 이 나무 수액으로 만든 '메이플 시럽'이 캐나다 특산품이기 때문이다.

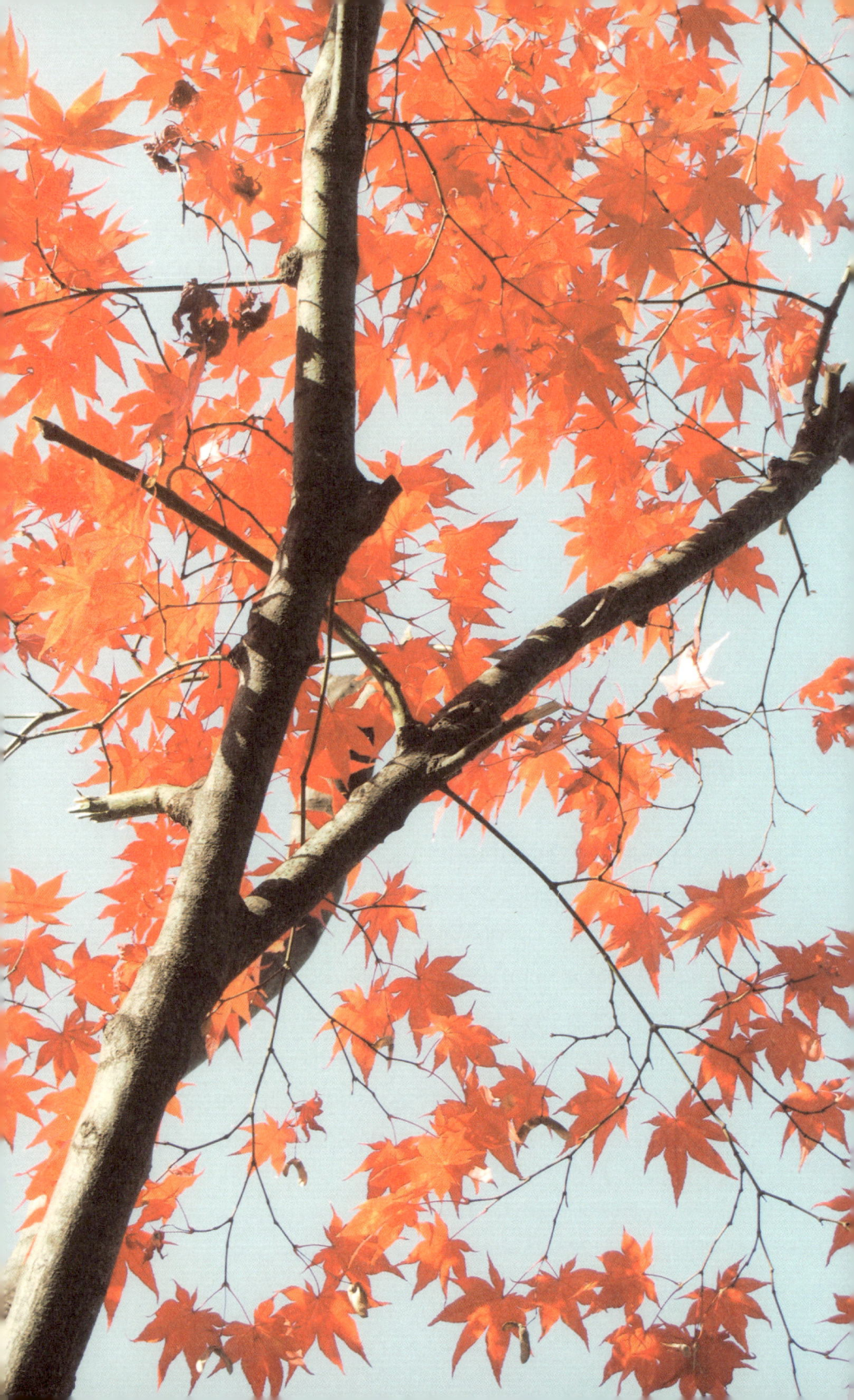

설탕단풍나무에서 추출하여 끓인 시럽은 북아메리카 인디언들의 전통 기호 식품이다. 인디언들은 수액을 모아 장작불에 끓이는 동안 그 주위를 빙빙 돌며 함께 춤을 추면서 기다린다. 학명 중 사카룸(saccharum)이 바로 이 나무의 특징인 설탕을 뜻한다. 우리나라에서 자라는 단풍나무와는 달리 키가 아주 크다. 잎은 캐나다 국기에 그려져 있는 그대로다. 또한 이 나무는 인기가 높은데 그 이유는 목재로서 가치가 매우 높기 때문이다. '땔감의 여왕'이라 한다. 그 이유는 이 나무로 벽난로에 불을 지피면 불똥이 튀지 않으면서도 불꽃색이 아름답고 냄새도 좋을 뿐 아니라 남은 재의 색깔까지 아름답기 때문이다.

우리나라에서 흔히 볼 수 있는 단풍나무는 풍향수(楓香樹) 또는 삼각풍(三角楓)이라 불리는 중국단풍나무다. 풍향수는 잎이 오리를 닮은 삼각형이고, 삼각풍은 잎이 세 갈래로 갈라져 생긴 이름이다.

홍단풍은 일본에서 들여온 나무다. 벚꽃축제가 있듯이 홍단풍축제도 있다. 단풍에 홍(紅)자가 붙은 것은 '늘 붉음'을 의미한다. 홍단풍의 종소명 산귀네움(sanguineum)은 '피같이 붉다'라는 뜻이다. 이 나무는 인위적으로 안토시아닌의 활성도를 높였기 때문이다. 그래서 5월에도 홍단풍만 붉다. 청단풍은 홍단풍과 달리 여름까지는 푸르다가 가을에 붉게 변한다. 간혹 잡종 홍단풍은 여름까지는 붉다가 가을에 푸르게 변하기도 한다.

그래서 이 나무를 육종한 사람인 일본의 노무라를 붙여 흔히 '노무라단풍'이라 한다. 일본에서 만든 갈잎 큰 키 홍단풍은 1930년경 우리나라에 들어왔다. 요즘 전국 곳곳에서 홍단풍을 볼 수 있다. 홍단풍은 봄과 여름에도 붉지만 가을이면 너욱 붉어진다.

세열단풍나무는 잎이 가늘게 갈라진다는 뜻이다. 가느다란 잎들을 바라보면 공작 꼬리를 닮았다. 홍단풍과 마찬가지로 세열단풍나무도 일본에서 들여왔다. 또한 작은 키에 가지가 마치 능수버들이나 능수벚나무처럼 처져있다. 더욱이 세열단풍나무는 잎이 자갈색이고 가을이면 붉게 변하는 게 아니라 오히려 푸른빛을 띤다.

단풍나무 중에서도 은단풍(銀丹楓)은 글자대로 잎 뒷면에 있는 은색 털 때문에 붙여진 이름이다. 영어도 '실버 메이플'이다. 북미 원산인 은단풍은 흔히 볼 순 없지만, 최근에는 종종 정원수로 심고 있다. 갈잎큰키나무 은단풍의 껍질은 회갈색이지만 어린 것은 적갈색을 띤다. 이팝나무처럼 나이가 어리면 피부가 붉다가 어른으로 성장하면서 거친 세월을 견디느라 피부가 바뀌는 셈이다.

포도과 머루는 낙엽 덩굴성 목본(木本)으로 다른 나무를 타고 길이 10m 이상 자란다. 잎은 어긋나고 길이 10~30cm의 오각상 심장형이다. 끝은 뾰족하고 밑 부분은 심장형으로 깊게 파이며, 가장자리는 흔히 3갈래로 얕게 갈라지고 불규칙한 치아상의 톱니가 있다. 꽃은 수꽃 양성화 딴 그루다. 6~7월에 잎과 마주나며 길이 20cm 정도의 원추꽃차례에 연한 황록색의 꽃이 모여 달린다. 열매는 장과(漿果)로 지름 8mm 정도 되며 구형이고 9~10월 흑색으로 익는다.

머루의 뿌리, 혹은 경등(莖藤)을 '산등등앙(山藤藤秧)'이라 하며 약용한다. 성미(性味)는 신(辛), 량(凉)이고 효능(效能)은 거풍지통(祛風止痛)이다. 주치증(主治症)은 외상통(外傷痛), 풍습골통(風濕骨痛), 위통(胃痛), 복통(腹痛), 신경성두통(神經性頭痛), 각종동통(各種疼痛) 등이다.

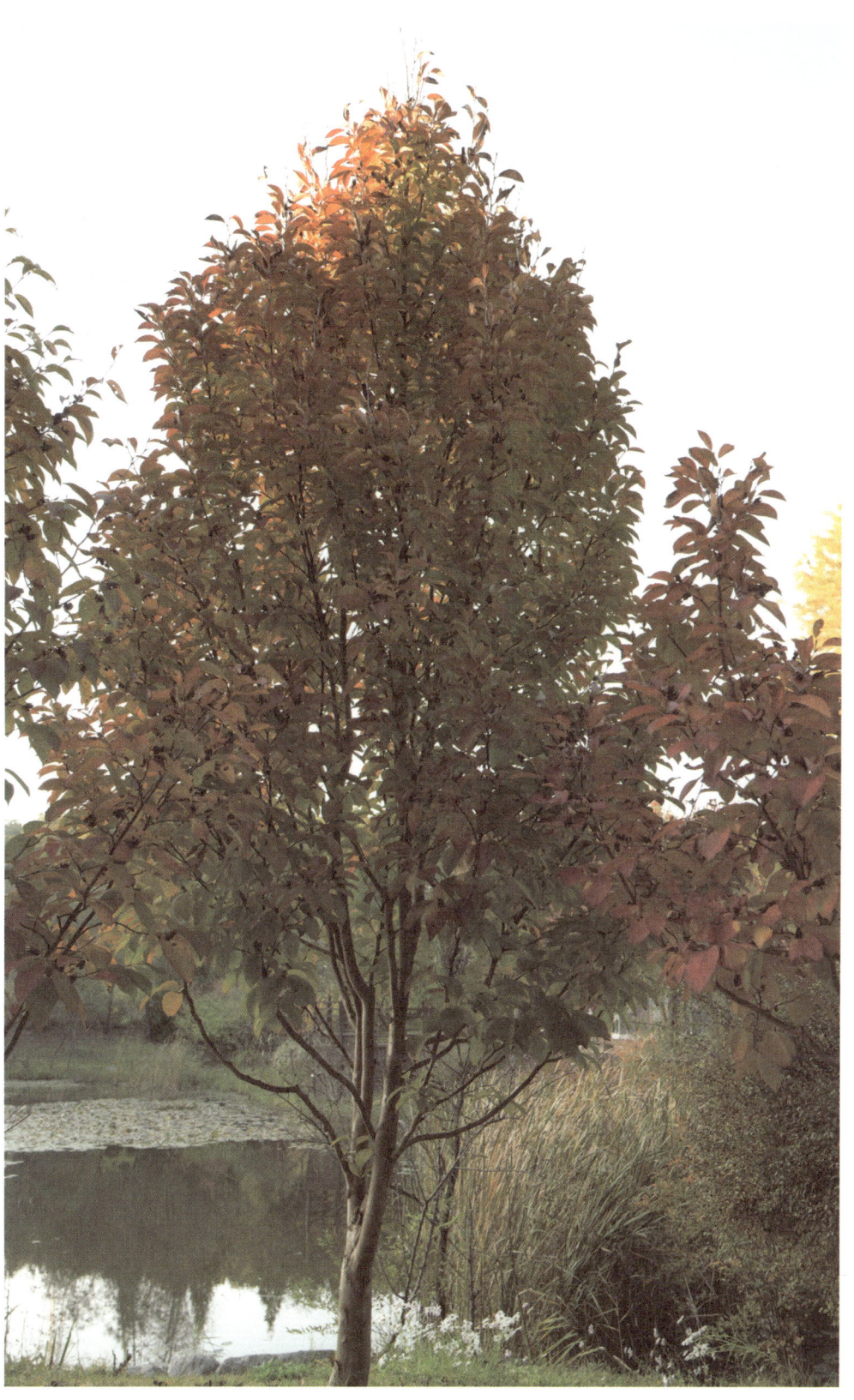

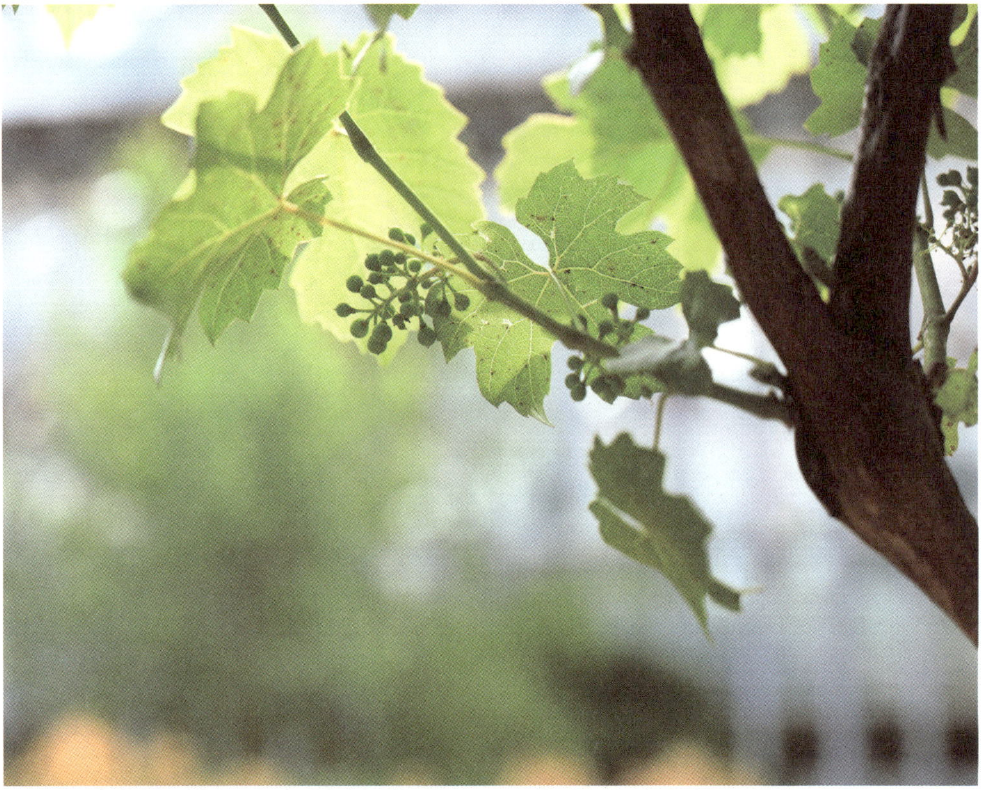

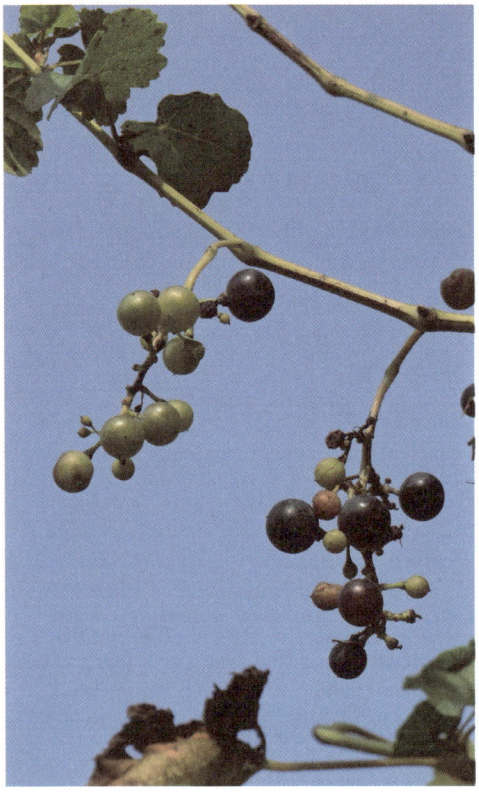
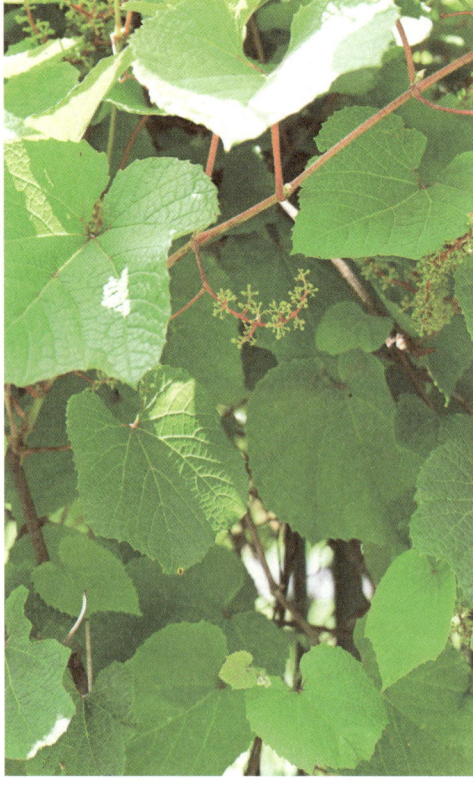

머루는 한국 토종 포도로 유래는 알 수 없지만 '산포도'라 부른다. 머루
포도는 머루에 접을 붙인 신품종 포도다. 머루와 아주 유사한 왕머루도
산포도라 부른다. 왕머루는 머루에 비해 잎의 뒷면에 적갈색 털이 있고,
흔히 산에서 볼 수 있는 게 이 왕머루다. 개머루는 열매를 먹을 수 없다.
그 외에 새머루, 까마귀머루가 있다.

다래나무과 '다래'는 길이 10m로 자라는 낙엽 덩굴성 목본이다. 잎은
어긋나고 길이 6~12cm의 타원형이고 가장자리에는 작은 가시 같은 톱
니가 촘촘히 나 있다. 끝은 좁아져서 뾰족하게 되며 밑 부분은 둥글거나
심장형이다. 뒷면 맥 위에 갈색의 털이 나 있다. 꽃은 수꽃 양성화 딴 그
루다. 열매는 장과(漿果)로 길이 2~2.5cm의 광타원형이며 9~10월에 녹
황색으로 익는다. 줄기의 종단면이 갈색 계단상이며 수술의 꽃밥이 흑색
인 점이 특징이다.

다래나무의 뿌리 및 과실을 '소양도(小羊桃)'라 하며 식용·약용한다.
성미(性味)는 감(甘), 삽(澁), 산(酸), 평(平)하고 효능(效能)은 보허손(補
虛損), 청열이습(淸熱利濕)이며 주치증(主治症)은 만성간염(慢性肝炎),
토혈(吐血), 월경부조(月經不調), 풍습관절통(風濕關節痛) 등이다.
갈잎 덩굴성 다래나무는 은행나무처럼 암수가 따로 있고 수꽃과 암꽃
이 다르다. 특히 암꽃은 순백의 가운데 암술이 툭 튀어나와 나팔을 닮았
다. 한자로 연조(軟棗)라 하는데 이는 그 열매가 마치 부드러운 대추 크
기와 닮았다 하여 붙여진 것이다.

다래의 본초명(本草名)이 미후도(獼猴桃)인데 이는 원숭이의 복숭아로
원숭이가 이 열매를 잘 먹기 때문에 붙여진 이름이다. 다래는 모양은 다
르지만 맛은 바나나와 비슷해 원숭이가 즐겨 먹는데, 이처럼 먹을 수 있

는 다래를 참다래라 부른다. 〈본초강목(本草綱目)〉에 또 다른 이름으로 미후리(獼猴梨), 등리(藤梨), 양도(陽桃), 목자(木子), 오릉자(五棱子) 등이 나타난다.

이런 이름은 과거 신라의 영토가 현 중국의 복건성 지역이었기에 지금도 사용하고 있다. 신라는 물소와 원숭이가 많은 나라였다. 다래 중에는 참다래 외에 개다래, 쥐다래, 섬다래가 있다. 또한 다래를 서양 키위라고 부르는 사람도 있는데 둘은 조금 닮았지만 전혀 다른 나무다. 키위의 학명은 다래와 종소명만 다르다. 키위의 원산지는 중국이고 '중화미후도(中華獼猴桃)'라 한다. 한편 우리가 부르는 키위는 영어식 이름이다. 이 이름은 나무의 열매가 뉴질랜드의 날지 못하는 키위새의 모양과 닮았기 때문에 붙인 것이다.

차나무과 노각나무는 높이 7~15m로 자라는 낙엽교목(落葉喬木)이다. 잎은 어긋나며 길이 4~10cm의 타원형이다. 가장자리에 물결 모양의 톱니가 있다. 6~8월에 지름 5~6cm의 백색 양성화가 핀다. 열매는 삭과(蒴果)로 5각상 난형이며 끝이 가락처럼 길다. 9~10월에 익으며 5갈래로 벌어져 종자가 떨어진다. 종자는 길이 6mm 정도의 타원형이다. 수피(樹皮)는 모과나무처럼 얼룩무늬가 있다.

차나무과 노각나무의 나무나 뿌리의 껍질을 '모란(帽蘭)'이라 하며 약용한다. 성미(性味)는 신(辛), 고(苦), 량(凉)이고 효능(效能)은 서근활혈(舒筋活血)이며 주치증(主治症)은 어혈동통(瘀血疼痛), 풍습동통(風濕疼痛) 사지마비(四肢痲痹) 등이다.

노각나무의 이름은 해오라기의 다리를 뜻하는 '노각(鷺脚)'이다. 노각

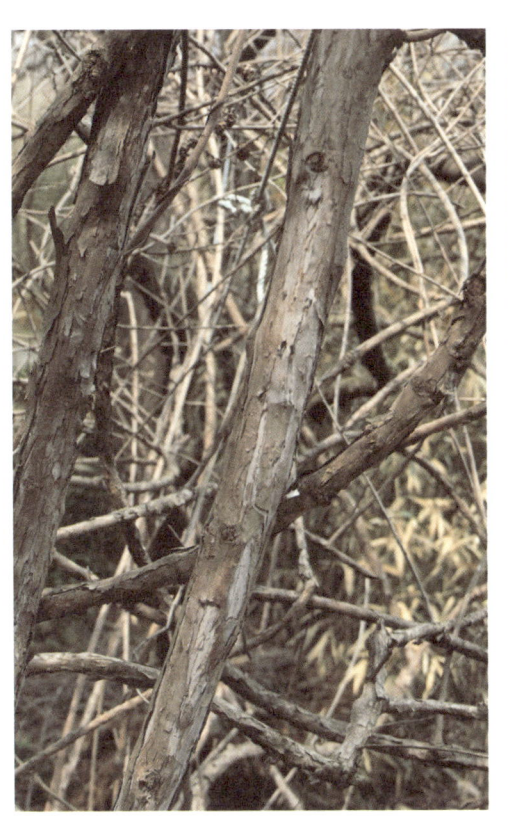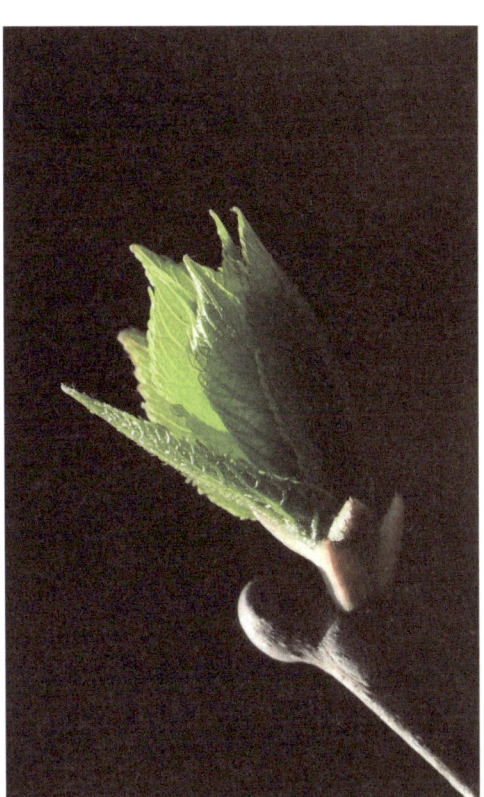

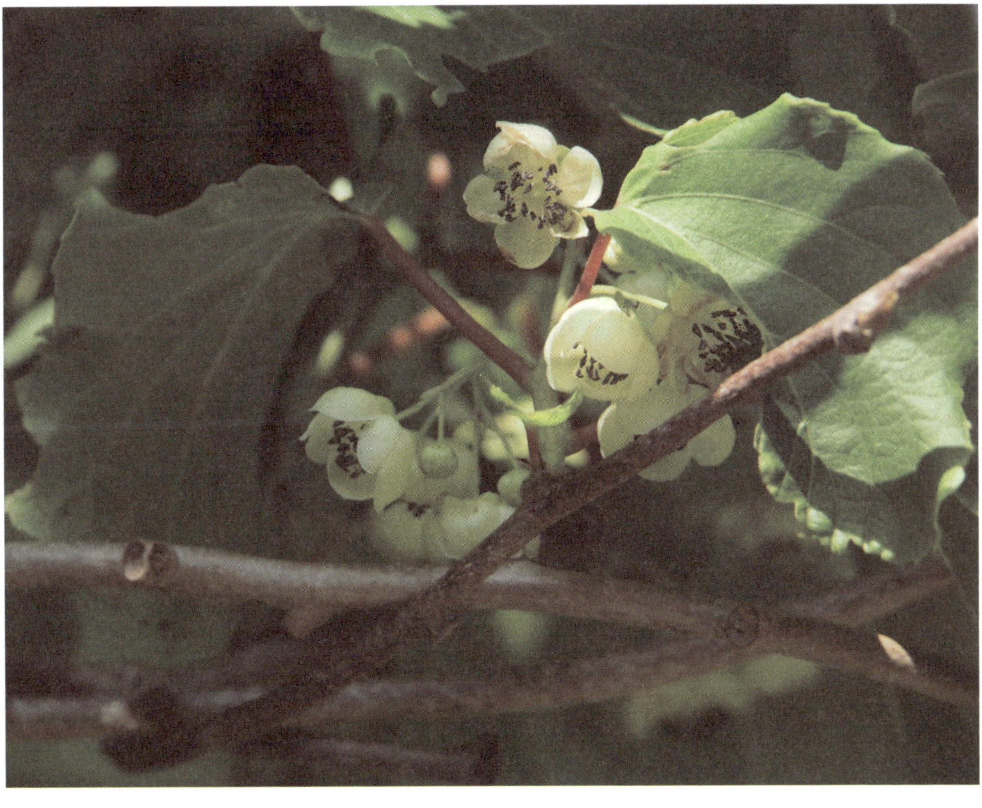

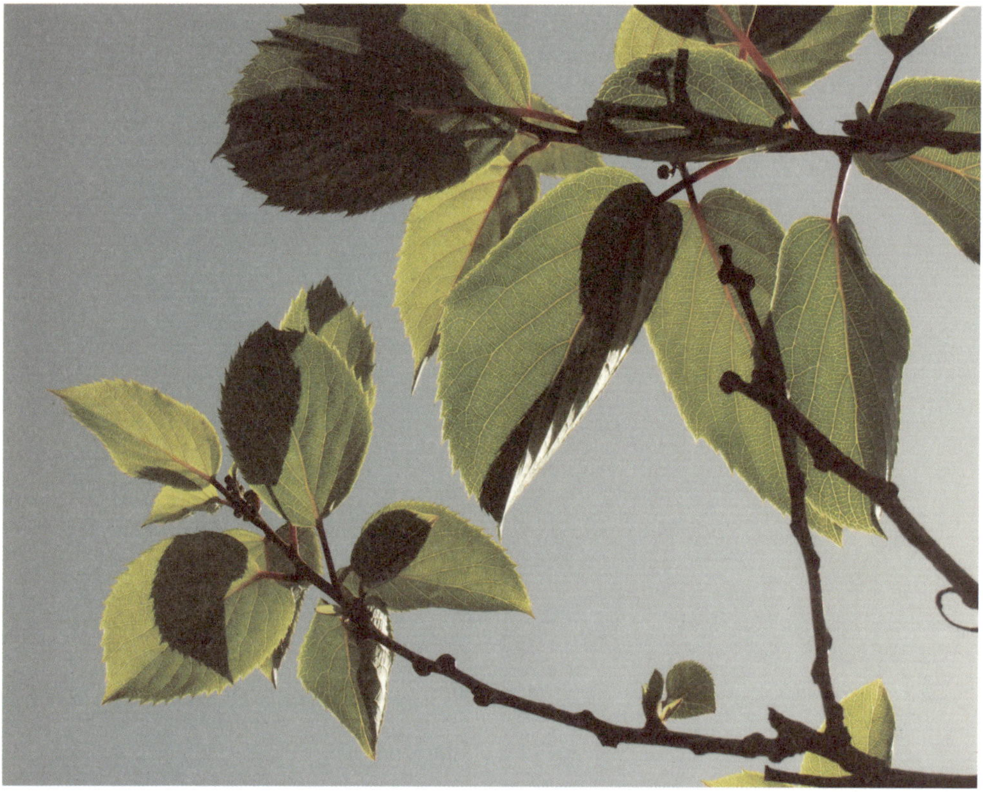

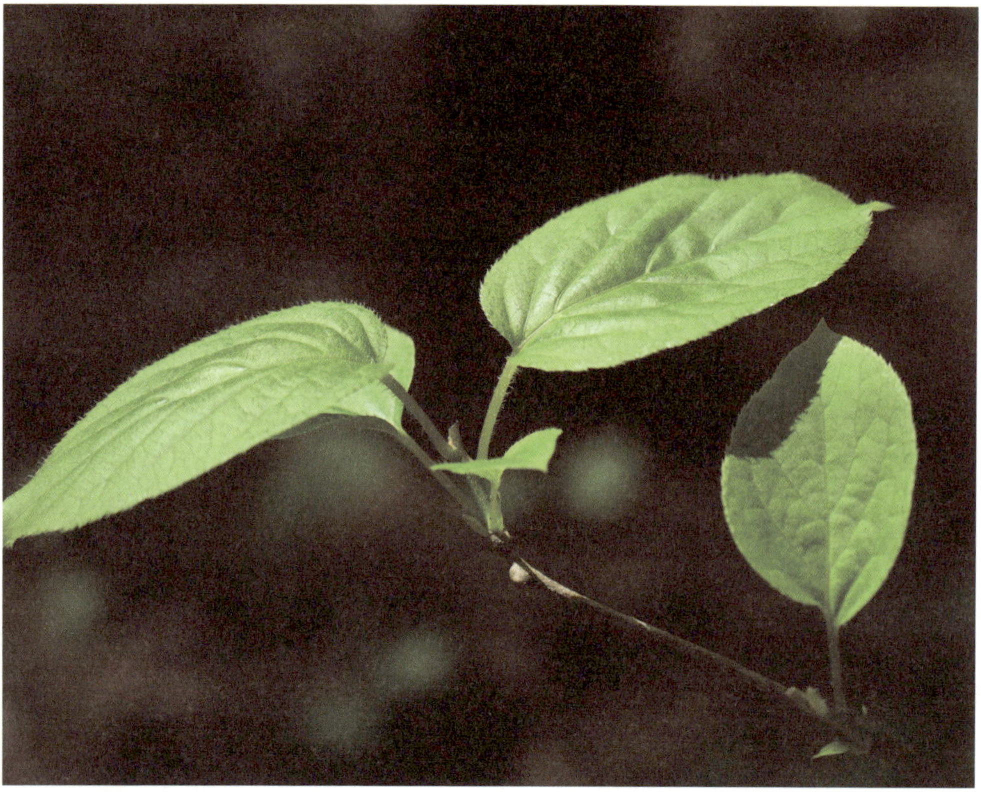

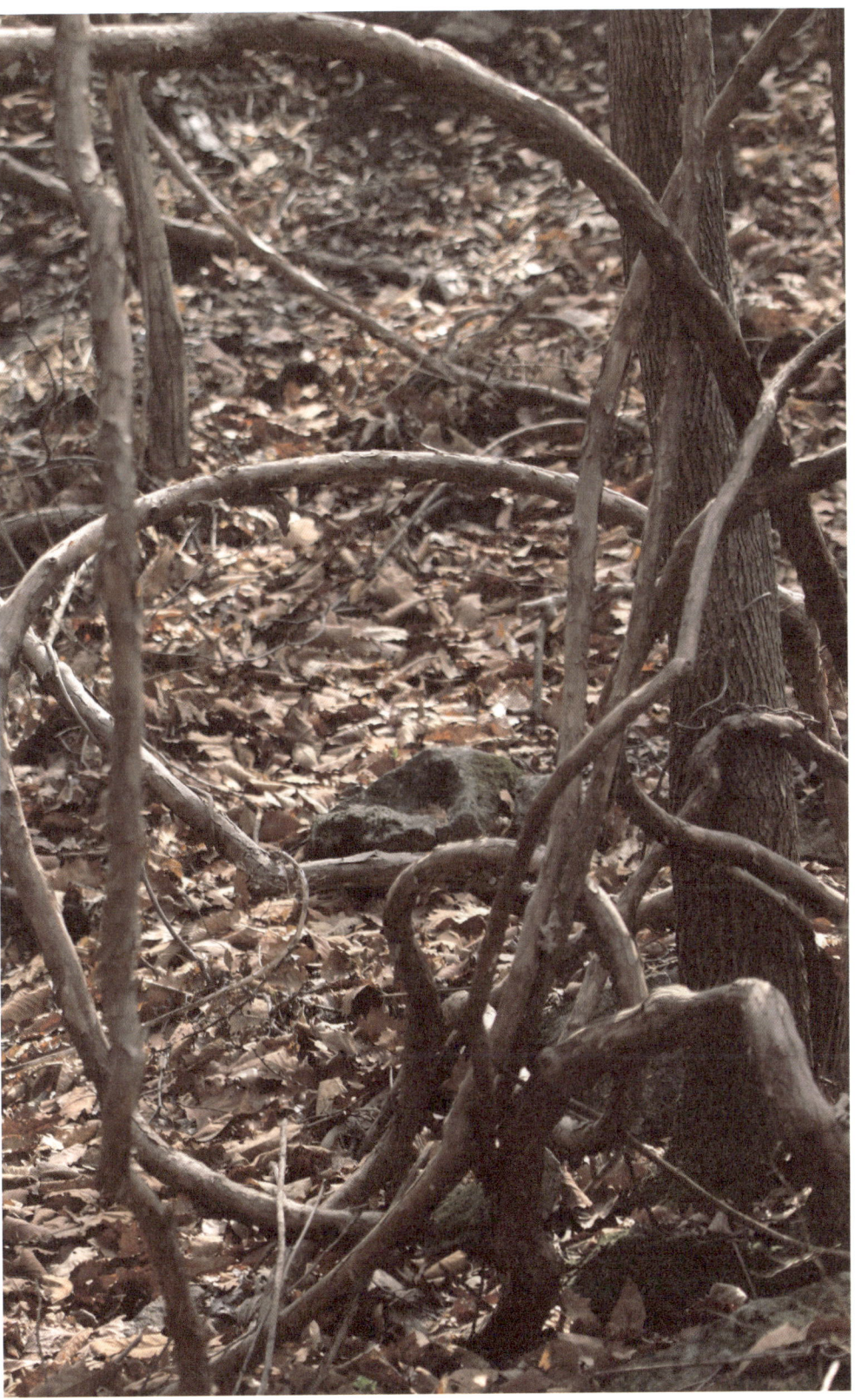

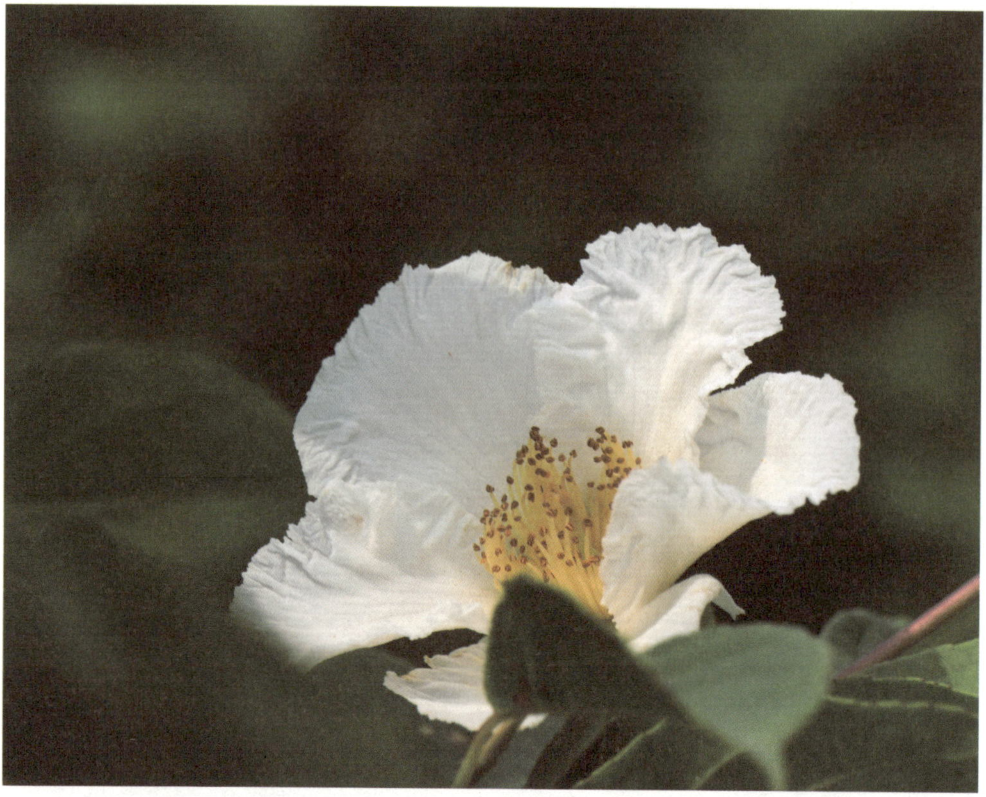

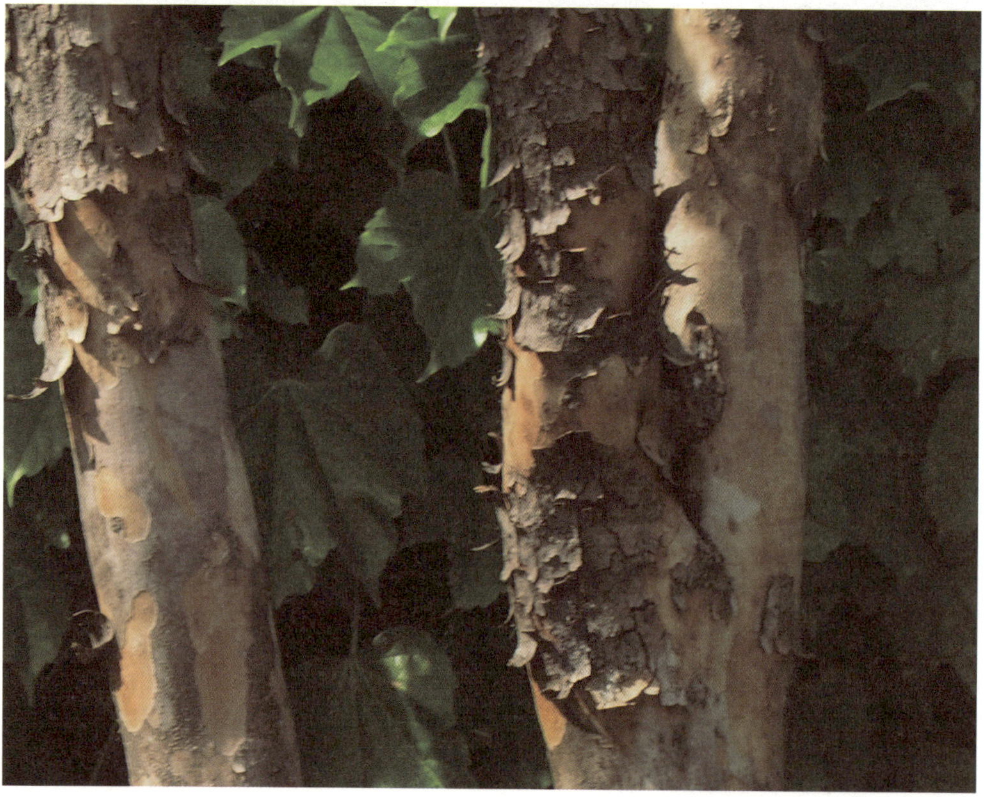

은 백로과의 새 이름으로 나무에 이름을 붙인 것은 해오라기 다리의 흐린 세로무늬와 작은 얼룩점 때문이다. 노각나무 껍질에도 얼룩무늬가 있다. 노각나무의 원산지는 한국이다. 그런 까닭에 중국에서는 이 나무를 조선자경(朝鮮紫莖)이라 부른다. 자경은 '붉은 줄기'란 뜻이다.

노각나무는 한국 특산이지만 이름을 붙인 사람은 조선총독부 일본의 식물학자 나카이다. 노각나무는 멀리서 보면 줄기가 얼룩덜룩하고 가까이 가서 보면 리아스식 해안처럼 큰 곡선의 무늬가 있어 구별하기도 쉽고 아름답다. 과거 예비군 의복과 흡사하다. 또한 이 나무의 껍질은 배롱나무와 흡사하여 중국에서는 비단나무, 즉 '금수목(錦繡木)'이라 부른다. 현재 식물학계에서는 노각나무가 전 세계적으로 일곱 종류 서식하고 있는 것으로 파악하는데 아름답기로는 한국의 것을 최고로 꼽는다. 한국의 나무인 노각나무는 공해(公害)에 매우 강해 가로수로 적당하다.

상기(上記) 본초의 수액(樹液) 특징은 맛이 달고 봄철에 많이 나온다. 신선한 것은 시원한 느낌을 가질 수 있다. 공통적인 특징은 청열해독(淸熱解毒), 거담지해(祛痰止咳) 등의 효능이 있으며 해수(咳嗽), 기천(氣喘), 소변적삽(小便赤澁) 등을 치료한다.

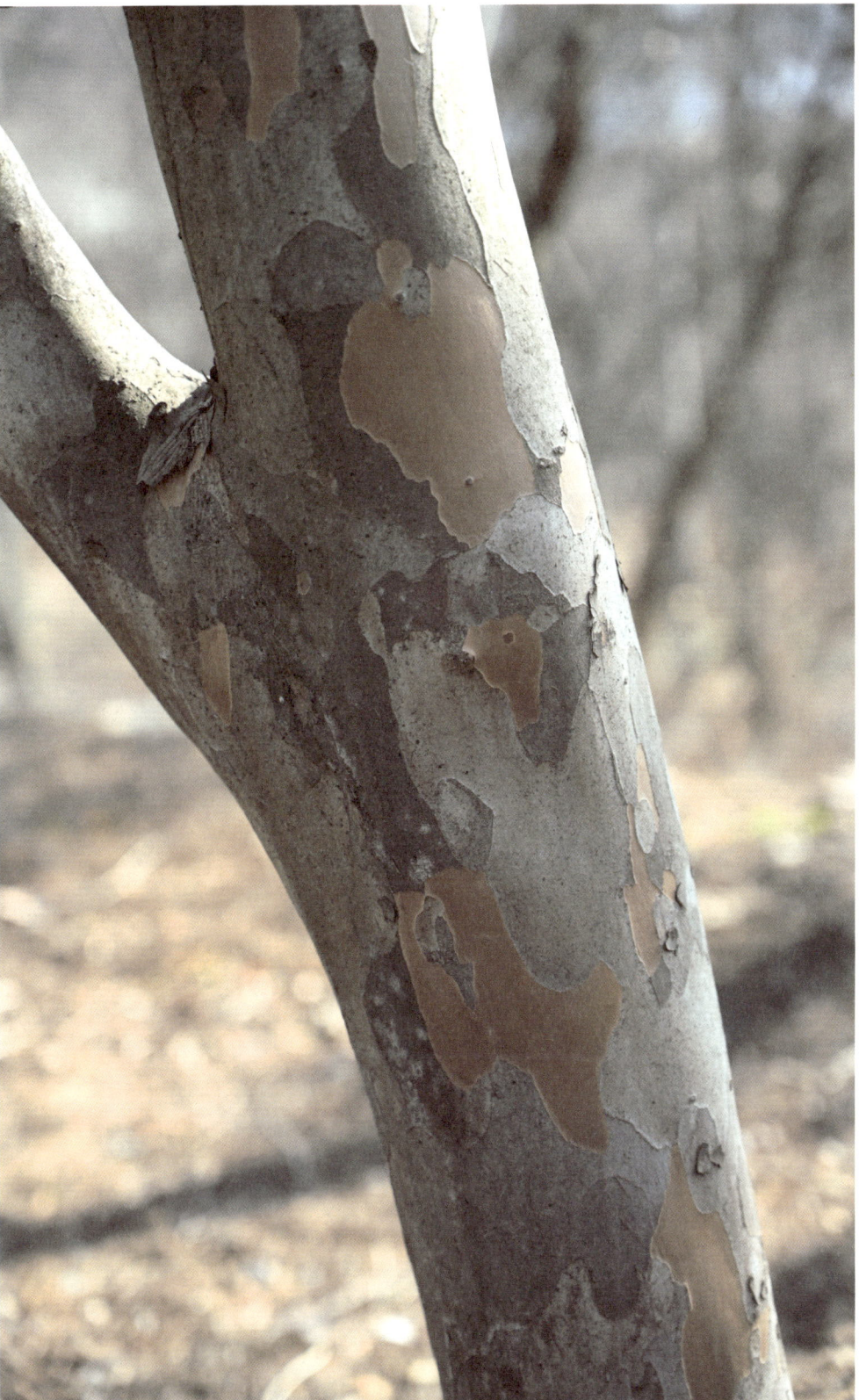

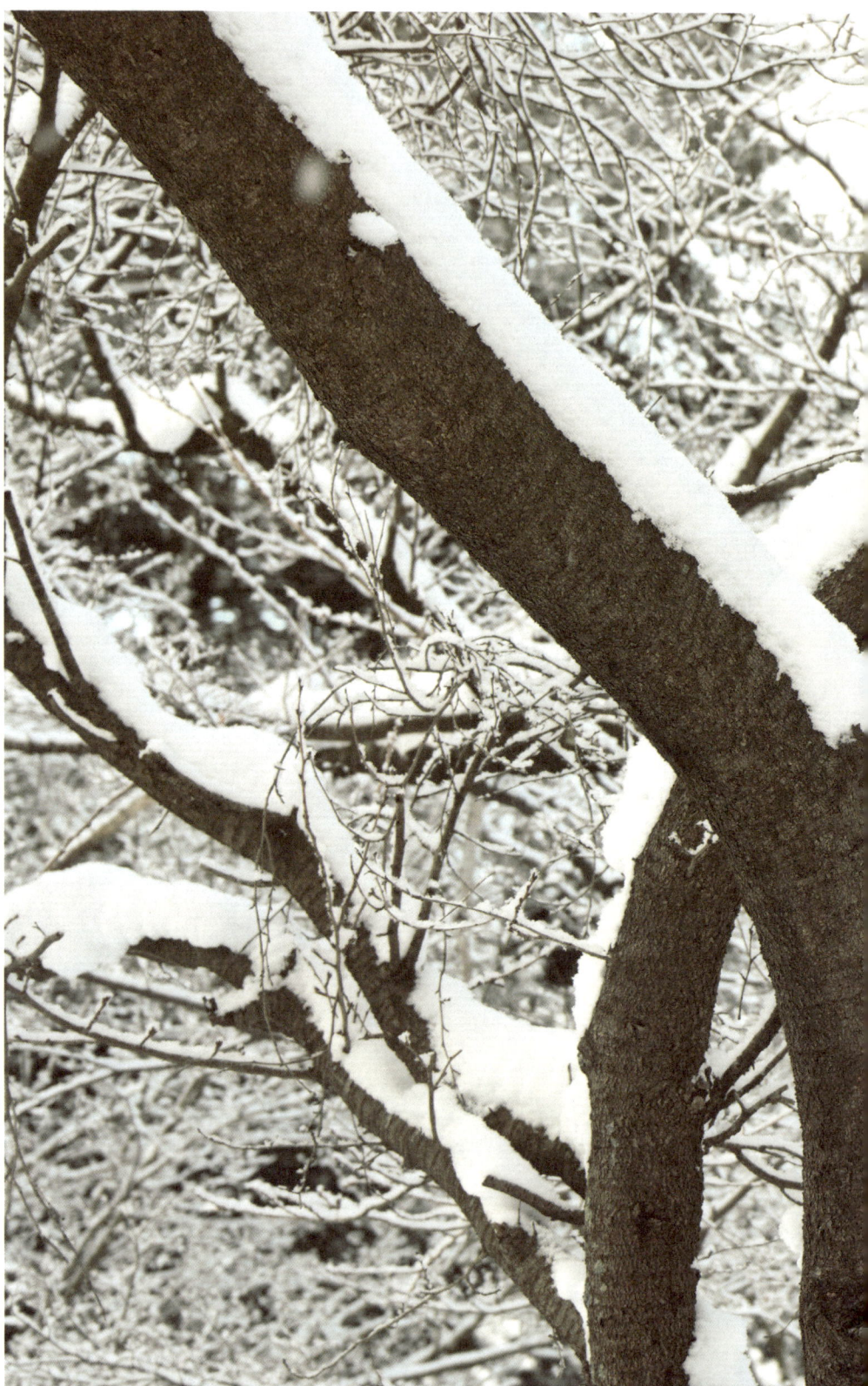

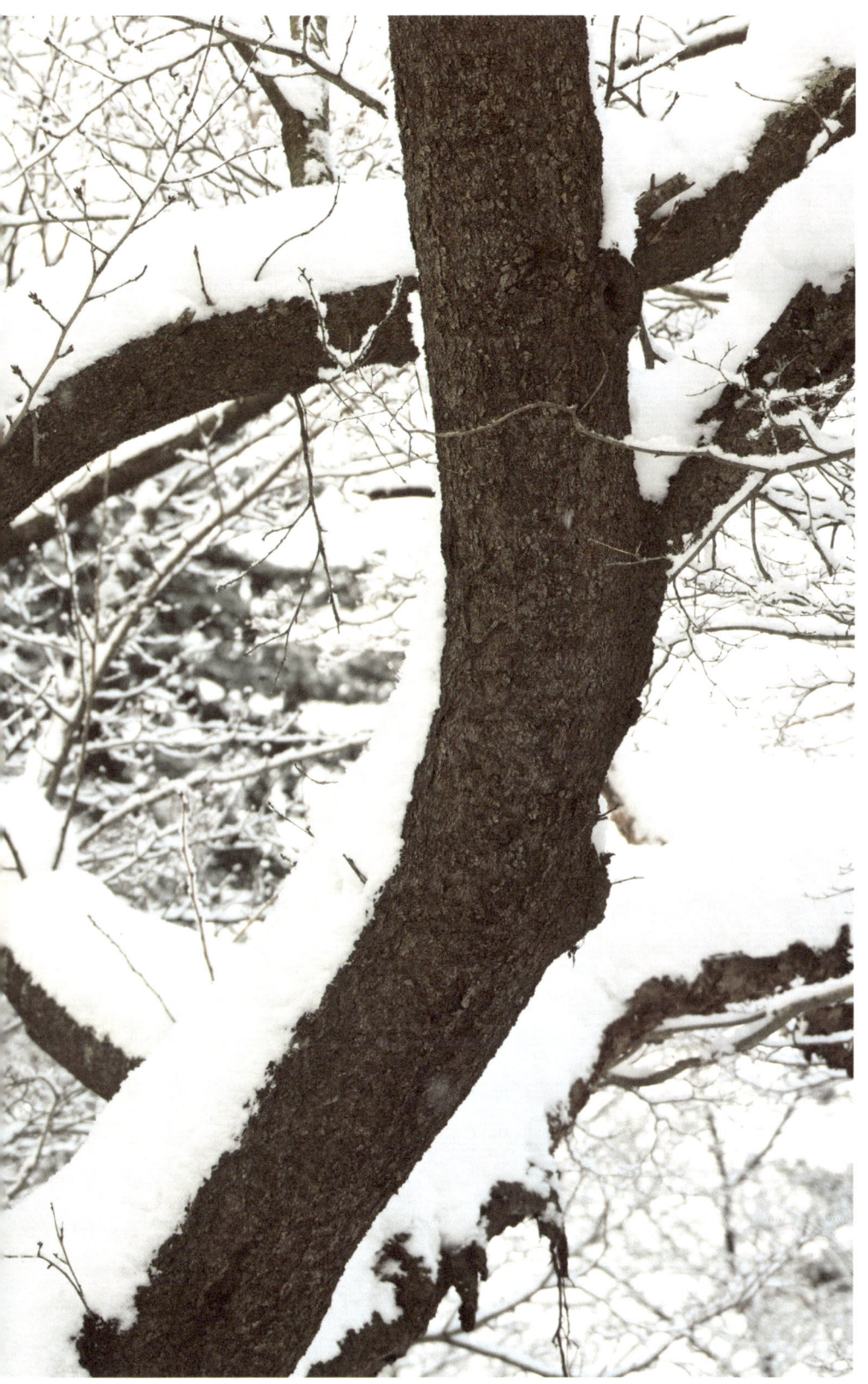

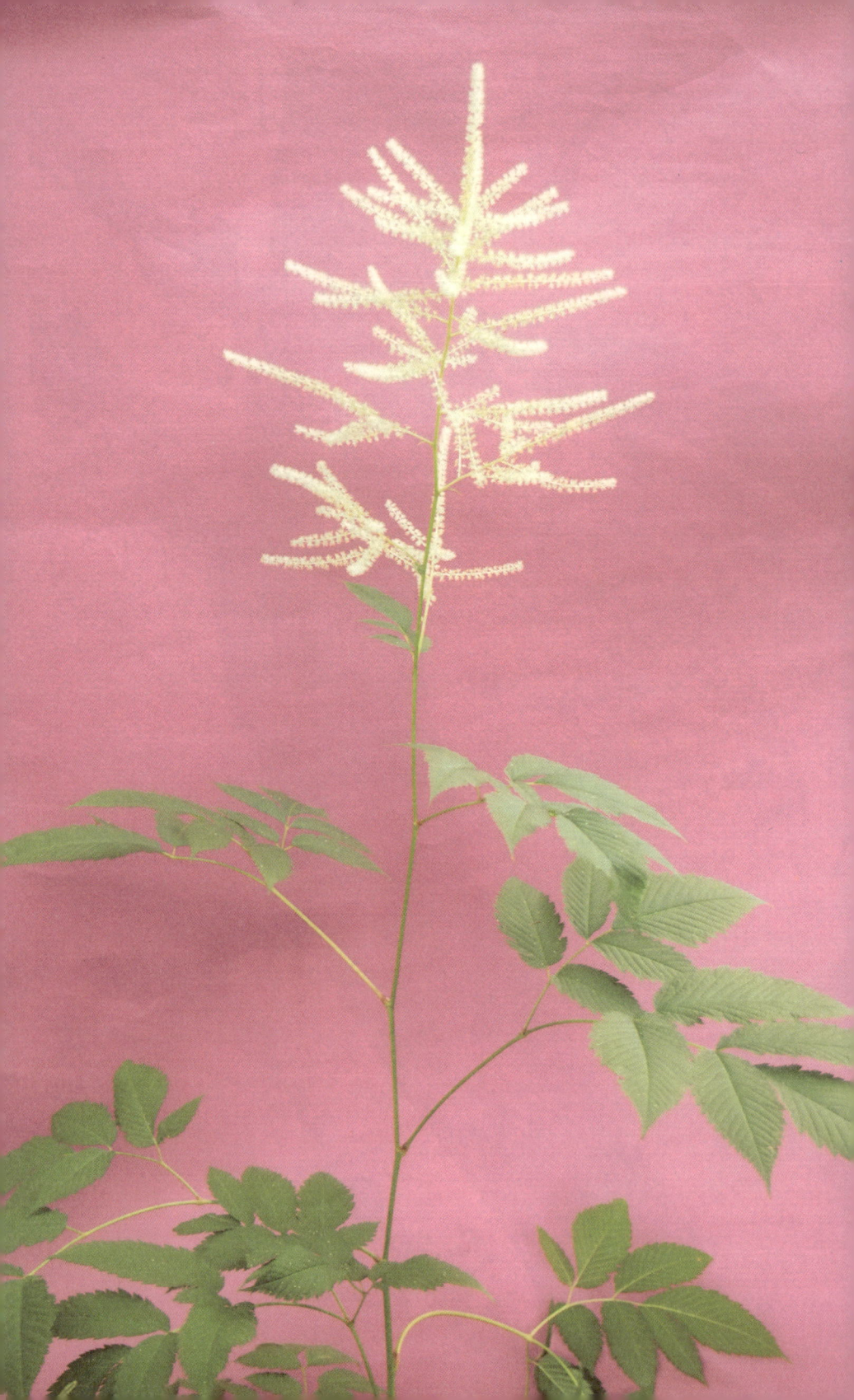

7. 승마(升麻)

미나리아재비과의 개승마, 눈빛승마, 황새승마, 승마, 왜승마, 촛대승마의 뿌리를 약용한다. 약 처방 낼 때 주로 시호(柴胡)와 짝을 이뤄 사용한다. 장미과의 눈개승마의 뿌리는 약용하지 않는다. 그러나 잎을 묵나물로 해 겨우내 즐겨 먹는다. 맛이 좋다.

미나리아재비과 '승마'는 깊은 산에서 높이 1m로 자라는 다년생초본(多年生草本)이다. 뿌리는 굵으며 자흑색(紫黑色)이다. 잎은 엽병(葉柄)이 길며 3개씩 1~2회 갈라지고 소엽(小葉)은 난형(卵形)이며 끝이 뾰족하고 밑 부분이 얕은 심장저이고 가장자리가 2~3개로 갈라지며 불규칙한 톱니가 있고 털이 없다. 꽃은 8~9월에 백색으로 핀다. 복총상화서이다.

승마의 뿌리를 '승마(升麻)'라 하며 약용한다. 성미(性味)는 신(辛), 감(甘), 미한(微寒)이고 효능(效能)은 발표투진(發表透疹), 청열해독(淸熱

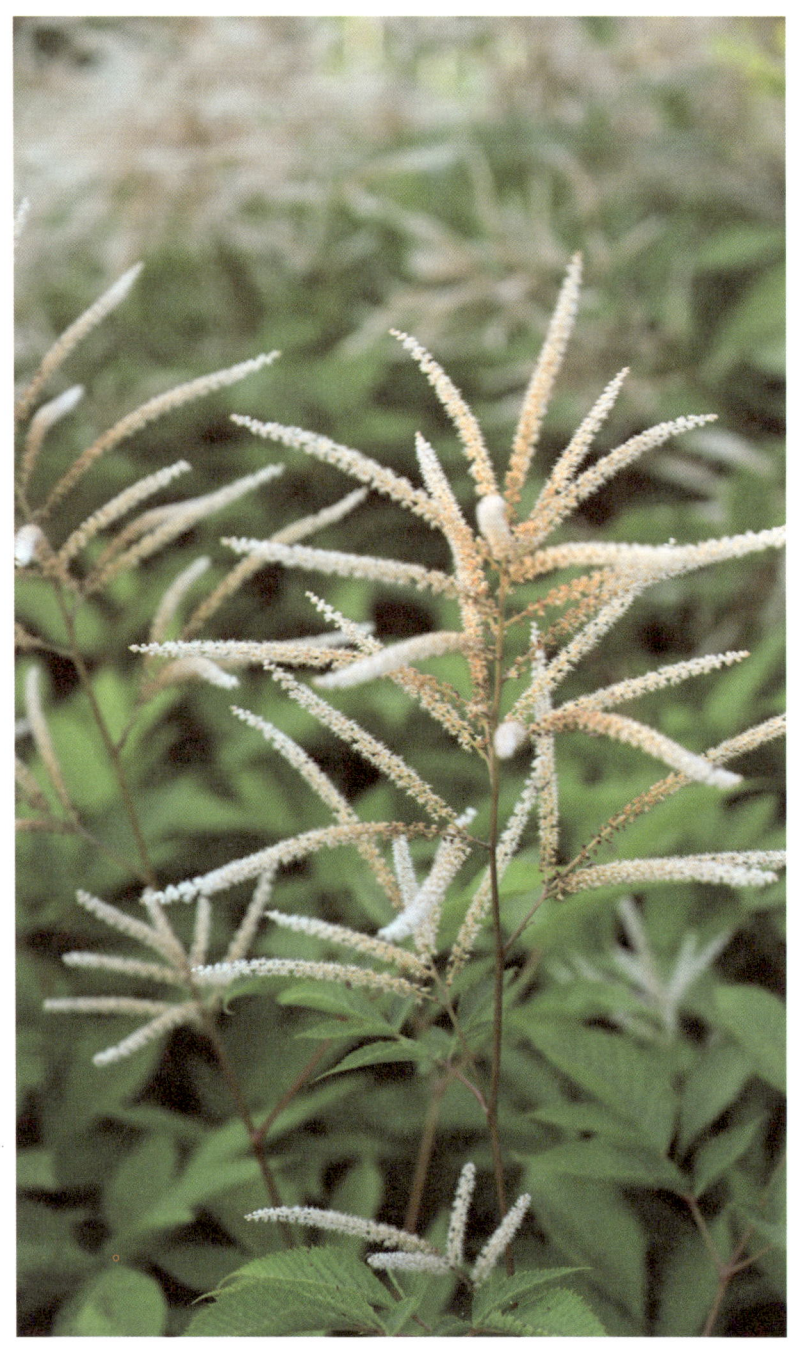

解毒), 승양(升陽)이며 주치증(主治症)은 두통(頭痛), 발열(發熱), 발진(發疹), 인후염(咽喉炎), 구설(久泄), 탈항(脫肛) 등이다.

그리고 개승마를 '소승마(小升麻)', 눈빛승마를 '흥안승마(興安升麻)', 황새승마를 '서승마(西升麻)', 왜승마를 '둔엽일본승마(鈍葉日本升麻)', 촛대승마를 '단수승마(單穗升麻)'라 하며 약용한다. 승마속에는 북반구의 온대에 약 10종, 우리나라에 6종이 분포한다. 그 6종이 상기(上記) 6종이다.

미나리아재비과 개승마는 높이 30~100cm로 제주도와 거제도의 숲 속에서 자라는 다년생초본(多年生草本)이다. 줄기 윗부분에만 짧은 털이 밀생한다. 근경은 비대하고 옆으로 뻗는다. 근생엽은 잎자루가 길고 3장의 작은 잎으로 된 겹잎이다. 꽃은 흰색이고 겹이삭화서이다. 개화기는 7~8월이다. 개승마의 근경(根莖)을 약용한다. 성미(性味)는 감(甘), 고(苦), 한(寒), 유소독(有小毒)이고 효능(效能)은 청열(淸熱), 해독(解毒), 활혈(活血)이며 주치증(主治症)은 인후간통(咽喉干痛), 질타손상(跌打損傷), 노손(勞損), 풍습요퇴통(風濕腰腿痛), 옹종(癰腫) 등이다.

미나리아재비과 눈빛승마는 높이 1.5~2.5m로 깊은 산에서 자라는 다년생초본(多年生草本)이다. 잎은 어긋나고 2~3회 세겹잎이다. 작은 잎은 달걀형이고 가장자리에 톱니가 있다. 암수딴그루로 7~8월에 줄기 끝의 큰 원뿔꽃차례에 자잘한 흰색 꽃이 달린다. 암그루에는 양성화가 피고 수그루는 암술이 거의 없어진다. 효능(效能)은 상기 승마(升麻)를 참조하기 바란다.

미나리아재비과 황새승마는 키가 1~1.5m로 산과 들에서 자라는 다년

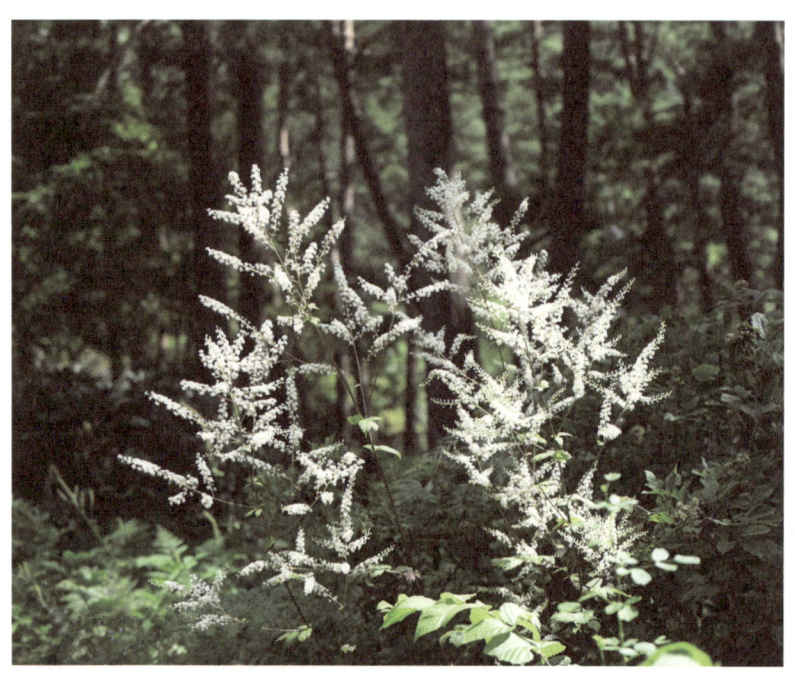

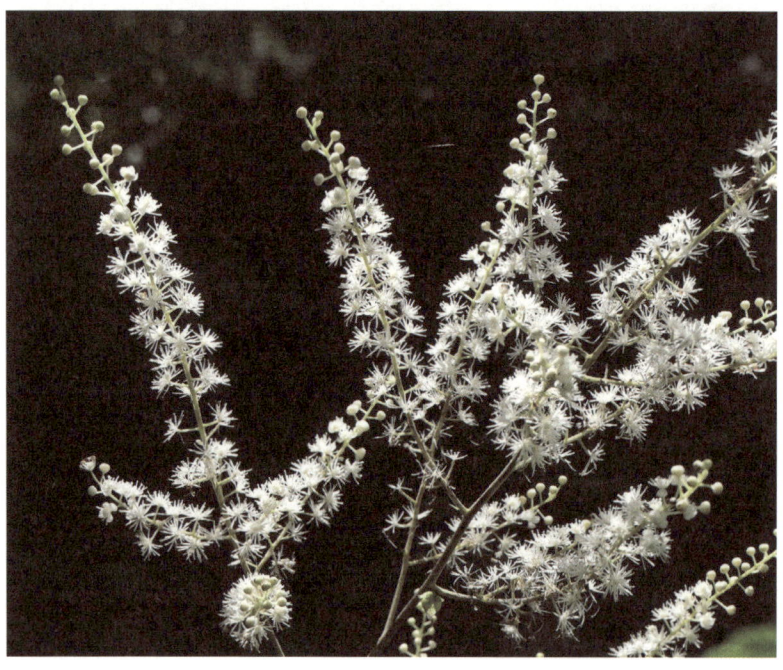

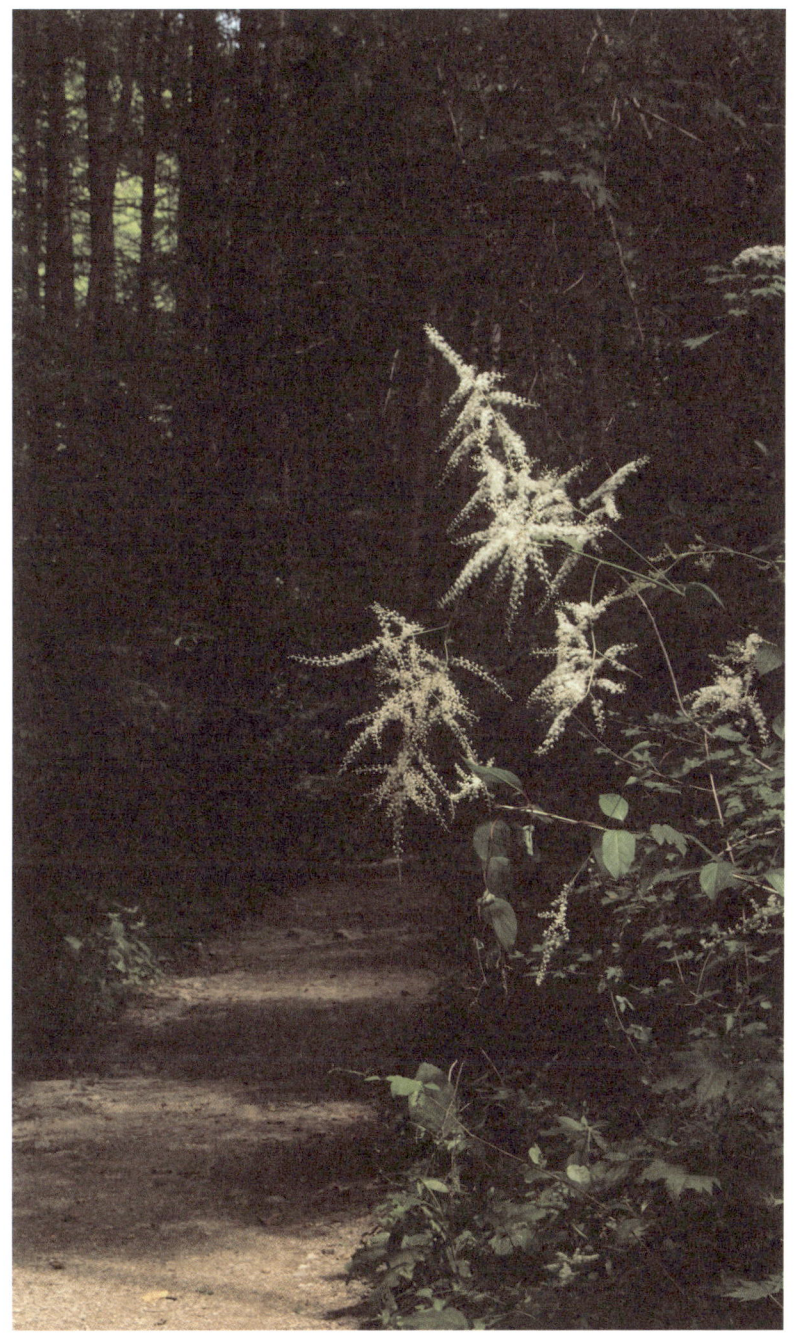

생초본(多年生草本)이다 잎은 호생이고 잎자루는 길며 2~3회 3출의 작은 잎으로 된 겹잎이다. 작은 잎은 난형이며 가장자리에 결각상의 톱니가 있다. 꽃은 흰색이고 겹총상화서로 달린다. 개화기는 8~9월이다. 효능(效能)은 상기 승마(升麻)를 참조하면 된다.

미나리아재비과 촛대승마는 높이 1~1.5m로 깊은 산에서 자라는 다년생초본(多年生草本)이다. 잎은 어긋나고 2~3회세겹잎이다. 작은 잎은 달걀형이고 잎몸이 3갈래로 갈라지기도 하고 가장자리에 톱니가 있다. 암수한그루로 6~7월에 줄기 끝에 달리는 송이꽃차례는 촛대 모양이며 자잘한 흰색 꽃이 모여 달린다. 효능(效能)은 상기 승마(升麻)를 참조 바란다.

미나리아재비과 왜승마는 높이 60~80cm로 제주도의 숲속에서 자라는 다년생초본(多年生草本)이다. 뿌리잎은 1~2회세겹잎이며 작은 잎은 달걀형이고 가장자리가 얕게 갈라진다. 작은 잎 앞면 잎맥 위에 털이 있다. 8~10월에 뿌리에서 나온 꽃줄기 끝에 달리는 송이꽃차례에 자잘한 흰색 꽃이 모여 핀다.

그리고 '눈개승마'가 있다. 장미과 '눈개승마'는 고산지대에서 높이 30~100cm로 자라는 다년생초본(多年生草本)이다. 근경(根莖)은 목질화(木質化)되어 굵어지고 밑 부분에 떨어지는 인편(鱗片)이 몇 개 붙어 있다. 잎은 2~3회 우상복엽(羽狀複葉), 소엽(小葉)은 좁은 난형(卵形)이고 끝이 뾰족하거나 꼬리처럼 길게 뾰족해지며 가장자리에 톱니가 있고 윤채(潤彩)가 있다. 꽃은 6~9월에 피고 황록색이다. 원추화서(圓錐花序)는 길이 10~30cm로서 짧은 털과 짧은 소화경이 있다.

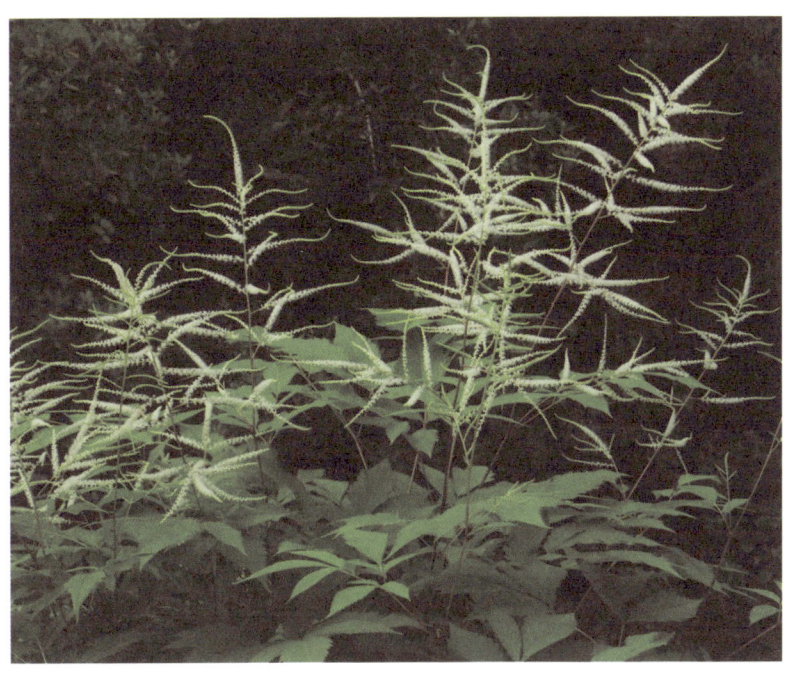

눈개승마의 잎을 나물로 먹거나 묵나물로 만들어 먹으면 맛이 좋고 고기를 먹는 느낌이 있어 눈개승마를 '고기 나물'이라 한다. 세 가지 맛, 즉 고기 맛, 인삼 맛, 두릅 맛이 난다 하여 '삼나물'이라 하기도 한다. 아주 이른 봄에도 채취하는데 이를 '얼음 나물'이라고도 한다. 눈을 뚫고 나온다 하여. 그리고 비빔밥으로 먹든지 염소 고기에 싸 먹으면 맛이 기막히게 좋다. 염소탕에도 눈개승마가 잘 어울린다.

어죽을 만들 때 눈개승마에 파, 된장, 고춧가루를 넣고 끓여 먹으면 좋고, 비빔밥을 만들어 먹을 때도 눈개승마, 명이나물, 더덕잎, 고추장, 참기름으로 비벼 먹어도 좋다. 예전 마이클 잭슨이 방한(訪韓)했을 때 그가 즐겨 먹어 '마이클 잭슨 나물'이라고도 한다. 그리고 눈개승마 주변에는 잡초가 잘 자라지 않는 특성이 있다. 그래서 재배해 기르기 편하다.

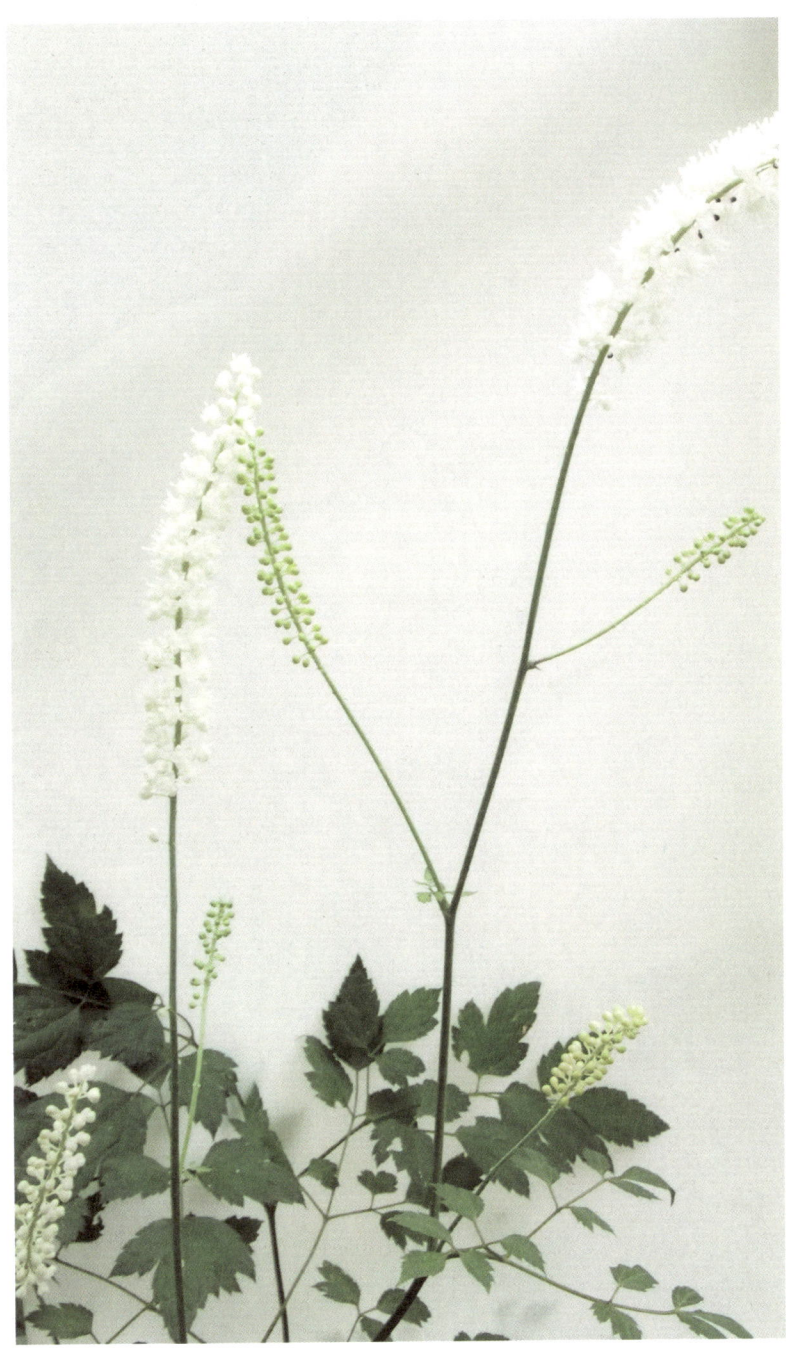

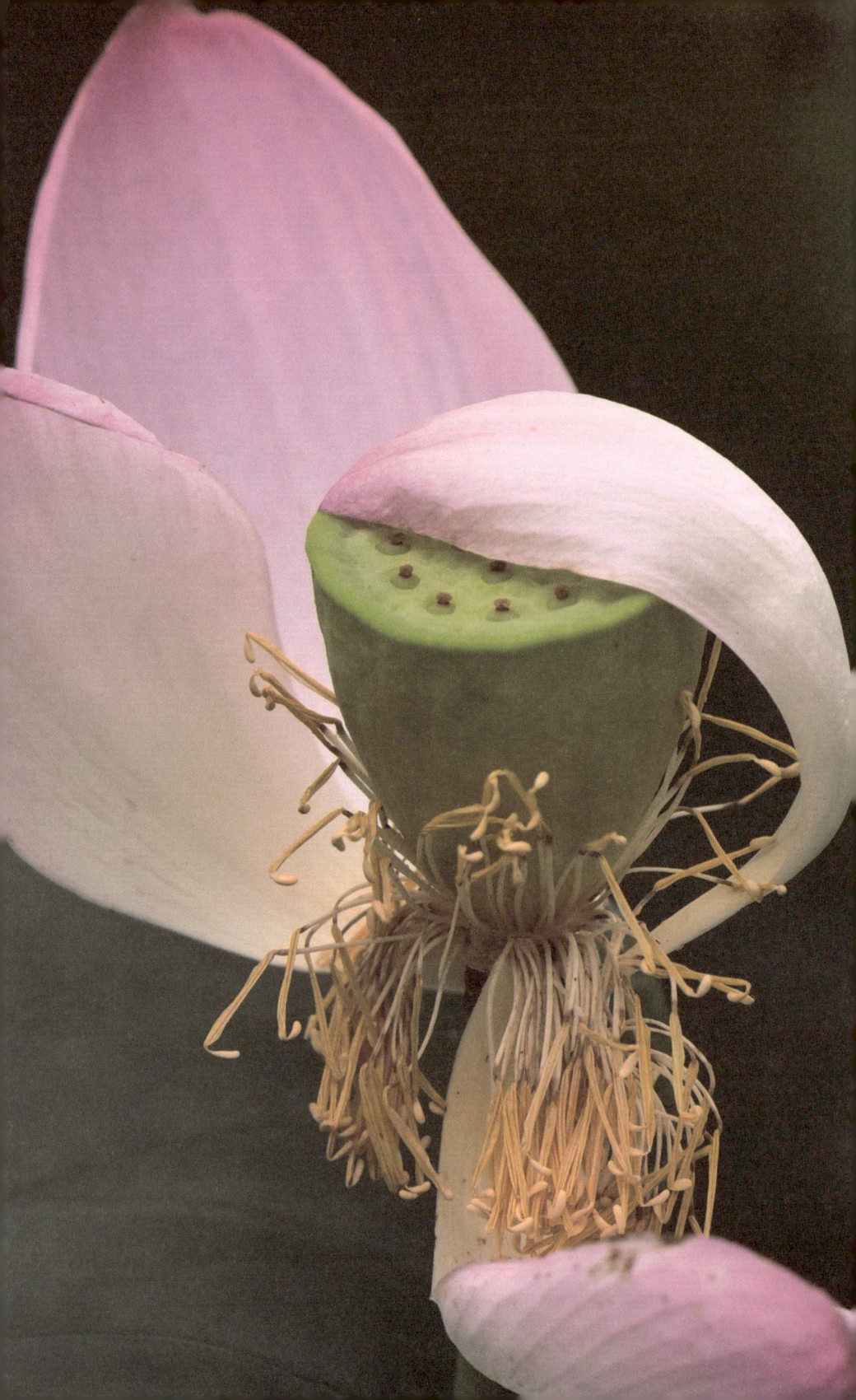

8. 연자육

일제고사 시험 성적표를 어머니에게 보여 드리고 꾸중을 들었다. 시무룩하여 틀린 문제를 교과서와 비교하고 있는데 할머니가 들어오셨다. 할머니는 "애가 어디 아프냐?" 어머니에게 물으셨다. "아뇨, 제가 좀 혼냈어요." 그때 여동생이 쪼로로 와 할머니에게 이른다. "오빠가 시험을 못 봐 엄마에게 혼났어요." "어휴, 저 녀석이!" 여동생은 할머니 등 뒤로 숨는다. 할머니는 어머니에게 "오늘 저녁은 연자밥을 해 먹자. 연자육을 물에 불려 둬라." 그리고 방구석에 앉아 있는 나에게는 염소 풀 좀 주고 오라고 밖으로 내보냈다.

염소 먹이를 주면서 막냇동생을 생각했다. 통통 부어있는 젖을 보며 막냇동생의 밥이 될 것을 생각하니 기분이 좋아졌다. 염소에게 풀을 많이 주었다. 그때 아버지께서는 염소젖을 짤 통을 가지고 오셨다. 아버지는 통통 부어있는 염소젖을 짜시면서 "너도 해 볼래?" 내게 권하셨다. "네." 바로 대답했다. 실은 전부터 나도 젖을 짜보고 싶었다. 가르쳐 주

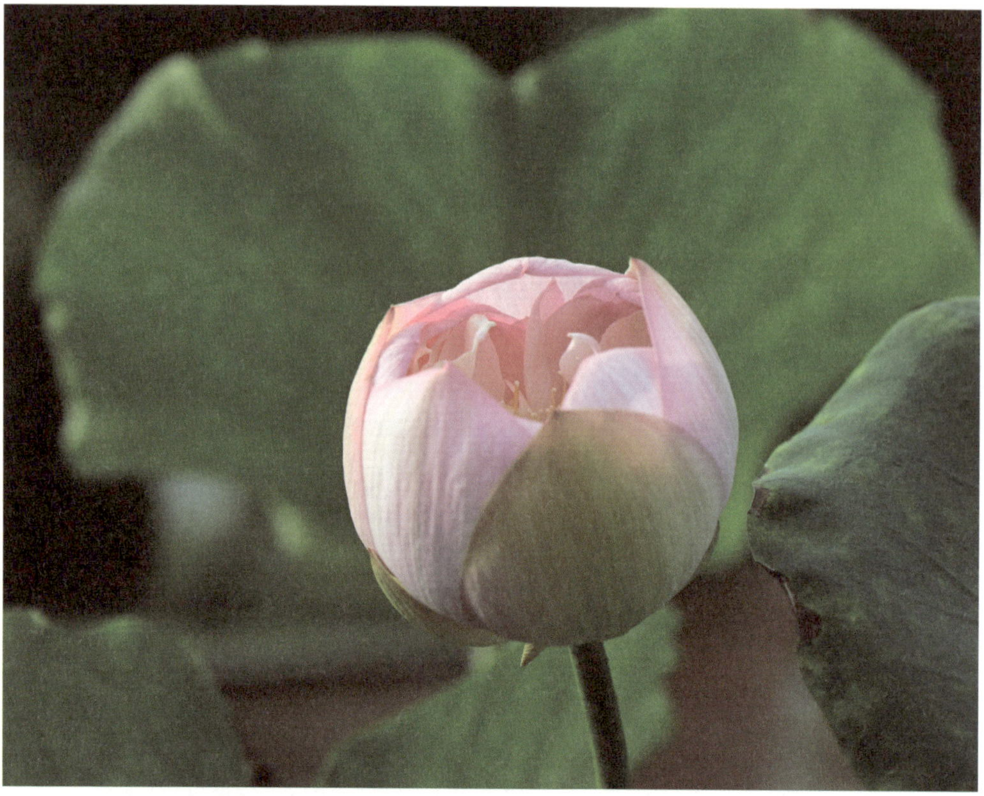

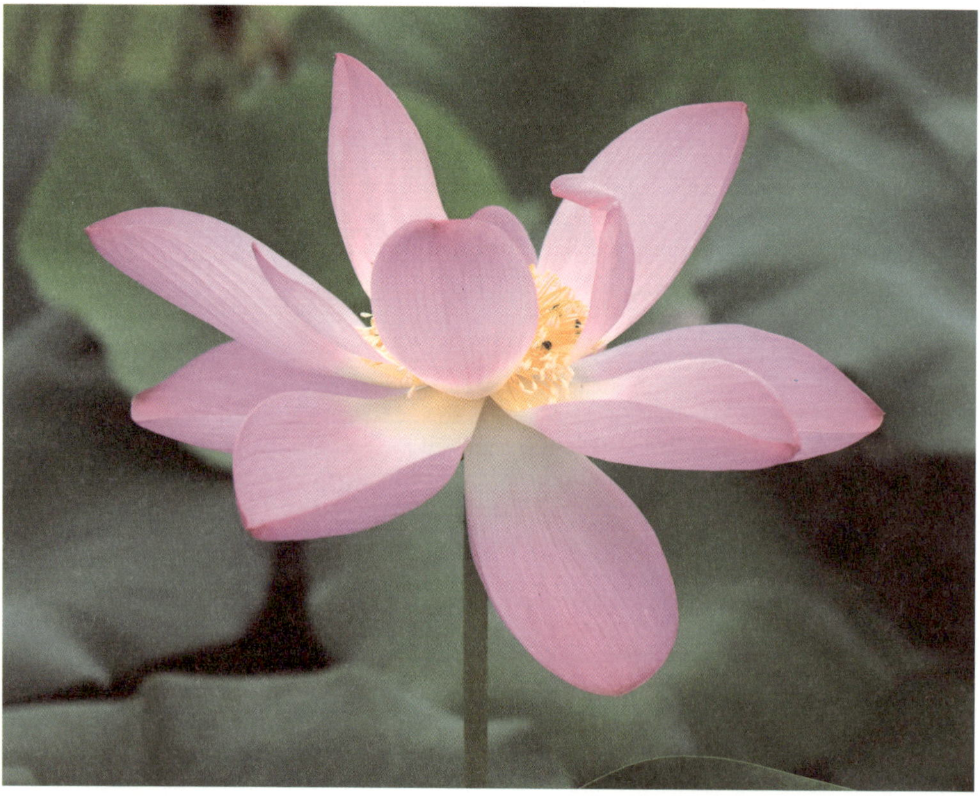

신 대로 엄지와 검지 사이에 젖꼭지를 끼우고 중지 약지 순(順)으로 눌러 당기며 젖을 짰다. 기분이 좋았다. 언제 꾸중을 들었는지 몰랐다. 할머니는 나의 기분을 풀어 주려고 염소 먹이를 주라 하셨고 연자육 밥을 저녁에 해 먹자고 하셨다. 나의 울적한 기분은 염소와의 교감과 연자육 밥으로 좋아졌다.

연꽃과 '연꽃'은 높이 1~2m로 연못이나 늪에서 자라는 다년생초본(多年生草本)이다. 가시가 있는 잎자루는 1~2m 높이로 자라 물 밖으로 나오며 그 끝에 커다란 둥근 잎이 달린다. 7~8월에 물 밖으로 나오는 긴 꽃자루 끝에 커다란 연분홍색 꽃이 핀다. 꽃잎은 16~24장이고 꽃턱은 물뿌리개 주둥이처럼 생겼다. 흰색 꽃이 피는 '백련(白蓮)'도 있다.

연꽃은 우리가 식용·약용하는데 뿌리, 잎, 줄기, 종자 등 다양하게 이용한다. 연잎인 '하엽(荷葉)'의 성미(性味)는 고(苦), 삽(澁), 평(平)이고 귀경(歸經)은 심(心), 간(肝), 비경(脾經)이다. 효능(效能)은 청열해서(淸熱解暑), 승양(升陽), 지혈(止血)이며 주치증(主治症)은 서열번갈(暑熱煩渴), 두통현훈(頭痛眩暈), 비허복창(脾虛腹脹), 대변설사(大便泄瀉), 토혈하혈(吐血下血), 적유화단(赤游火丹) 등이다.

연꽃의 엽병(葉柄), 혹 화병(花柄)을 '하경(荷梗)'이라 한다. 성미(性味)는 고(苦), 평(平)이고 귀경(歸經)은 간(肝), 비(脾), 위경(胃經)이다. 효능(效能)은 해서청열(解暑淸熱), 이기화습(理氣化濕)이며 주치증(主治症)은 서습흉민불서(暑濕胸悶不舒), 설사(泄瀉), 이질(痢疾), 임병(淋病), 대하(帶下) 등이다.

연꽃의 엽기부(葉基部)를 '하엽체(荷葉蒂)'라 하며 약용한다. 성미(性

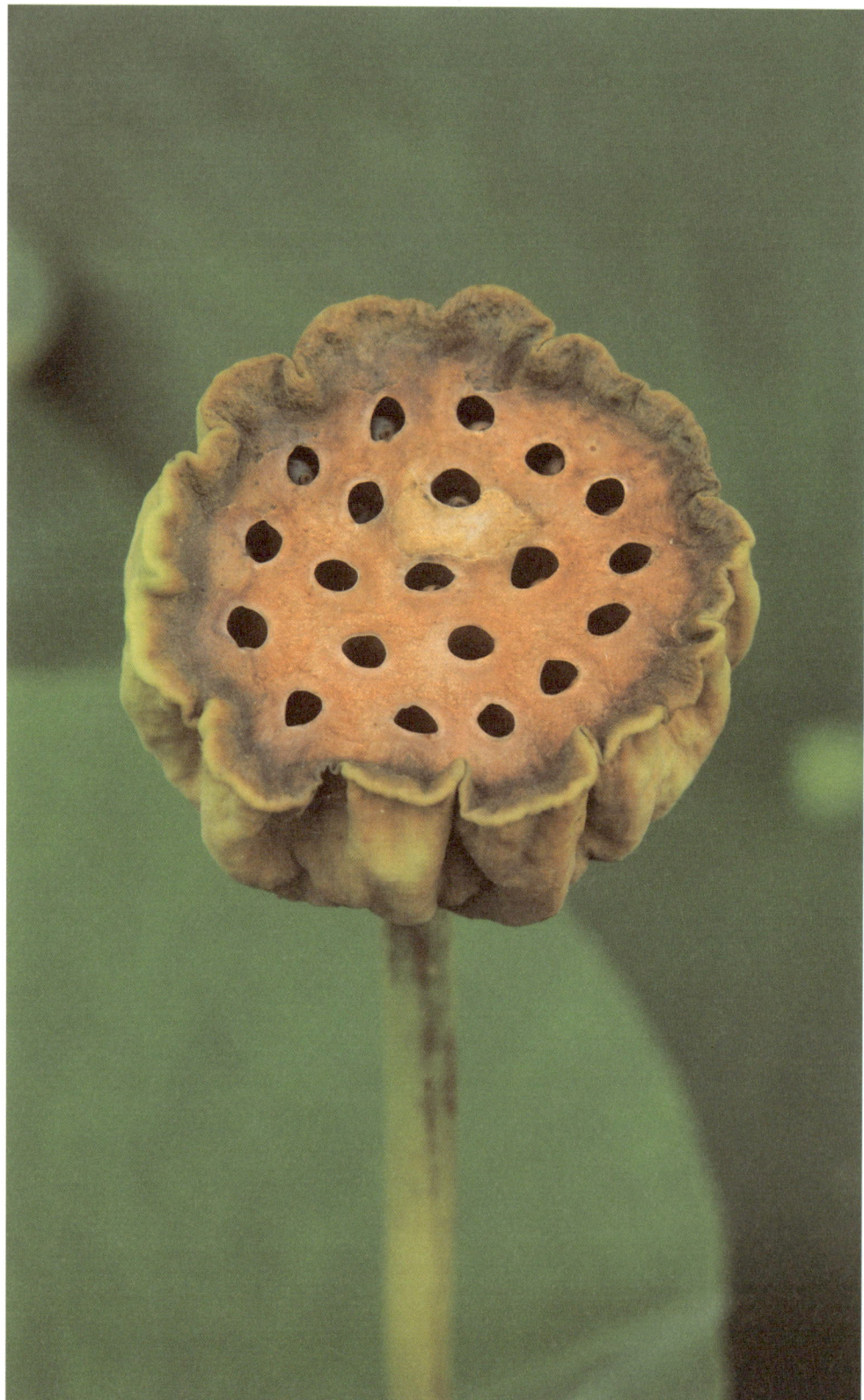

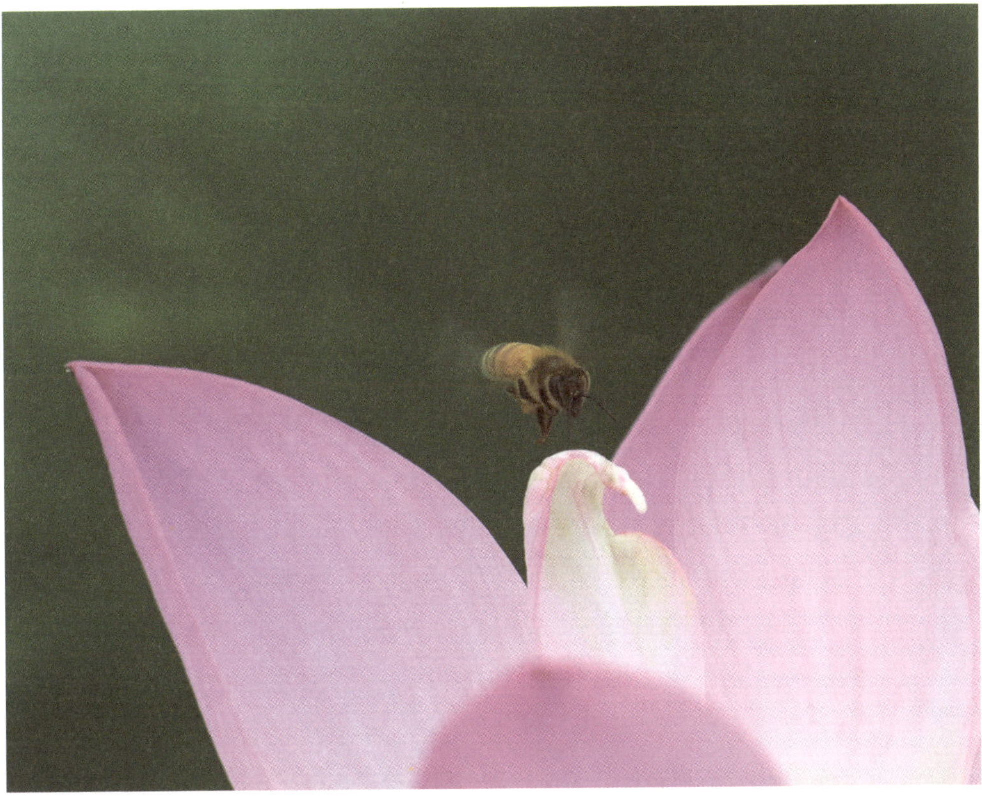

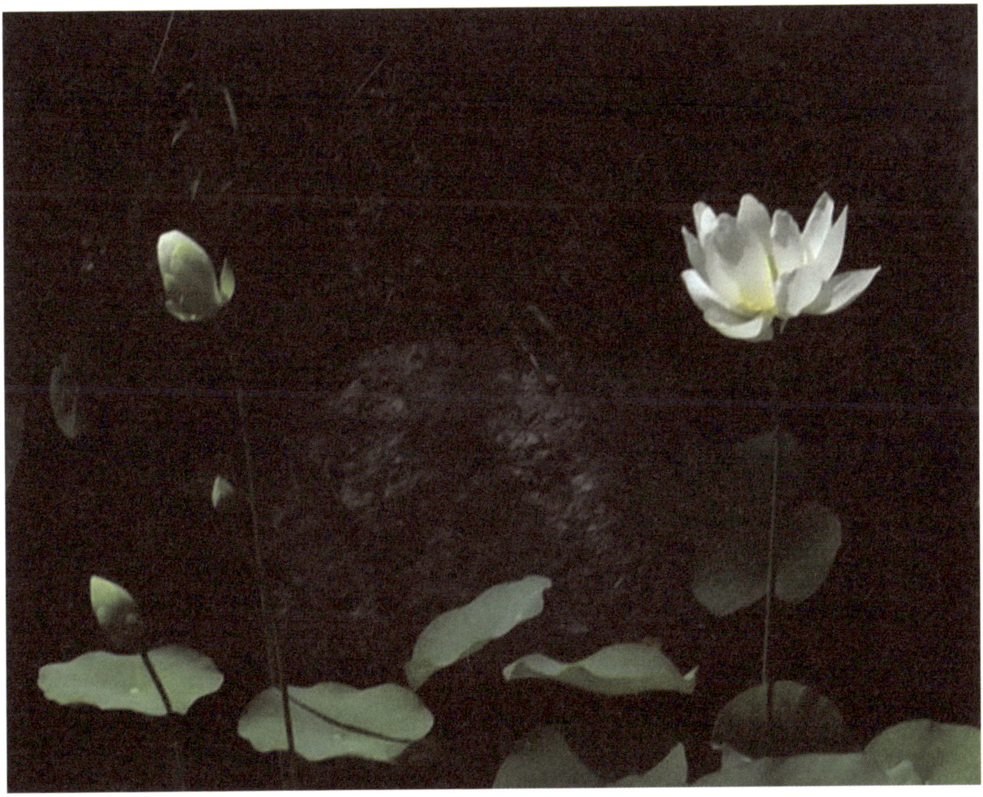

味)는 고(苦), 삽(澁), 평(平)이고 귀경(歸經)은 비(脾), 위(胃), 간경(肝經)이다. 효능(效能)은 해서거습(解暑祛濕), 지혈(止血), 안태(安胎)이며 주치증(主治症)은 서습설사(暑濕泄瀉), 혈리(血痢), 붕루하혈(崩漏下血), 태동불안(胎動不安) 등이다.

연꽃의 성숙한 종자(種子)를 '연자(蓮子)' 혹은 '연육(蓮肉)'이라 한다. 성미(性味)는 감(甘), 삽(澁), 평(平)이고 귀경(歸經)은 비(脾), 신(腎), 심경(心經)이다. 효능(效能)은 수삽지혈(收澁止血), 보비지사(補脾止瀉), 익신고정(益腎固精)이며 주치증(主治症)은 비허구사(脾虛久瀉), 구리(久痢), 신허유정(腎虛遺精), 설사(泄瀉), 소변불금(小便不禁), 붕루대하(崩漏帶下), 심신불영(心神不寧), 경계(驚悸), 불면(不眠) 등이다.

물 빠진 연못 바닥에서 오랫동안 생명력을 유지하는 것을 볼 수 있다. 진흙 바닥에 파묻힌 지 무려 1,300여 년 만에 종자(種子)가 발아한 사례가 있다.

연꽃 종자의 피(皮)를 '연의(蓮衣)'라 하며 약용한다. 성미(性味)는 삽(澁), 미고(微苦), 평(平)이고 귀경(歸經)은 심(心), 비경(脾經)이다. 효능(效能)은 수삽지혈(收澁止血)이며 주치증(主治症)은 토혈(吐血), 육혈(衄血), 하혈(下血) 등이다.

연꽃의 화뢰(花蕾)를 '연화(蓮花)'라 하며 약용한다. 성미(性味)는 고(苦), 감(甘), 평(平)이고 귀경(歸經)은 간(肝), 위경(胃經)이다. 효능(效能)은 산어지혈(散瘀止血), 거습소풍(祛濕消風)이며 주치증(主治症)은 질상구혈(跌傷嘔血), 혈림(血淋), 장풍하혈(腸風下血), 습창(濕瘡), 개소양(疥瘙痒) 등이다.

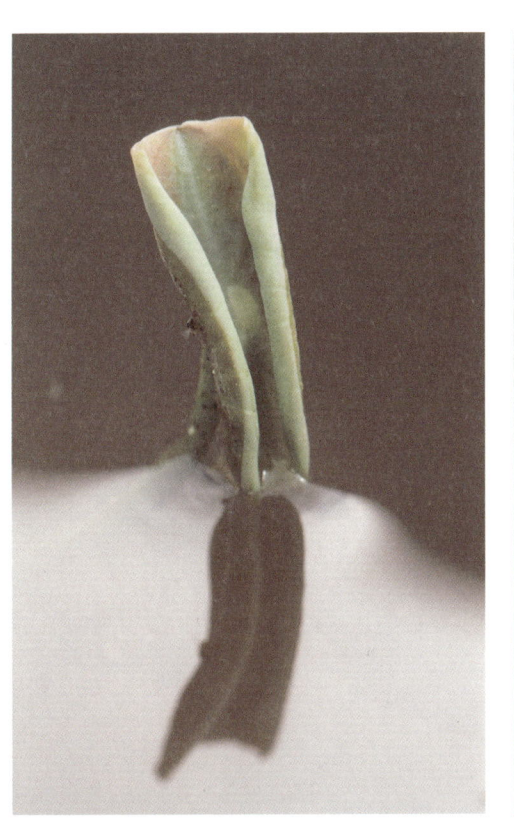
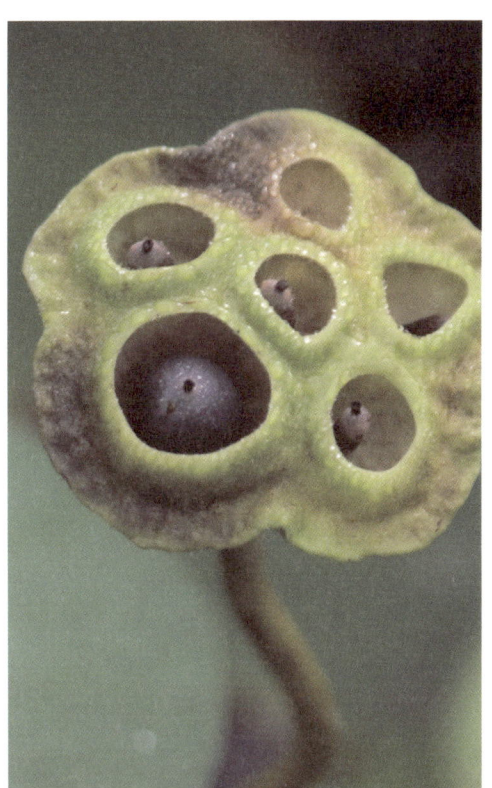

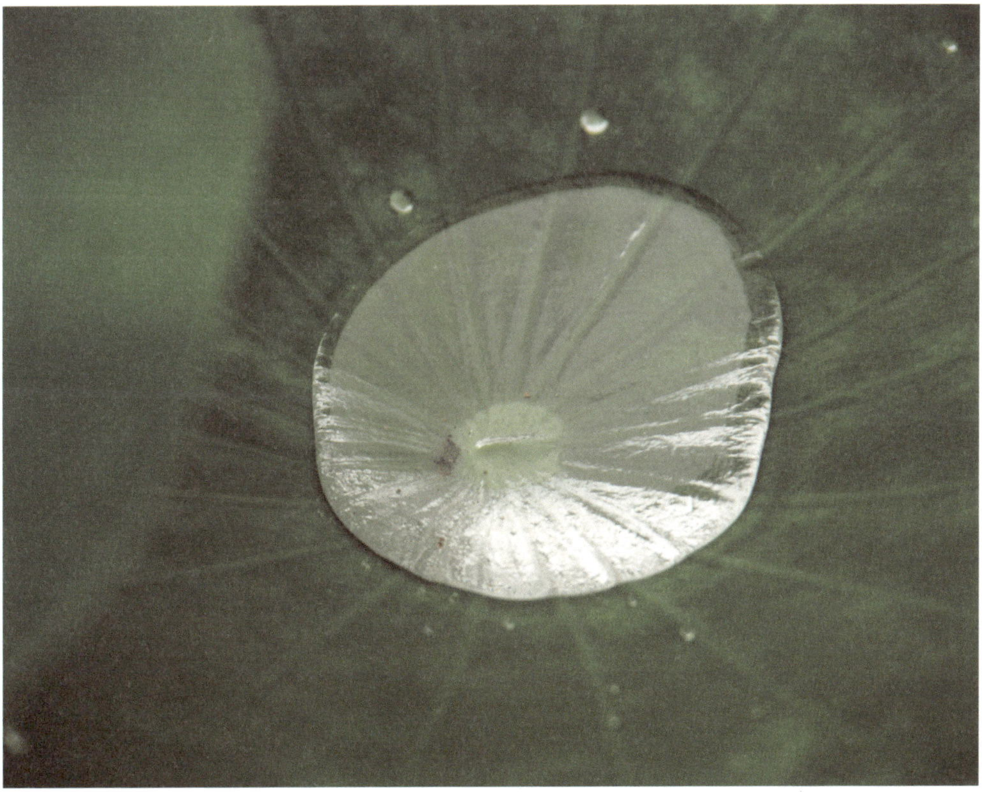

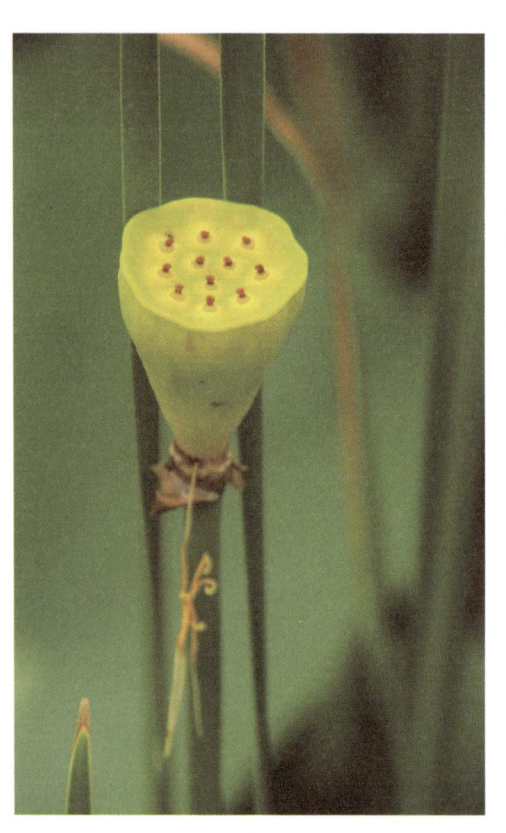
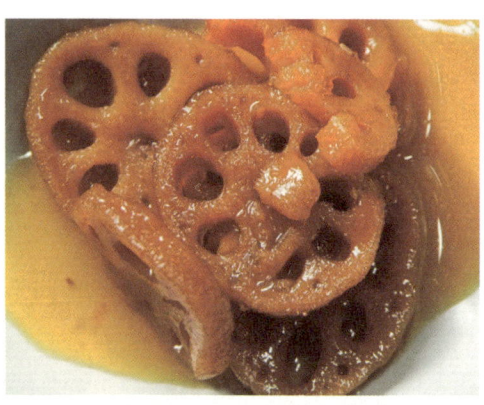
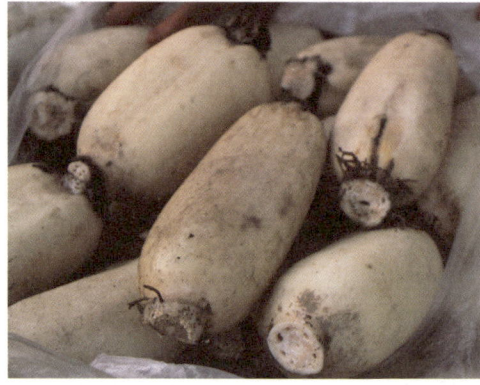

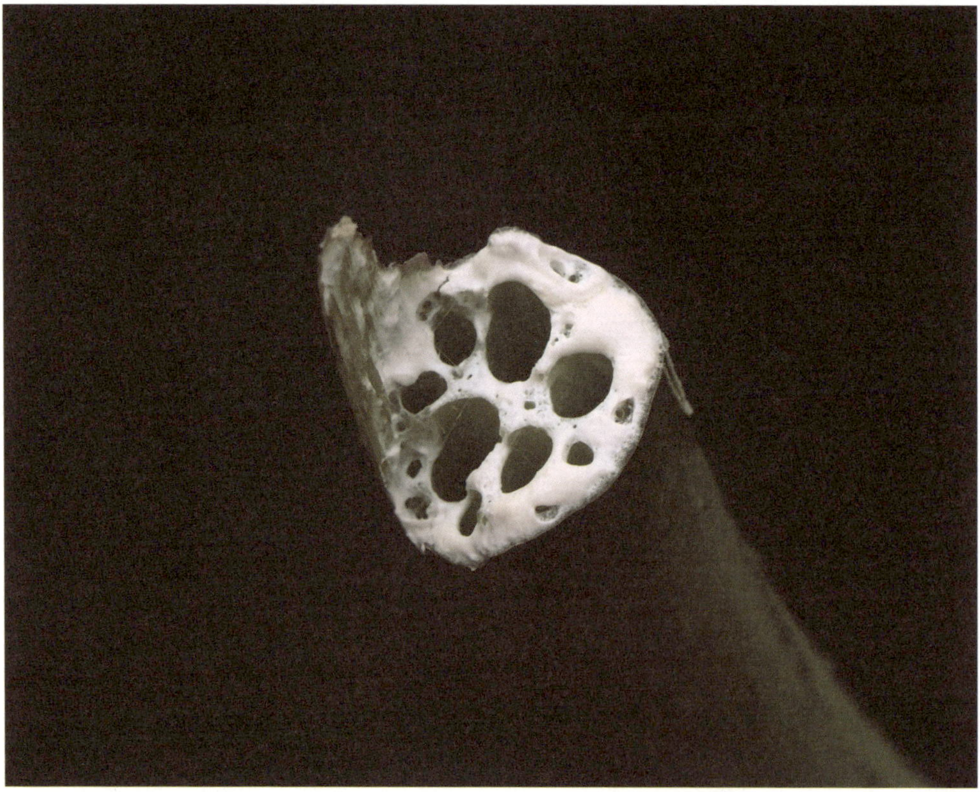

연꽃의 화탁(花托)을 '연방(蓮房)'이라 하며 약용한다. 성미(性味)는 고(苦), 삽(澁), 평(平)이고 귀경(歸經)은 간경(肝經)이다. 효능(效能)은 산어지혈(散瘀止血)이며 주치증(主治症)은 붕루(崩漏), 월경과다(月經過多), 변혈(便血), 뇨혈(尿血), 치루(痔漏) 등이다.

연꽃의 웅예(雄蕊)를 '연수(蓮須)'라 하며 약용한다. 성미(性味)는 감(甘), 삽(澁), 평(平)이고 귀경(歸經)은 신(腎), 간경(肝經)이다. 효능(效能)은 청심익신(淸心益腎), 삽정지혈(澁精止血)이며 주치증(主治症)은 유정(遺精), 뇨빈(尿頻), 유뇨(遺尿), 대하(帶下), 토혈(吐血), 붕루(崩漏) 등이다.

연꽃의 성숙한 종자의 한가운데 푸른 부위, 즉 유엽(幼葉) 및 배근(胚根)을 '연자예(蓮子蕊)'라 하며 약용한다. 성미(性味)는 고(苦), 한(寒)이고 귀경(歸經)은 심(心), 신경(腎經)이다. 효능(效能)은 청심(淸心), 평간(平肝), 지혈(止血), 고정(固精)이며 주치증(主治症)은 신혼섬어(神昏語), 번조불면(煩燥不眠), 두훈목적(頭暈目赤), 토혈(吐血), 유정(遺精) 등이다.

연꽃의 비대근경(肥大根莖)을 '우(藕)'라 하며 식용·약용한다. 성미(性味)는 감(甘), 한(寒)이고 귀경(歸經)은 심(心), 간(肝), 비(脾), 위경(胃經)이다. 효능(效能)은 청열생진(淸熱生津), 량혈(凉血), 산어(散瘀), 지혈(止血)이며 주치증(主治症)은 열병번갈(熱病煩渴), 토육(吐衂), 하혈(下血) 등이다.

연꽃 근경(根莖)의 절부(節部)를 '우절(藕節)'이라 한다. 성미(性味)는 감(甘), 삽(澁), 평(平)이고 귀경(歸經)은 간(肝), 폐(肺), 위경(胃經)이다.

효능(效能)은 산어지혈(散瘀止血)이며 주치증(主治症)은 토혈(吐血), 객혈(咯血), 뇨혈(尿血), 변혈(便血), 혈리(血痢), 혈붕(血崩) 등이다.

연자육은 청심안신(淸心安神) 약으로 마음의 안정을 가져온다. 할머니는 우울한 나에게 연자육 밥을 먹이고 싶어하셨다. 연자육 밥은 밤을 넣은 것 같기도 하고 콩을 넣은 것 같기도 하며 맛있었다. 지금 와서 생각해 보면 선비잡이콩 밥을 먹은 느낌이었다. 연자육은 현대인의 스트레스 과다로 인한 신경 예민증에 효과가 있다.

연꽃의 약용 부위별 본초명은 '하엽(荷葉)', '하경(荷梗)', '하엽체(荷葉蒂)', '연자(蓮子)', '연의(蓮衣)', '연화(蓮花)', '연방(蓮房)', '연수(蓮須)', '연자예(蓮子蕊)', '우(藕)', '우절(藕節)'이다. 여러 본초(本草) 중 단일식물로 이렇게 다양한 약용 부위를 가지고 있는 식물로 연꽃이 으뜸이다. 인간이 이용하기에 버릴 것이 하나도 없는 식물이다. 특히 지름 2mm, 길이 0.5cm 이하인 연자예(蓮子蕊)를 모아 약재로 쓰려면 채취 건조 시 그 노고가 대단하다.

불교에서 연꽃을 진흙 속에서 화려하게 피어나 세상을 밝게 밝히는 꽃으로 비유하지만, 본초학(本草學) 입장에서는 진흙 속에서 자라 인체를 이롭게 건강하게 하며, 몽땅 인간에게 다 줄 수 있다고 말하는 것 같다. 필자는 연꽃을 보면 옛날 우리의 가축인 소가 생각난다. 밭 갈고 달구지 끌고 죽어서는 육신을 다양한 부위별로 인간에게 제공하며 심지어 가죽까지 북 만드는 재료로, 또 제례품으로도 희생하는, 글자 그대로 '희(犧)'가 생각나는 존재다. 진흙탕에서 여름 내내 예쁘고 화려한 연꽃을 피워 정서 함양에 도움을 주지만 인간은 부위별로 전부 반찬으로 약으로 이용한다. 소와 비슷하다.

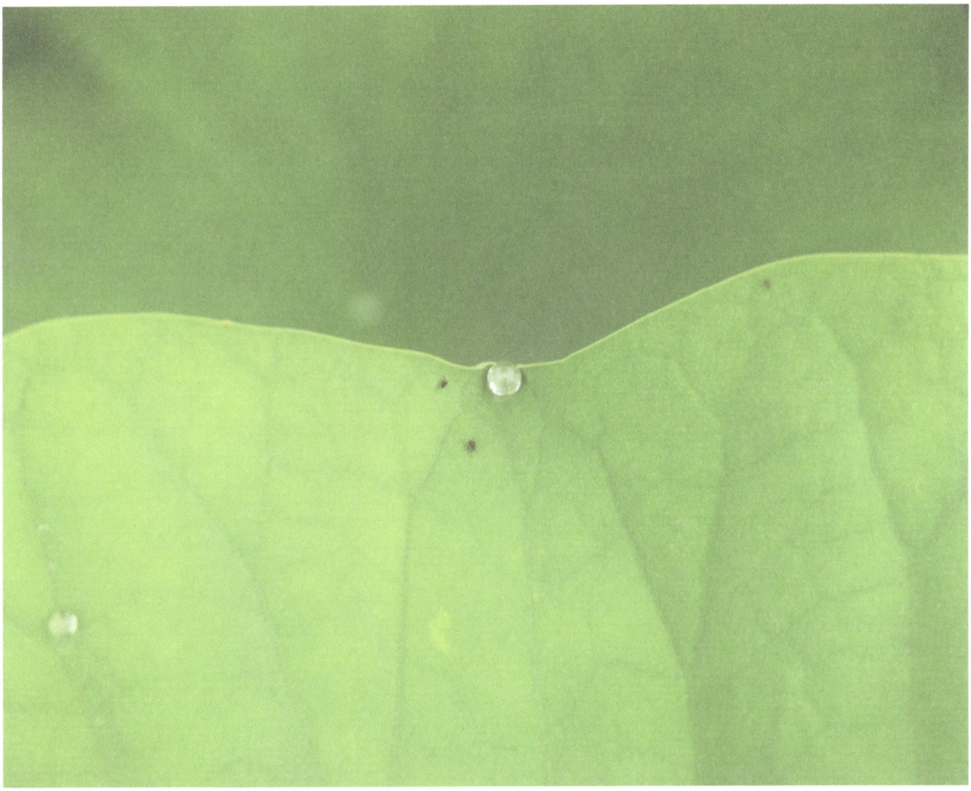

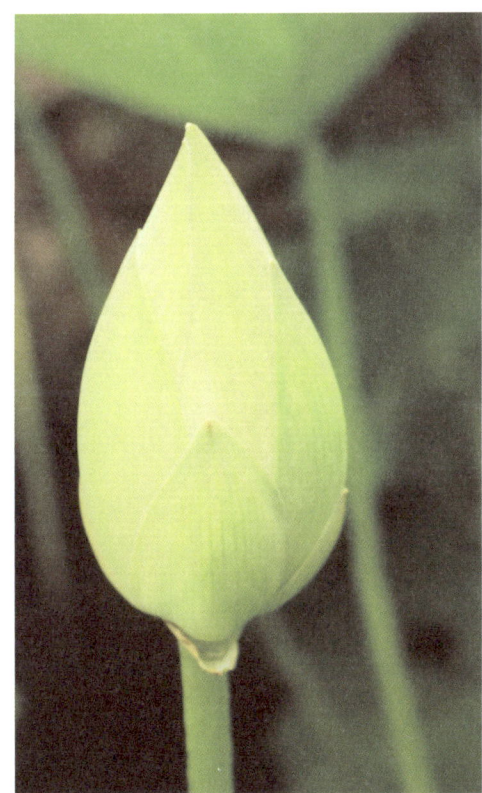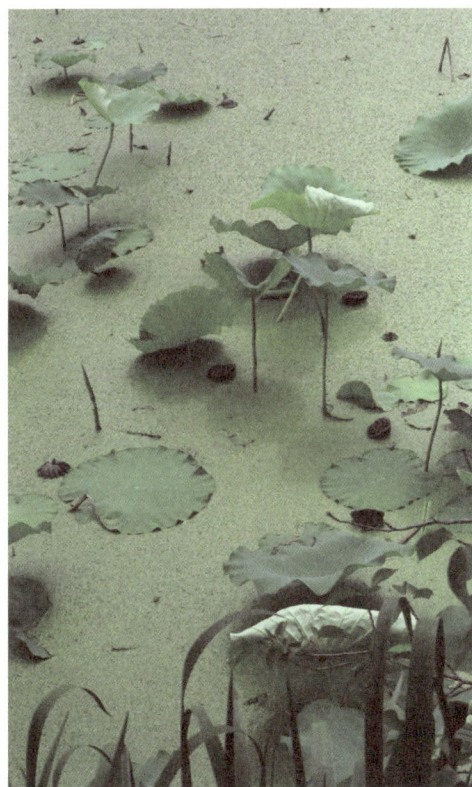

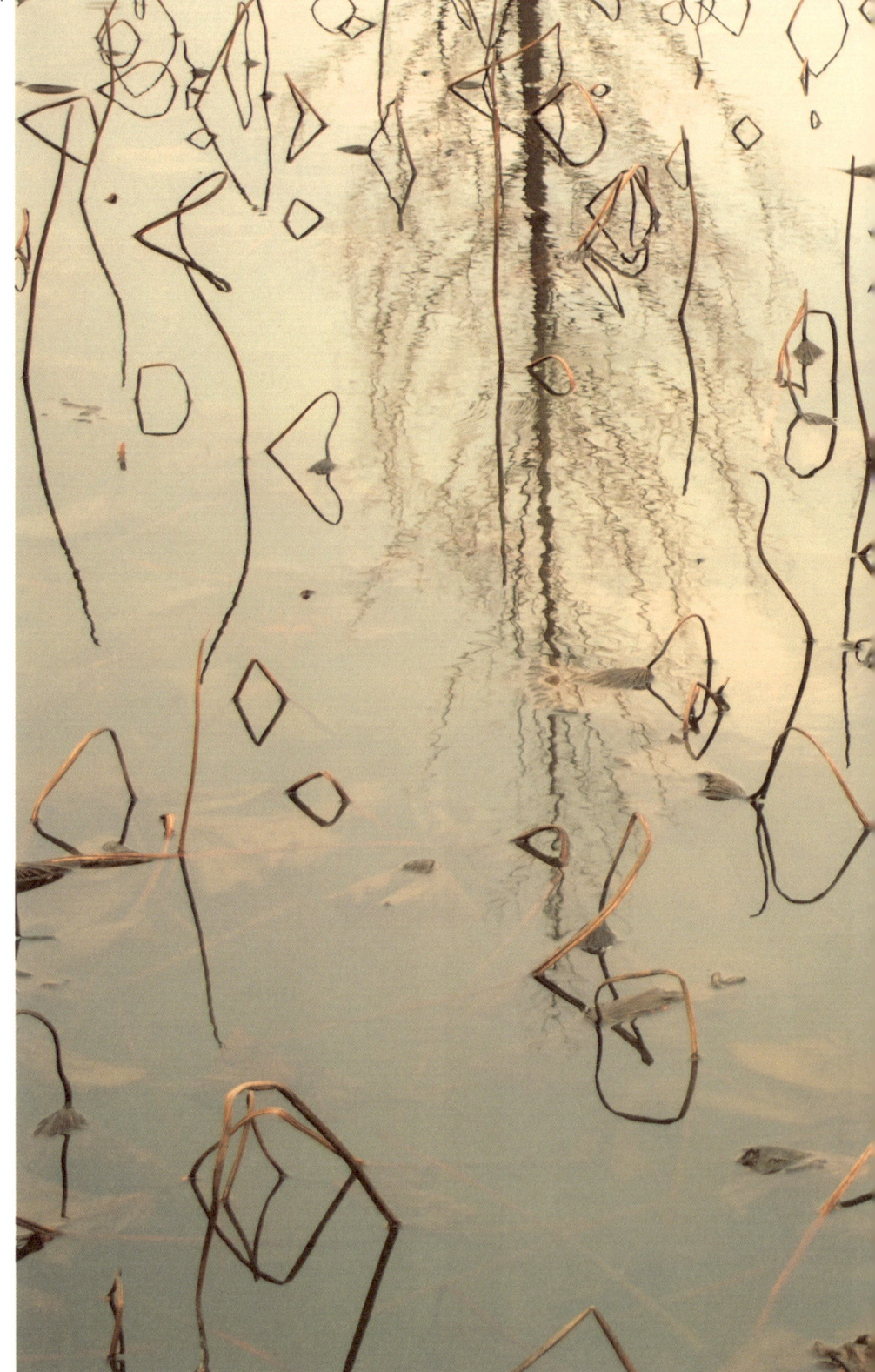

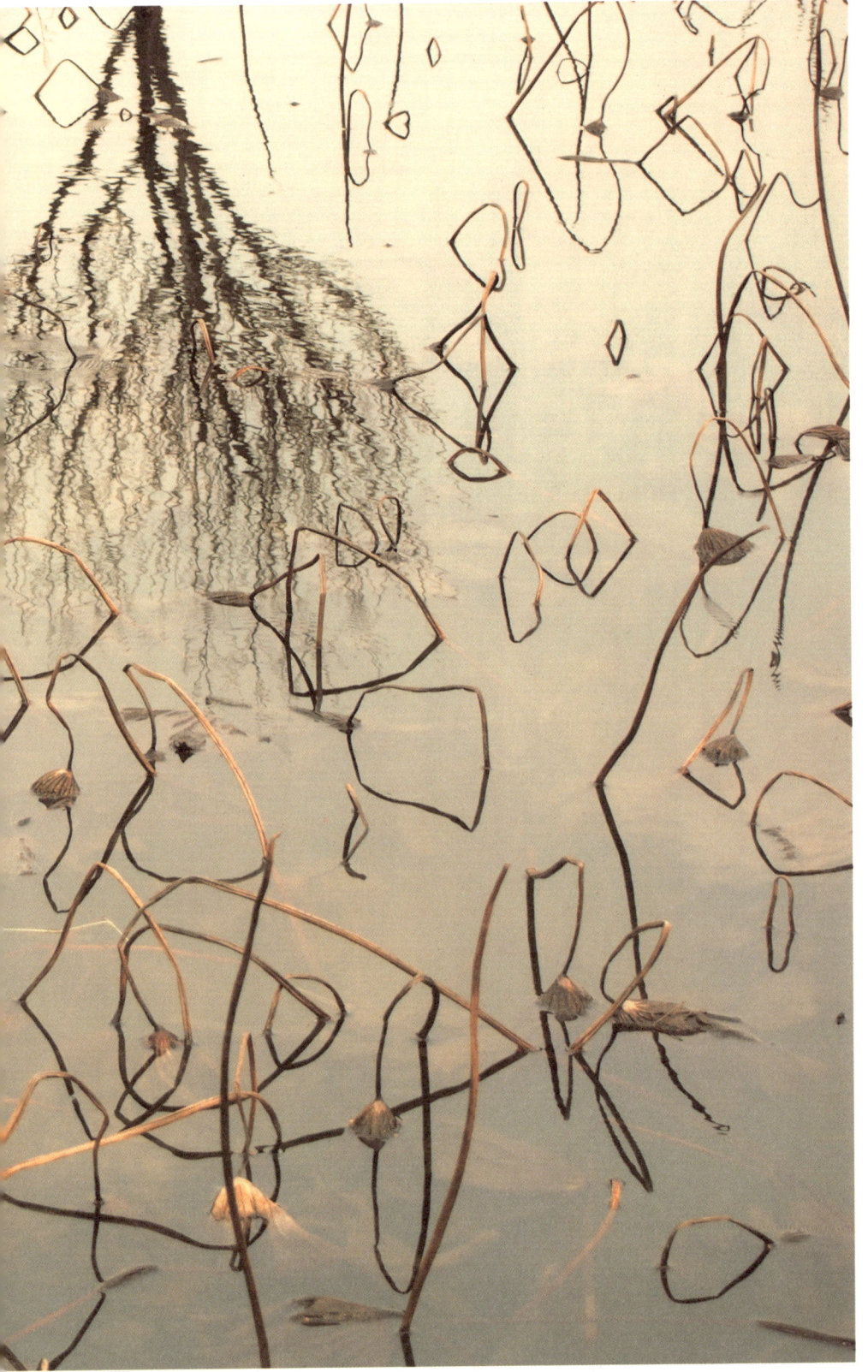

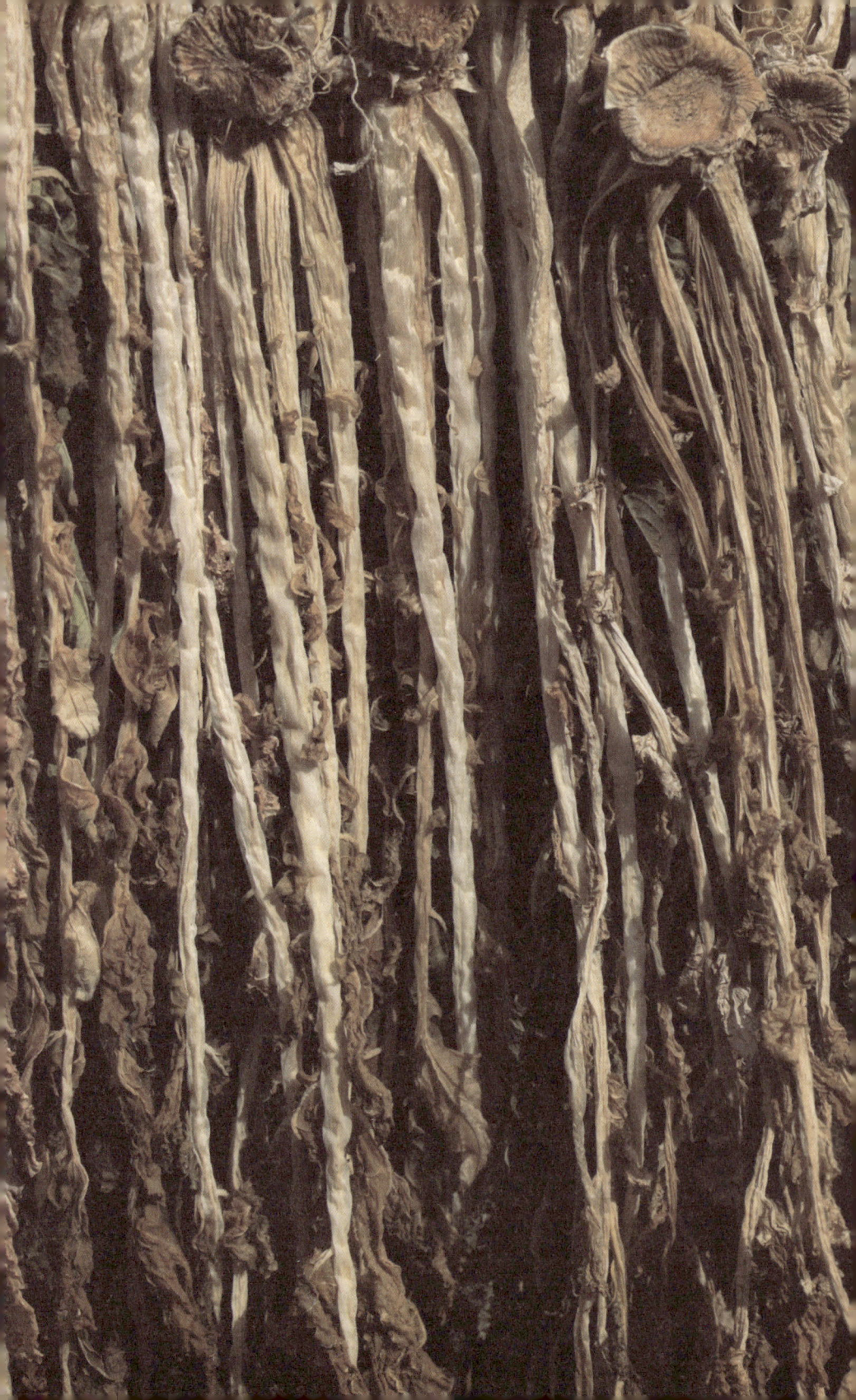

9. 무청

늦은 가을이 되면 아버지와 삼촌은 새끼를 꼬아 무청을 행랑채와 광의 처마에 매달으셨다. 해마다 하시는 일이었다. 무는 김장할 것을 남겨두고 땅에 묻으신다. 움집을 만들 땅을 파고 나무를 고깔 모양으로 세우고 볏짚을 둘렀다. 그 속은 따뜻하고 동생들의 친구들이 오면 소꿉놀이하거나 숨바꼭질할 때 숨던 움막이었다.

아버지는 무를 묻고 타원형의 짚 뭉치로 입구를 막고는 "올겨울 바람 드는 무가 적어야 되는데." 하셨다. 무청의 효능은 하기(下記) 같고 자세한 무의 내용은 졸저 "인곡본초 제1권 '욕봤어'"의 '동치미에 담긴 뜻은?' 챕터를 참조 바란다.

무의 경엽(莖葉)을 무청 혹은 '내복엽(萊菔葉)'이라 하며 식용·약용 한다. 성미(性味)는 신(辛), 고(苦), 평(平)이고 귀경(歸經)은 비(脾), 위(胃), 폐경(肺經)이다. 효능(效能)은 소식이기(消食理氣), 이인(利咽), 소종(消

腫)이며 주치증(主治症)은 식적기체(食積氣滯), 완복비만(脘腹痞滿), 애역(呃疫), 토산(吐酸), 설사(泄瀉), 이질(痢疾), 음아(音啞), 인후종통(咽喉腫痛), 유방종통(乳房腫痛), 유즙불통(乳汁不通), 외치손상어종(外治損傷瘀腫) 등이다.

겨우내 처마 밑에서 얼었다 녹았다 하며 마른 시래기는 겨울철 찬거리로 아주 훌륭하다. 썰어서 밥에 넣어 먹고, 된장국 끓여 먹고, 된장에 무쳐 먹기도 한다. 섬유질이 많아 배변 활동에 좋고 겨울철 비타민 부족증을 해결해 주는 데 일등 공신 역할을 한다.

상기(上記) 효능대로 소화가 잘되고 기(氣) 순환을 원활히 해 주니 각종 질병 예방과 치료에 많은 도움을 준다. 무도 버릴 게 없고 알뜰하게 이용했다. 선조들은 무말랭이, 시래기, 무 떡, 무김치, 나박김치, 석박지, 장침채(醬沈菜), 짠지 등으로 다용했다. 겨울철 말려 놓았던 시래기를 물에 불려 된장 넣고 끓인 된장국이 생각난다. 쌀뜨물을 이용하면 된장국이 맛이 더욱 좋다.

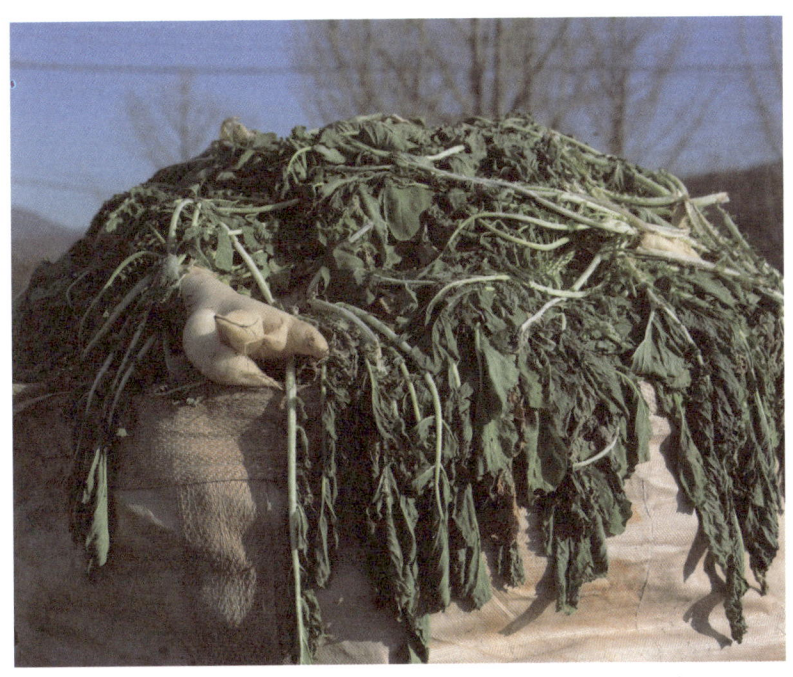

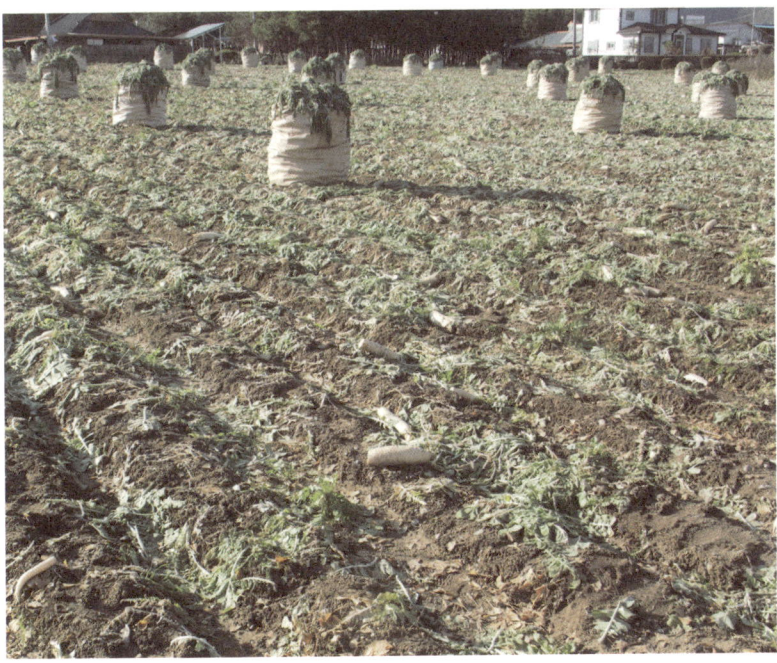

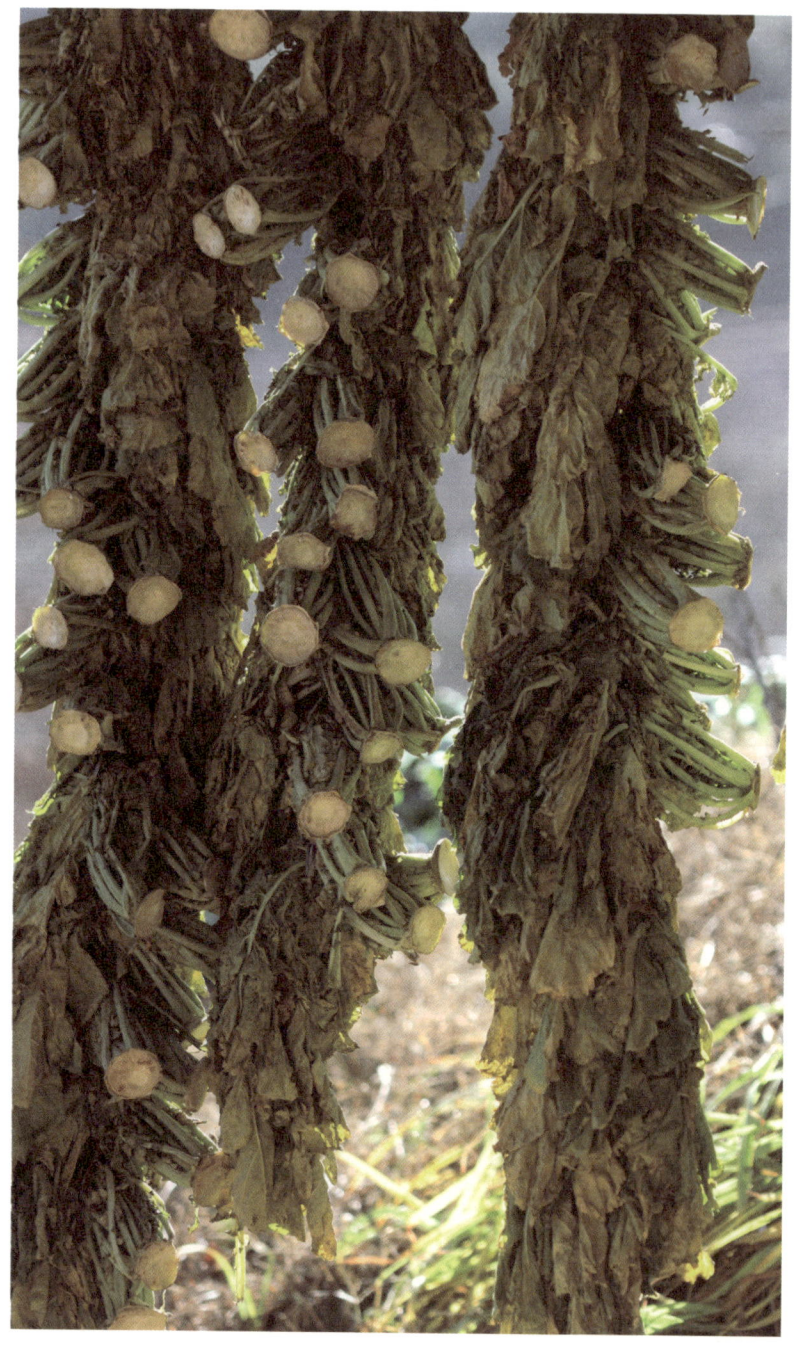

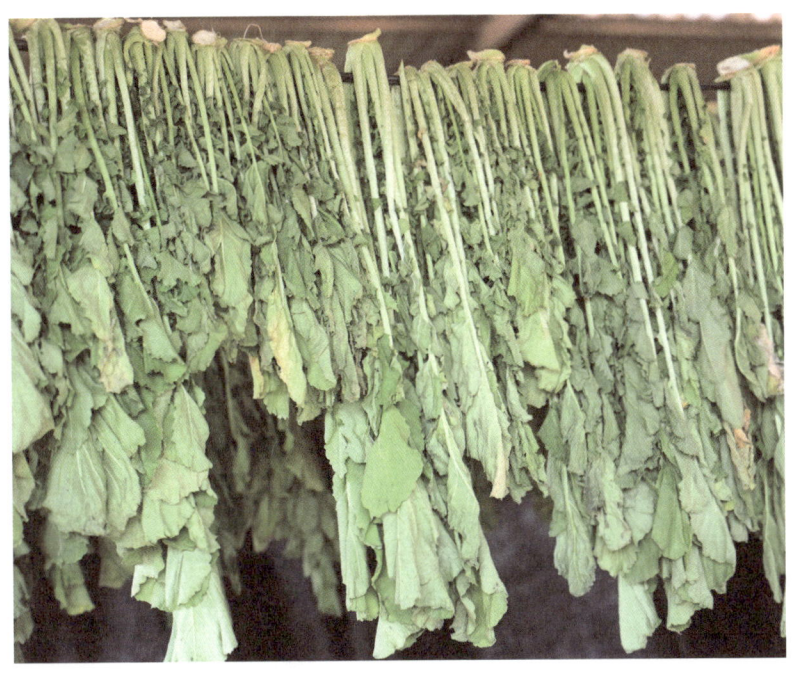

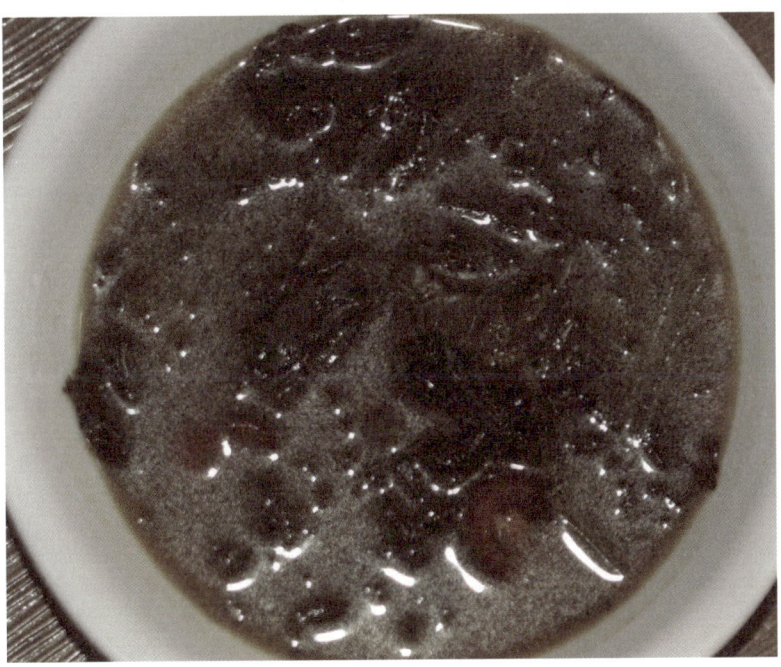

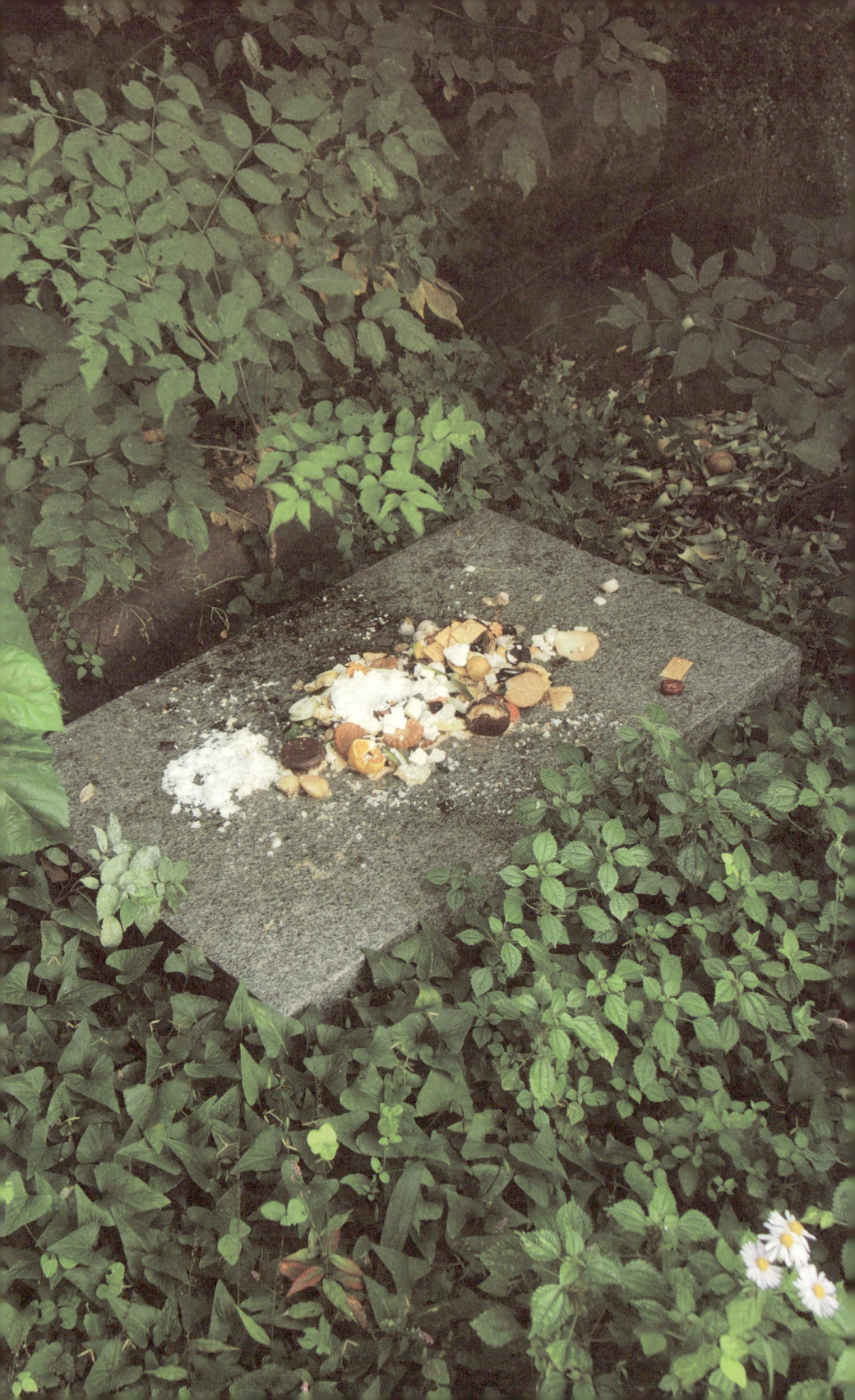

10. 헌식(獻食)

명절이 가까이 오니 할머니는 두부(豆腐)를 만드시려고 하셨다. 어머니는 큰 가마솥에 불을 때시고 삼촌은 평상으로 맷돌을 들고 오셨다. 할머니는 불려 놓은 콩을 한 숟가락씩 맷돌구멍에 넣었다. 삼촌은 한참 어처구니를 돌리다, 내게 "한번 해 볼 테냐?" 한다. 보기보다 쉽진 않았다. 그러나 재미있었다. 어머니는 숟가락으로 맷돌에 콩을 넣으면서 어처구니를 돌리고 할머니 손은 어머니 손 위에서 두 분이 함께 어처구니를 돌릴 때 나도 하고 싶었다. "어휴, 힘들어요. 삼촌이 해요." 난 쉽게 지쳤다.

간 콩물을 가마솥에 붓고 긴 나무 주걱으로 천천히 젓는 시간이었다. 삼촌은 또 나보고 "저어 볼 테냐?" 하고 쉬셨다. 퀴퀴한 연기를 마시며 계속 저으니 팔이 아파왔다. "언제까지 저어야 돼요?" "한참 더 걸려. 더 해." 삼촌은 계속하라고 하셨다. 교대하자고 했다. 삼촌은 얼른 교대해 주었다. 그러지 않으면 눌어붙어 할머니에게 혼나기 때문에 바로 교대해 주는 것이었다.

 물을 제거하고 두부 틀에서 두부를 싼 면포를 열어젖히고 할머니는 김이 모락모락 나는 두부를 칼로 자르셨다. 모두부였다. 그러고는 한 모를 접시에 담아 뒤뜰로 가셨다. 뒤뜰에는 커다란 산수유나무가 있었고 그 옆에 샘이 있었다.

 할머니는 그 샘으로 가셔서 두부 한 모를 놓고 절을 하셨다. 작은 소리로 중얼거리신다. 할머니는 무언가 새로 만든 것이 있으면 조금 가져와 고개를 숙이고 손을 모으셨다. 우리 가정 평온을 위한 기도인 것 같기도 하다. 할머니는 흐뭇해하셨다. 그리고 할머니는 곧장 돌아오셔서 나머지 두부를 물에 담가 두셨다. 뒤뜰 샘에 두고 온 두부 한 모는 누가 먹었을까?

 '두부(豆腐)'의 성미(性味)는 감(甘), 량(凉)이고 귀경(歸經)은 비(脾), 위(胃), 대장경(大腸經)이다. 효능(效能)은 청열해독(淸熱解毒), 생진윤조(生津潤燥), 화중익기(和中益氣)이며 주치증(主治症)은 목적종통(目赤腫痛), 폐열해수(肺熱咳嗽), 소갈(消渴), 휴식리(休息痢), 비허복창(脾虛腹脹) 등이다.

 콩의 학명 중 종소명을 보면 콩의 원산지가 만주 지방인 것을 알 수 있고, 고구리(高句麗)는 콩을 가공해 음식을 해 먹었다는 기록이 있다. 두부, 된장, 간장은 콩의 가공품으로 우리 민족과 같이 해왔다. 오래전부터 콩은 우리 민족과 떼려야 뗄 수 없다. 6·25 때 할머니가 된장만 있으면 산다고 하셨다는 것을 어머니에게 들었다.

 그렇다. 된장으로 산나물을 이용하면 요리가 되고 음식이 됐다. 산나

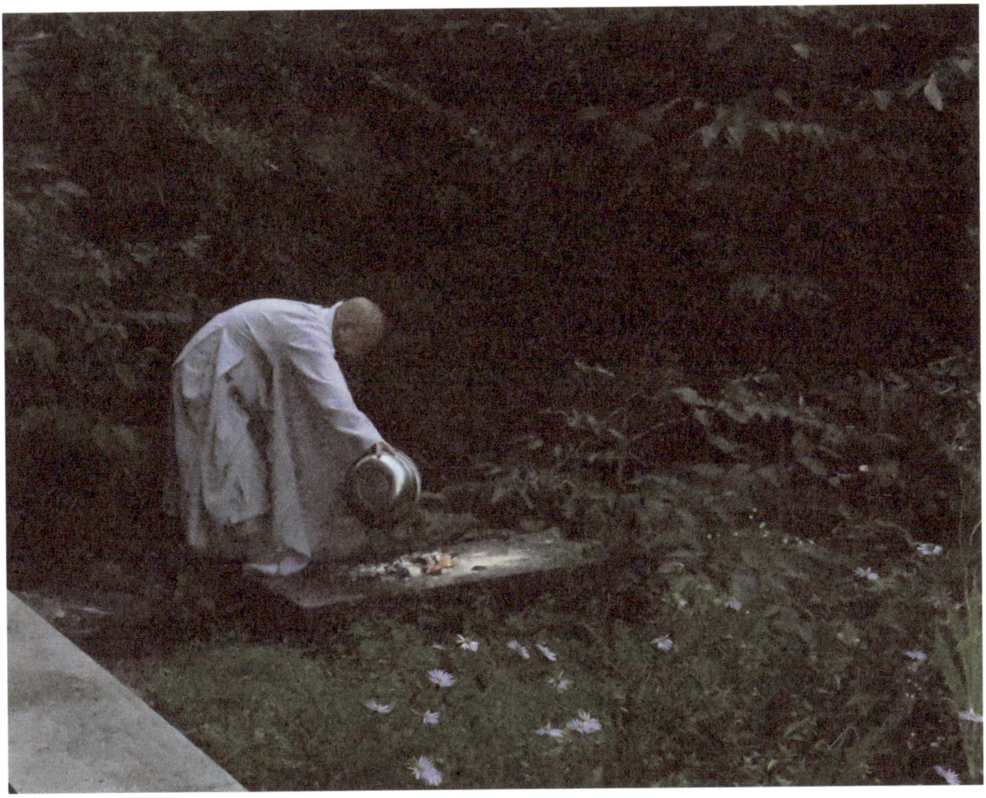

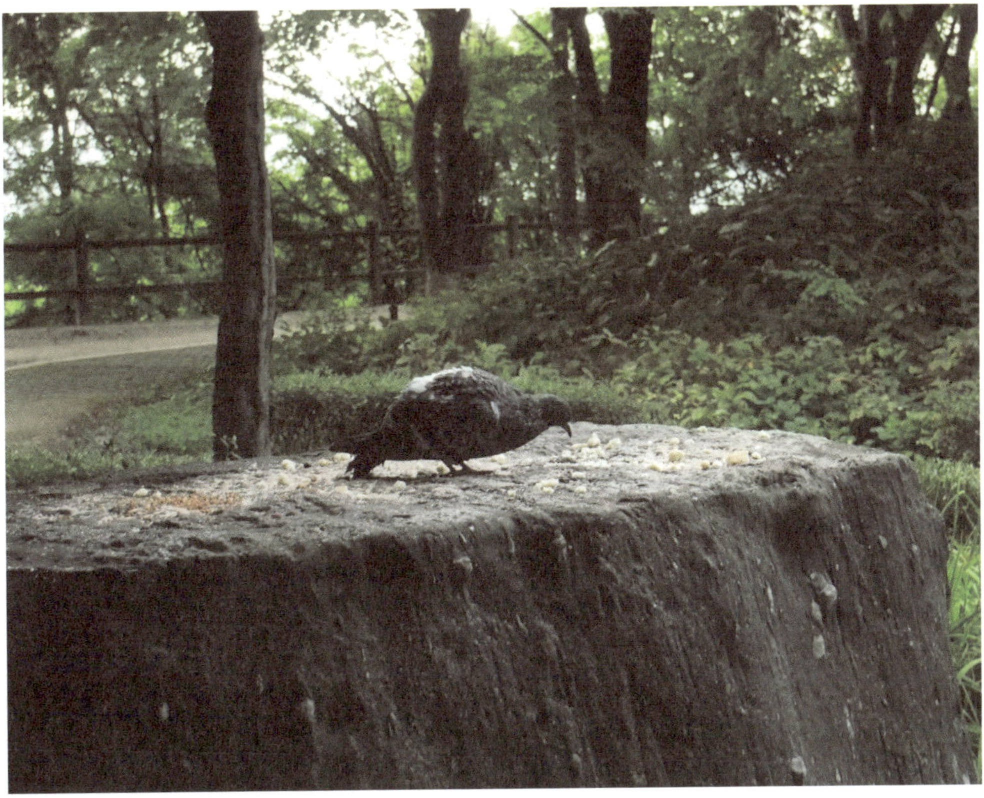

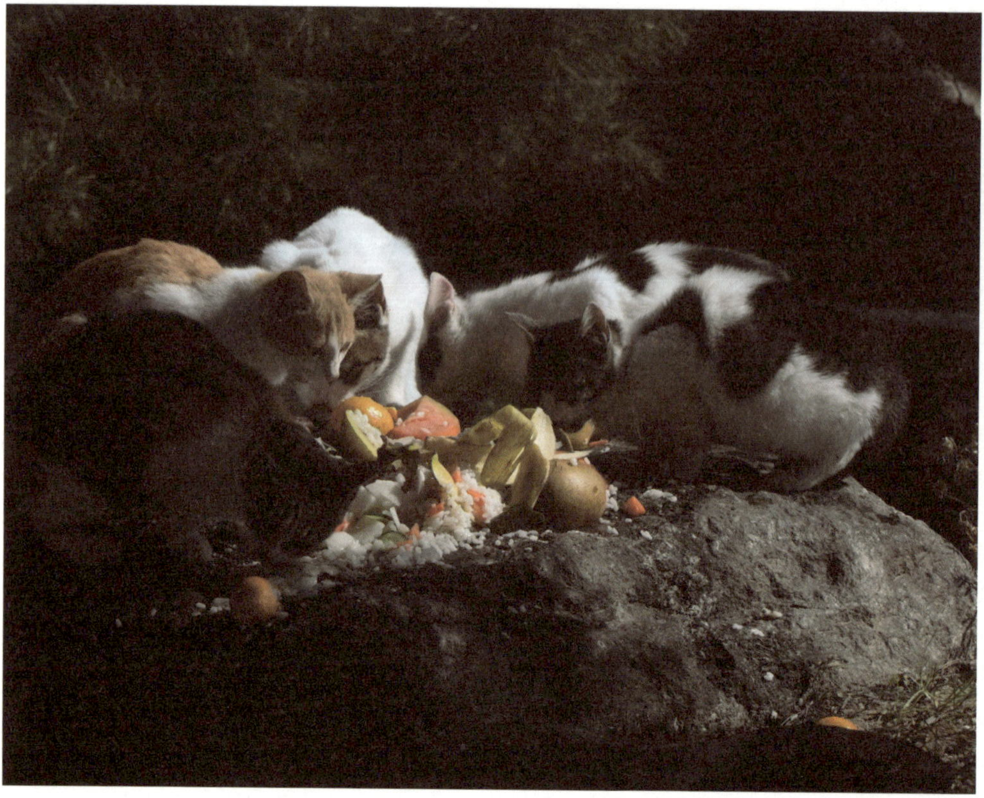

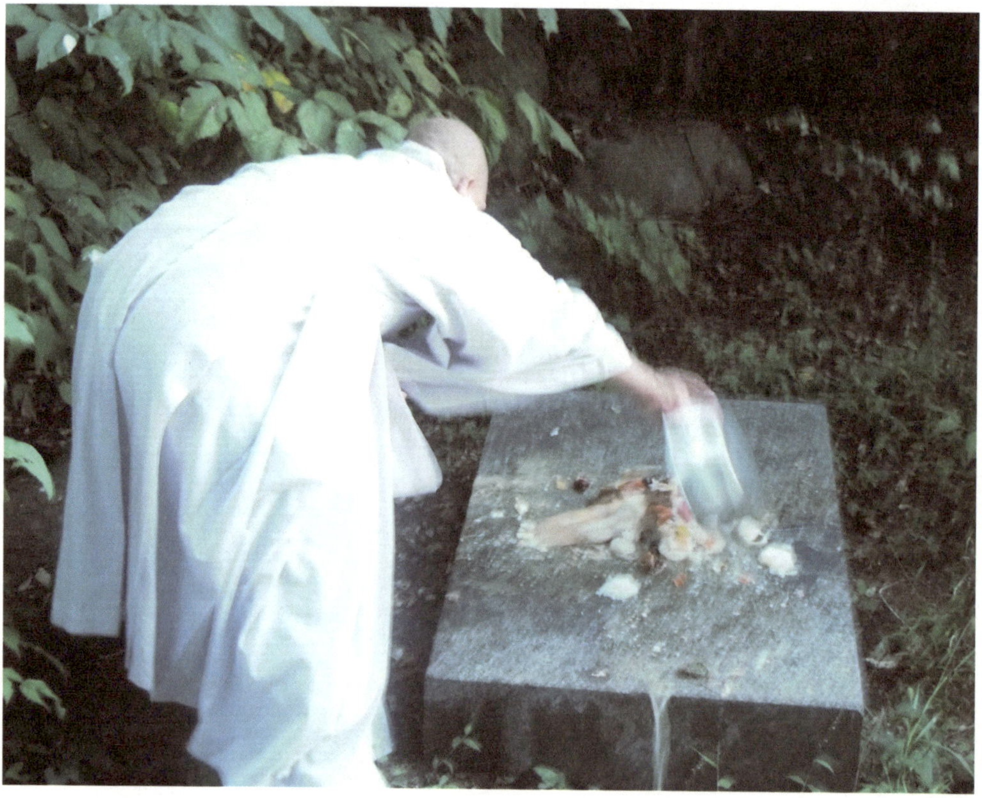

물을 잘 알고 된장을 이용하여 생명을 연장해 온 민족이 우리 민족이다. 먼 길을 갈 때 콩을 볶아 등에 지고 먹으면서 갔고 밥을 된장과 같이 먹기도 했다. 어려운 시기를 슬기롭게 극복하고 면면히 살아온 민족이 우리다. 그 근간에는 콩과 콩의 가공품이 있었다.

명절날 새벽 4시쯤 할머니는 나를 깨우셨다. "절에 가자." "이 밤에요?" "이젠 너도 컸으니 가자." 할머니 손을 잡고 절에 가니 여러 제군이 있었다. 대웅전에서 스님의 독경 소리에 맞춰 절을 하고 제사를 올렸다. 다 끝나고 주지 스님은 음식물의 일부를 조금씩 떼어 그릇에 담고는 대웅전을 나가셨다. 따라갔다. 대웅전을 돌아 옆 숲속에 시식(施食) 돌이 있었고 스님은 그곳에 음식을 탁탁 털어놓으셨다.

그 시식돌은 네모반듯한 탁자 모양이었다. "스님! 뭐 하신 거예요?" "응, 산짐승에게 헌식(獻食) 하는 거야. 보시(布施)지." 엊그제 할머니가 뒤뜰에 두부를 놓고 온 것이 생각났다. 우리 민족은 우리에게 농사짓는 법을 가르쳐 주신 배달국 시대 고시(高矢) 할아버지를 기억하고 그에게 예(禮)를 표하고 음식을 먹는 습관이 있다. 그것이 고시례(高矢禮)다.

추석 때 묘소에 가서 음식을 먹을 때 먹기 전 음식의 일부를 조금 떼어 땅으로 던지며 고시례(高矢禮)를 한다. 어떤 일이 끝나고 음식을 먹을 때 음식을 조금 땅을 향해 던지며 '고시례' 하며 외치는 것이다. 소주를 마실 때도 병목을 툭 치면서 '고시례' 하고 마신다. 일부 지방에서는 '고수레'라고도 한다. 헌식(獻食)도 고시례(高矢禮)의 일종이라 생각한다. 대웅전 옆과 뒤뜰 샘터에 시식(施食) 돌을 놓은 민족이 우리다. 자랑스럽다.

감사합니다.

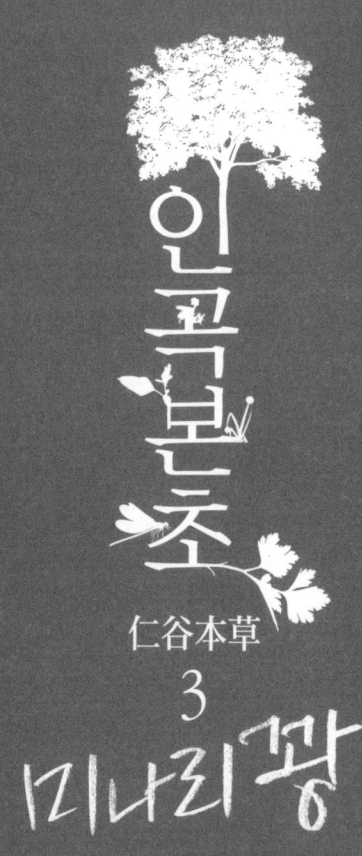

참고 문헌

1. 강길운 저, 〈고대사의 비교언어학적 연구〉 [한국문화사] 2011.
2. 강상원 지음, 〈朝鮮古語 실담어 註釋辭典〉 [조선(朝鮮) 明倫館 學術院 出版部] 2002.
3. 강소신 의학원 편, 〈중약대사전〉 [도서 출판 정담] 1998.
4. 강신혜 글과 요리, 〈반찬 등속〉 [청주 부엌] 2022.
5. 강판권 지음, 〈역사와 문화로 읽는 나무 사전〉 [(주)글항아리] 2010.
6. 경북대학교 출판부, 〈음식디미방〉 2003.
7. 고미숙 저, 〈동의보감, 몸과 우주 그리고 삶의 비전을 찾아서〉 [북드라망] 2013.
8. 고석산·백선 엮은이, 〈순우리말 사전〉 [동천사] 2012.
9. 고정옥 저, 신동은 해제 〈조선 구전문학 연구〉 [동천사] 2012.
10. 권혁세 지음, 〈益生養術大全〉 [학술편수관] 2012.
11. 김근종 펴냄, 〈식용 약용 본초 사전〉 [법인 문화사] 2013.
12. 김세택 저, 〈일본으로 건너간 한국말〉 [기파랑] 2010.
13. 김영태 저, 〈옛 마을 세시·절기 풍속〉 [한국학술정보] 2009.
14. 김옥임, 남정칠 저, 〈식물 비교 도감〉 [(주) 현암사] 2009.
15. 김원학·임경수·손창환 저, 〈독을 품은 식물 이야기〉 [문학동네] 2014.
16. 김종원 지음, 〈한국 식물 생태 보감 1 〉 [자연과 생태] 2013.
17. 김종원 지음, 〈한국 식물 생태 보감 2 〉 [자연과 생태] 2016.
18. 김진석, 김종환, 김중현, 〈한국의 들꽃〉 [돌베개] 2018.
19. 김진석, 김태영 지음, 〈 한국의 나무〉 [돌베개] 2011.
20. 김한정 펴냄, 〈식물의 이름이 알려주는 것〉 [도서 출판 다른] 2004.
21. 농촌진흥청 농업과학기술원 농촌자원개발연구소 편집,
    〈한국의 전통 향토 음식 7 전라남도〉 [교문사] 2008.
22. 대니엘 샤모비츠 저, 이지윤 옮김, 〈식물은 알고 있다〉 [도서 출판 다른] 2013.
23. 리우췬루 지음, 〈음식〉 [도서 출판 대가] 2008.
24. 모리구치 미쓰루 씀, 〈사계절 생태 도감〉 [(주)사계절출판사] 2008.
25. 박상진 지음, 〈우리 나무의 세계 1 〉 [김영사] 2011.
26. 박상진 지음, 〈우리 나무 이름 사전〉 [(주) 눌와] 2019.
27. 박수현 지음, 〈한국의 외래·귀화 식물〉 [(주)대원사] 1996.

28. 박종철 글·사진, 〈세계의 약초와 향신료〉 [푸른 행복] 2020.
29. 박종철 글·사진, 〈중국 약용식물과 한약〉 [푸른 행복] 2014.
30. 백문식 저, 〈우리말의 뿌리를 찾아서〉 [삼광 출판사] 2006.
31. 서유구 저, 정명현, 민철기, 정정기, 전정욱 외 옮기고 쓴 이 〈임원경제지〉 [씨앗을 뿌리는 사람들] 2012.
32. 신광철 저, 〈K HUMAN 한국인 보고서〉 [느티나무가 있는 풍경] 2024.
33. 신길구 저, 〈신씨 본초학〉 [수문사] 1982.
34. 신민교 지음, 〈원색 임상 본초학〉 [남산당] 1986.
35. 신민교 편저, 〈신증 방약합편〉 [영림사] 2002.
36. 스기야마 마사아키 저, 이경덕 옮김. 〈유목민의 눈으로 본 세계사〉 [시루] 2013.
37. 스티븐 헤로드 뷰너저, 박은정 옮김. 〈식물의 잃어버린 언어〉 2005.
38. 안덕균 지음, 〈원색 한국 본초 도감〉 [(주)교학사] 1998.
39. 양금철, 송민섭, 정흥락 지음, 〈한국 식물 명집〉 [라이프 사이언스] 2004.
40. 와일리 블레빈스 지음, 〈수상한 식물들〉 [도서 출판 다른] 2017.
41. 왕닝·시에똥위엔·리우팡 저, 김은희 역 〈설문해자와 중국 고대문화〉 [학고방] 2010.
42. 오쓰카 야스오 지음, 〈일본의 동양의학〉 [도서 출판 소화] 2000.
43. 오주영 글, 〈명절 속에 숨은 우리 과학〉 [시공 주니어] 2009.
44. 유창균 저, 〈文字에 숨겨진 民族의 淵源〉 [집문당] 1999.
45. 윤주복 사진·글, 〈열대 나무 쉽게 찾기〉 [진선 출판사(주)] 2011.
46. 윤주복 지음, 〈APG 풀 도감〉 [진선 출판사(주)] 2016.
47. 이동혁 지음, 〈화살표 풀꽃 도감〉 [자연과 생태] 2019.
48. 이동혁 지음, 〈오감으로 쉽게 찾는 우리 야생화〉 [도서 출판 이비컴] 2007.
49. 이상건 저, 〈인곡본초 망개떡〉 2 [느티나무가 있는 풍경] 2024.
50. 이상건 저, 〈인곡본초 욕봤어〉 [느티나무가 있는 풍경] 2024.
51. 이상건 저, 〈저절로 낫는다〉 [꿈꾸는 책] 2011.
52. 이선종 저, 〈한국의 속담 대백과〉 [아이템 북스] 2008.
53. 이영로 저, 〈한국 식물도감〉 [교학사] 2006.
54. 이종남 저, 〈우리가 정말 알아야 할 천연염색〉 [현암사] 2004.
55. 이주은 저, 〈재미있는 갑골문 이야기〉 [나눔사] 2023.
56. 이창복 지음, 〈大韓植物圖鑑〉 [향문사] 1979.

57. 인디카 도감 편찬위원회 지음, 〈오늘 무슨 꽃 보러 갈까?〉 [신구문화사] 2016.
58. 임종국 저, 〈鍼灸治療學〉 [集文堂] 1983.
59. 임형탁, 박수영 저, 〈쉽게 구할 수 있는 염료 식물〉 [주식회사 대원사] 1996.
60. 장삼식 편저, 〈대한한사전〉 [집문당] 1983.
61. 조석현 저, 〈고대 우리말 연구〉 [빛의 전사들] 2023.
62. 조영언 저, 〈노스트라 어원 여행〉 [지식산업사] 1996.
63. 村田懋麿, 〈滿鮮植物字彙〉 [東京 成光館藏版] 1932.
64. 풍석 서유구 저, 〈임원경제지 만학지 1〉 [풍석문화재단] 2023.
65. 피터 톰킨스와 크리스토퍼 버드 저, 황금용 황정민 옮김, 〈식물의 정신세계〉 [정신세계사] 2009.
66. 한복려 엮음, 〈다시 보고 배우는 산가요록〉 [궁중음식연구원] 2011.
67. 한철희 펴냄, 〈한국의 들꽃〉 [돌베개] 2018.
68. 황순종, 나영주 공저, 〈우리 고대 역사의 영웅들〉 [시민혁명 출판사] 2023.
69. 허현회 지음, 〈그들은 어떻게 권력이 되었는가〉 [시대의 창] 2012.
70. 현진오 저, 〈사라져가는 우리 꽃〉 [자연과 생태] 2010.